全国中医药行业中等职业教育"十三五"规划教材

中医妇科学

（供中医等专业用）

主　编◎李改非

中国中医药出版社
·北　京·

图书在版编目（CIP）数据

中医妇科学 / 李改非主编 . —北京：中国中医药出版社，2018.8（2024.11重印）

全国中医药行业中等职业教育"十三五"规划教材

ISBN 978 – 7 – 5132 – 4928 – 7

Ⅰ . ①中…　Ⅱ . ①李…　Ⅲ . ①中医妇科学—中等专业学校—教材　Ⅳ . ① R271.1

中国版本图书馆 CIP 数据核字（2018）第 083056 号

中国中医药出版社出版

北京经济技术开发区科创十三街 31 号院二区 8 号楼

邮政编码　100176

传真　010-64405721

万卷书坊印刷（天津）有限公司印刷

各地新华书店经销

开本 787×1092　1/16　印张 16.75　字数 345 千字

2018 年 8 月第 1 版　2024 年 11 月第 5 次印刷

书号　ISBN 978 – 7 – 5132 – 4928 – 7

定价　55.00 元

网址　www.cptcm.com

服 务 热 线　010-64405510

购 书 热 线　010-89535836

维 权 打 假　010-64405753

微信服务号　zgzyycbs

微商城网址　https://kdt.im/LIdUGr

官 方 微 博　http://e.weibo.com/cptcm

天猫旗舰店网址　https://zgzyycbs.tmall.com

如有印装质量问题请与本社出版部联系（010-64405510）

李伏君（千金药业有限公司技术副总经理）

李灿东（福建中医药大学校长）

李建民（黑龙江中医药大学佳木斯学院教授）

李景儒（黑龙江省计划生育科学研究院院长）

杨佳琦（杭州市拱墅区米市巷街道社区卫生服务中心主任）

吾布力·吐尔地（新疆维吾尔医学专科学校药学系主任）

吴　彬（广西中医药大学护理学院院长）

宋利华（连云港中医药高等职业技术学院教授）

迟江波（烟台渤海制药集团有限公司总裁）

张美林（成都中医药大学附属针灸学校党委书记）

张登山（邢台医学高等专科学校教授）

张震云（山西药科职业学院党委副书记、院长）

陈　燕（湖南中医药大学附属中西医结合医院院长）

陈玉奇（沈阳市中医药学校校长）

陈令轩（国家中医药管理局人事教育司综合协调处副主任科员）

周忠民（渭南职业技术学院教授）

胡志方（江西中医药高等专科学校校长）

徐家正（海口市中医药学校校长）

凌　娅（江苏康缘药业股份有限公司副董事长）

郭争鸣（湖南中医药高等专科学校校长）

郭桂明（北京中医医院药学部主任）

唐家奇（广东湛江中医学校教授）

曹世奎（长春中医药大学招生与就业处处长）

龚晋文（山西卫生健康职业学院／山西省中医学校党委副书记）

董维春（北京卫生职业学院党委书记）

谭　工（重庆三峡医药高等专科学校副校长）

潘年松（遵义医药高等专科学校副校长）

赵　剑（芜湖绿叶制药有限公司总经理）

梁小明（江西博雅生物制药股份有限公司常务副总经理）

龙　岩（德生堂医药集团董事长）

中医药职业教育是我国现代职业教育体系的重要组成部分，肩负着培养新时代中医药行业多样化人才、传承中医药技术技能、促进中医药服务健康中国建设的重要职责。为贯彻落实《国务院关于加快发展现代职业教育的决定》（国发〔2014〕19号）、《中医药健康服务发展规划（2015—2020年）》（国办发〔2015〕32号）和《中医药发展战略规划纲要（2016—2030年）》（国发〔2016〕15号）（简称《纲要》）等文件精神，尤其是实现《纲要》中"到2030年，基本形成一支由百名国医大师、万名中医名师、百万中医师、千万职业技能人员组成的中医药人才队伍"的发展目标，提升中医药职业教育对全民健康和地方经济的贡献度，提高职业技术院校学生的实际操作能力，实现职业教育与产业需求、岗位胜任能力严密对接，突出新时代中医药职业教育的特色，国家中医药管理局教材建设工作委员会办公室（以下简称"教材办"）、中国中医药出版社在国家中医药管理局领导下，在全国中医药职业教育教学指导委员会指导下，总结"全国中医药行业中等职业教育'十二五'规划教材"建设的经验，组织完成了"全国中医药行业中等职业教育'十三五'规划教材"建设工作。

中国中医药出版社是全国中医药行业规划教材唯一出版基地，为国家中医中西医结合执业（助理）医师资格考试大纲和细则、实践技能指导用书、全国中医药专业技术资格考试大纲和细则唯一授权出版单位，与国家中医药管理局中医师资格认证中心建立了良好的战略伙伴关系。

本套教材规划过程中，教材办认真听取了全国中医药职业教育教学指导委员会相关专家的意见，结合职业教育教学一线教师的反馈意见，加强顶层设计和组织管理，是全国唯一的中医药行业中等职业教育规划教材，于2016年启动了教材建设工作。通过广泛调研、全国范围遴选主编，又先后经过主编会议、编写会议、定稿会议等环节的质量管理和控制，在千余位编者的共同努力下，历时1年多时间，完成了50种规划教材的编写工作。

本套教材由50余所开展中医药中等职业教育院校的专家及相关医院、医药企业等单位联合编写，中国中医药出版社出版，供中等职业教育院校中医（针灸推拿）、中药、护理、农村医学、康复技术、中医康复保健6个专业使用。

本套教材具有以下特点：

1. 以教学指导意见为纲领，贴近新时代实际

注重体现新时代中医药中等职业教育的特点，以教育部新的教学指导意见为纲领，注重针对性、适用性以及实用性，贴近学生、贴近岗位、贴近社会，符合中医药中等职业教育教学实际。

2. 突出质量意识、精品意识，满足中医药人才培养的需求

注重强化质量意识、精品意识，从教材内容结构设计、知识点、规范化、标准化、编写技巧、语言文字等方面加以改革，具备"精品教材"特质，满足中医药事业发展对于技术技能型、应用型中医药人才的需求。

3. 以学生为中心，以促进就业为导向

坚持以学生为中心，强调以就业为导向、以能力为本位、以岗位需求为标准的原则，按照技术技能型、应用型中医药人才的培养目标进行编写，教材内容涵盖资格考试全部内容及所有考试要求的知识点，满足学生获得"双证书"及相关工作岗位需求，有利于促进学生就业。

4. 注重数字化融合创新，力求呈现形式多样化

努力按照融合教材编写的思路和要求，创新教材呈现形式，版式设计突出结构模块化，新颖、活泼，图文并茂，并注重配套多种数字化素材，以期在全国中医药行业院校教育平台"医开讲–医教在线"数字化平台上获取多种数字化教学资源，符合职业院校学生认知规律及特点，以利于增强学生的学习兴趣。

本套教材的建设，得到国家中医药管理局领导的指导与大力支持，凝聚了全国中医药行业职业教育工作者的集体智慧，体现了全国中医药行业齐心协力、求真务实的工作作风，代表了全国中医药行业为"十三五"期间中医药事业发展和人才培养所做的共同努力，谨此向有关单位和个人致以衷心的感谢！希望本套教材的出版，能够对全国中医药行业职业教育教学的发展和中医药人才的培养产生积极的推动作用。需要说明的是，尽管所有组织者与编写者竭尽心智，精益求精，本套教材仍有一定的提升空间，敬请各教学单位、教学人员及广大学生多提宝贵意见和建议，以便今后修订和提高。

国家中医药管理局教材建设工作委员会办公室

全国中医药职业教育教学指导委员会

2018 年 1 月

全国中医药行业中等职业教育"十三五"规划教材

《中医妇科学》
编委会

全国中医药行业中等职业教育"十三五"规划教材《中医妇科学》，是国家中医药管理局教材建设工作委员会办公室和中国中医药出版社为落实教育部中医药职业教育教学指导委员会《关于加快发展中医药现代职业教育的意见》和《中医药现代职业教育体系建设规划（2015—2020年）》精神而组织编写的一部教材，供全国医学类中等职业学校教学使用。

本教材根据基层社区培养初级医疗保健人才的需要，为突出教材的继承性、科学性和实用性，在内容的选取上，尽量做到既以中专学生的知识结构和能力水平能够理解并掌握，又为其将来的发展奠定基础。本教材基础理论以"必需、够用、适度"为原则，在本、专科《中医妇科学》教材的基础上，把中医妇科学与中医基础学及中医其他临床学科重复的内容、总论与各论重复的内容、属于理论探讨性质的内容做了精简，强化了基层实用的其他疗法、预防与调摄等内容。

全书分总论、各论和附论三部分。总论系统地阐述了中医妇科的基本理论，包括妇女的生理病理特点，妇科疾病的诊断要点、常用治法，预防保健等；各论按月经病、带下病、妊娠病、产后病、妇科杂病进行分类，对所选疾病按定义、中西医对应关系、病因病机、诊断要点和鉴别诊断、辨证论治、其他疗法、预后与转归、预防与调摄的基本框架进行论述。其中属于门诊妇科常见病、慢性病者，从诊、治、防、护多方面详细论述；属于需要转诊西医救治的疾病，则突出诊断要点和中西医处理原则，其他项目简要论述。在诊断方面属于西医内容的，详细介绍基层实用的检查方法，简略介绍系统全面的检查方法；为避免重复，前后疾病之间需要鉴别诊断的，其鉴别诊断内容写在后面疾病相应的项目下。附论简要介绍了西医妇产科的解剖、生理、妇科检查、产科基础、常用辅助检查、妇科常见疾病（功能失调性子宫出血、多囊卵巢综合征、子宫内膜异位性疾病、阴道炎）和计划生育知识。

本教材的编写分工如下：李改非编写模块一至模块六、模块九的项目三至项目四、模块十的项目三至项目四；杨红星编写模块七的项目一至项目二；侯英慧编写模块七的项目三至项目七；杨清编写模块八、模块九的项目一至二；龚国芬编写模块九的项目五至项目九；余丽编写模块十的项目一至项目二；张卫平编写模块十的项目五至项目九；岳秀永编写模块十一；王立娜编写模块十二、模块十四；李娇编写模块十三；黄俊婷编写模块十五、模块十六。

我们以《中医妇科学》的本、专科历版教材和西医本科院校的《妇产科学》七、八版教材为重要参考书，同时还引用了著名中医妇科专家的经验和病案，在此，向本教材所引用的著述、文献、病案的所有作者表示诚挚的谢意！

由于编者水平有限，本教材难免有不妥之处，殷切希望使用本教材的师生和同道们提出宝贵意见，以便我们修正提高。

《中医妇科学》编委会

2018 年 1 月

▎总　论▎

模块一　绪言 1

项目一　中医妇科学的定义与范围 1

项目二　中医妇科学的发展简史 2

一、夏商周时代 2

二、春秋战国时代 2

三、秦汉时代 2

四、魏晋隋时代 3

五、唐宋时代 3

六、金元时代 4

七、明清民国时代 4

八、现代 5

模块二　女性解剖生理特点 6

项目一　女性特有器官 6

一、阴户、玉门 6

二、阴道、子门 6

三、胞宫 7

项目二　女性特有生理 8

一、月经生理 8

二、带下生理 12

三、妊娠生理 12

四、产褥生理 13

五、哺乳生理 14

附：女性一生各期的生理特点 15

模块三　妇科疾病的病理特点 17

项目一　病因 17

一、寒、热、湿邪 17

二、情志因素 18

三、生活因素 …………………………………………………………… 18

四、体质因素 …………………………………………………………… 19

项目二 病机 …………………………………………………………… 19

一、脏腑功能失常影响冲任 …………………………………………… 19

二、气血失调影响冲任 ………………………………………………… 21

三、冲任、胞宫直接损伤 ……………………………………………… 22

模块四 妇科疾病的诊断要点 ……………………………………… **23**

项目一 四诊要点 ……………………………………………………… 23

一、问诊 ………………………………………………………………… 23

二、望诊 ………………………………………………………………… 24

三、闻诊 ………………………………………………………………… 26

四、切诊 ………………………………………………………………… 26

项目二 辨证要点与常见证型 ………………………………………… 27

模块五 妇科疾病的治法概要 ……………………………………… **30**

项目一 常用内治法 …………………………………………………… 30

一、调理脏腑 …………………………………………………………… 30

二、调理气血 …………………………………………………………… 32

项目二 常用外治法 …………………………………………………… 33

一、坐浴法 ……………………………………………………………… 34

二、阴道冲洗法 ………………………………………………………… 34

三、阴道纳药法 ………………………………………………………… 34

四、贴敷热熨法 ………………………………………………………… 35

五、肛门导入法 ………………………………………………………… 35

六、药物离子导入法 …………………………………………………… 35

七、宫腔注入法 ………………………………………………………… 35

模块六 预防与保健 ………………………………………………… **37**

项目一 月经期卫生 …………………………………………………… 37

项目二 妊娠期卫生 …………………………………………………… 37

项目三 产褥期卫生 …………………………………………………… 38

项目四 哺乳期卫生 …………………………………………………… 38

项目五 围绝经期卫生 ………………………………………………… 39

各　论

模块七　月经病 　41

项目一　月经不调 　42

一、月经先期 　43

二、月经后期 　45

三、月经先后无定期 　48

四、月经过多 　49

五、月经过少 　51

六、经期延长 　54

项目二　经间期出血 　56

项目三　崩漏 　59

项目四　闭经 　66

项目五　痛经 　72

项目六　月经前后诸证 　78

一、乳房胀痛 　79

二、经行头痛 　80

三、经行身痛 　81

四、经行口糜 　82

五、经行吐衄 　83

六、经行泄泻 　84

七、经行浮肿 　85

八、经行情志异常 　86

项目七　绝经前后诸证 　87

附：经断复来 　90

模块八　带下病 　94

项目一　带下过多 　94

项目二　带下过少 　99

模块九　妊娠病 　103

项目一　妊娠恶阻 　104

项目二　妊娠腹痛 ·· 107

项目三　异位妊娠 ·· 110

项目四　胎漏、胎动不安 ······································ 114

项目五　堕胎、小产、滑胎 ···································· 119

项目六　胎萎不长 ·· 122

项目七　子满 ·· 125

项目八　子肿、子晕、子痫 ···································· 128

项目九　子淋 ·· 136

模块十　产后病 ··· **140**

项目一　产后血晕 ·· 141

项目二　产后发热 ·· 144

项目三　产后腹痛 ·· 148

项目四　产后恶露不绝 ··· 152

项目五　产后身痛 ·· 156

项目六　产后大便难 ··· 160

项目七　缺乳 ·· 162

项目八　乳汁自出 ·· 165

附：回乳 ··· 167

项目九　产后情志异常 ··· 168

模块十一　妇科杂病 ··· **171**

项目一　不孕症 ·· 171

项目二　癥瘕 ·· 178

项目三　妇人腹痛 ·· 183

项目四　阴挺 ·· 188

项目五　阴痒 ·· 193

▌附　论▐

模块十二　女性生殖系统解剖与生理 ······························· **197**

项目一　女性生殖系统解剖 ····································· 197

一、外生殖器 ·· 197

　　二、内生殖器 ·· 198

项目二　女性生殖系统生理 ·· 200

　　一、卵巢的功能及周期性变化 ·· 200

　　二、子宫内膜及生殖器其他部位的周期性变化 ··············· 202

　　三、性激素的调节 ·· 204

模块十三　产科基础 ·· **205**

项目一　妊娠生理 ·· 205

　　一、胎儿的形成 ··· 205

　　二、胎儿附属物的形成及功能 ·· 206

　　三、妊娠期母体的变化 ··· 207

项目二　妊娠诊断 ·· 209

　　一、早期妊娠诊断 ·· 209

　　二、中、晚期妊娠诊断 ··· 210

项目三　产前检查 ·· 210

　　一、产前检查的内容与方法 ··· 211

　　二、复诊的内容和方法 ··· 213

项目四　正常分娩 ·· 213

　　一、影响分娩的四因素 ··· 213

　　二、分娩的临床经过及处理 ··· 213

模块十四　妇科检查与常用的辅助检查 ··································· **216**

项目一　妇科检查 ·· 216

　　一、妇科检查方法及内容 ·· 216

　　二、盆腔检查记录 ·· 217

项目二　妇科常用的辅助检查 ··· 218

　　一、妊娠试验 ·· 218

　　二、阴道分泌物检查 ··· 218

　　三、阴道及宫颈细胞学检查 ··· 218

　　四、基础体温测定 ·· 219

　　五、宫颈黏液检查 ·· 220

　　六、常用激素测定 ·· 220

　　七、超声检查 ·· 221

八、宫颈活组织检查 221

九、诊断性刮宫（诊刮）与分段刮宫 222

十、输卵管通畅检查和输卵管造影 222

十一、阴道后穹隆穿刺 222

模块十五　妇科常见疾病 **223**

项目一　功能失调性子宫出血 223

一、无排卵性功能失调性子宫出血 223

二、排卵性功能失调性子宫出血 227

项目二　多囊卵巢综合征 229

项目三　子宫内膜异位性疾病 233

一、子宫内膜异位症 233

二、子宫腺肌病 235

项目四　阴道炎 236

一、滴虫阴道炎 236

二、外阴阴道假丝酵母菌病 238

三、细菌性阴道病 239

四、萎缩性阴道炎 241

模块十六　计划生育 **243**

项目一　避孕 243

一、宫内节育器 243

二、激素避孕 246

三、其他避孕 247

项目二　避孕失败的补救措施 248

一、药物流产 248

二、手术流产 248

项目三　绝育 250

一、开腹输卵管结扎术 250

二、腹腔镜输卵管绝育术 251

总 论

扫一扫，看课件

模 块 一

绪 言

【学习目标】
1. 掌握各历史时期中医妇科学的代表著作及其作者和主要内容。
2. 熟悉各历史时期中医妇科学的发展特点。
3. 了解中医妇科学的定义和范围。

项目一 中医妇科学的定义与范围

中医妇科学是运用中医学理论研究妇女的解剖、生理、病理特点和防治妇女特有疾病的一门临床学科。

人体脏腑、经络、气血的活动男女基本相同，但妇女在解剖上有胞宫、阴道、玉门、阴户等特有器官，在生理上有月经、带下、胎孕、产褥和哺乳等特有功能，当这些功能异常时就会发生月经病、带下病、妊娠病、产后病、杂病等特有疾病。中医妇科学研究的范围包括妇女的生理特点和特有疾病的发病特点、诊治方法及预防与调摄，其疾病既包括古代文献记载的月经不调、崩漏、带下、子嗣、妊娠、临产、产后、乳疾、癥瘕、前阴诸疾及杂病等，又涵盖了西医学的异位妊娠、盆腔炎等疾病。

项目二 中医妇科学的发展简史

中医妇科学是中医学的重要组成部分，数千年来对民族的繁衍昌盛和保障妇女的身心健康做出了重要贡献。其发展史从重视产育开始，到逐步设立产科和妇科，再到系统完善，按时间顺序分以下八个阶段。

一、夏商周时代

夏商周时代是中医妇科学的萌芽阶段。

远古时期，人们已经发现了一些药物，积累了初步的医疗经验，到了夏商周时代，已经有关于不孕、胎教、难产等方面的记载。《易经·爻辞》中有"妇孕不育""妇三岁不孕"的记载。《礼记·曲礼》指出"娶妻不取同姓""男女同姓，其生不蕃"，初步认识到近亲结婚对后代不利。《列女传》云："太任者，文王之母也……及其有身，目不视恶色，耳不听淫声，口不出傲言，能以胎教子，而生文王。"可见当时已认识到孕妇的精神情绪可以影响胎儿，这是最早的胎教理论，对现在的优生优育仍然有一定的指导意义。

由此可见，中医妇产科学起源于对产育的重视。

二、春秋战国时代

春秋战国时代为中医妇科学的奠基阶段。

春秋战国时代出现了专门从事妇科工作的医生，如《史记·扁鹊仓公列传》记载："扁鹊名闻天下，过邯郸，闻贵妇人，即为带下医。"带下医即妇科医生，扁鹊为我国历史上第一位妇科医生。

《黄帝内经》奠定了中医学的理论基础，也为妇科学的形成和发展奠定了理论基础。书中对妇女的解剖、生理、病理以及妊娠的诊断、妊娠及产后的用药原则等均有较为详细的论述。如描述了妇女特有的外生殖器官有毛际、阴户、廷孔，内生殖器官有女子胞、子门等；《素问·上古天真论》提出的女子从七岁到"七七"之年（49岁）生长、发育和生殖的规律仍符合现在临床，书中对血枯、血崩、石瘕、肠覃、子喑等妇科疾病的病因病机和证候等亦有论述，并记载了妇科历史上第一首方剂"四乌鲗骨一藘茹丸"。

三、秦汉时代

秦汉时代，中医妇科学已具雏形。

现存最早的产科专著《胎产书》，约成书于公元前2世纪，该书论述了胎儿在母体中的发育过程，并对妊娠按月养生有所论述。

东汉张仲景在《金匮要略》中设有"妇人妊娠病脉证并治""妇人产后病脉证并治""妇人杂病脉证并治"三篇，是最早设立妇科专篇的医著，理法方药完备，开创了辨证论治的先河。书中内容已涉及经、带、胎、产、杂病等，论述了妊娠恶阻、妊娠腹痛、妊娠肿胀、产后发热、产后腹痛、癥瘕、脏躁等疾病的证候、脉象及治疗方药，共载方30多首，其中多数至今仍为临床所常用，如温经汤治疗月经病、胶艾汤治疗漏下、桂枝茯苓丸治疗癥瘕、当归芍药散养血安胎、甘麦大枣汤治疗脏躁等。首创妇科外治法，如狼牙汤沥阴中、以蛇床子裹成锭剂纳阴中等。

东汉末年，杰出的外科学家华佗对妇科也有卓越贡献。《后汉书·华佗传》中记录了华佗凭脉证诊断双胎难产，且针药并用，成功处理死胎的病案。

四、魏晋隋时代

魏晋隋时代，中医妇科学有向专科发展的趋势。

晋王叔和的《脉经》提出了"居经""避年"等特殊的月经生理现象，论述了多种妇科疾病的脉象及妊娠脉、临产脉等，充实了妇科学的内容。

南齐褚澄在其所著的《褚氏遗书》中设"求嗣"一门，论述男女精血生化之理，提倡晚婚和节制生育。北齐徐之才在《逐月养胎法》中对胎儿逐月发育的叙述较为详尽，明确指出怀胎十月养生和调摄的注意事项。

隋代巢元方等在集体编著的《诸病源候论》中有妇人病 8 卷，共 283 候，内容包括了经、带、胎、产、杂病等，对每类证候的病源论述比较详尽。

五、唐宋时代

唐宋时代，中医妇科学已独立成科。

唐孙思邈著《备急千金要方》，其中广泛讨论了赤白带下、求子种子、养胎禁食、临产注意、产后护理等问题。如认为不孕可由女方"子脏闭塞不受精"所致，亦可因"丈夫有五劳七伤，虚羸百疾"所致，阐明不孕与男女双方均有关。告诫"凡产后满百日，乃可合会，不尔至死，虚羸百病滋长，慎之"。

唐昝殷著的《经效产宝》是我国现存早期的理论较完备的产科专著，对妊娠、难产、产后等常见病的诊断和治疗，以及产后血晕的急救方法均做了简要论述。

宋代妇产科已发展成为独立的专科，太医局设有九科，产科是第一分科，并设有产科教授。这一时期妇产科专著较多，如杨子建著的《十产论》对各种异常胎位和助产方法做了叙述，对产科的贡献较大；朱端章的《卫生家宝产科备要》载有妊娠、临产、产后等内容，并附有新生儿护理和治疗方法，是目前研究中医学产科成就的重要文献之一。

这一时期对中医妇科学影响最大的著作是陈自明的《妇人大全良方》，该书是我国历史上第一部妇科与产科合论的巨著，是中医妇科历史上的划时代之作。该书是陈自明在继承祖传经验和总结个人临床体会的基础上，集宋之前妇产科成就之大成编著而成。《妇人大全良方》的问世标志着中医妇科已形成一门系统的学科。

六、金元时代

金元时代中医妇科学继续发展充实。

金元时代是我国医学史上百家争鸣的时期，其中以刘完素、李东垣、朱丹溪、张子和四大医家为代表，他们从不同的角度丰富了中医妇科学的内容。

"寒凉派"刘完素治法重用寒凉，提出"女子不月，先泻心火，血自下也"。他在《素问病机气宜保命集》中指出："妇人童幼天癸未行之间，皆属少阴；天癸既行，皆属厥阴论之；天癸已绝，乃属太阴经也。"提出妇女不同年龄阶段应分别从肾、肝、脾三脏论治，对临床有一定的指导意义。

"补土派"李东垣认为"内伤脾胃，百病由生"，故治法着重升发脾胃阳气以除湿，此法用于妇科也收到较好的效果。他在《兰室秘藏》中论"经闭不行"，责之脾胃久虚，用补益气血之法，使经自行。

"滋阴派"朱丹溪在《格致余论》中形象地描绘了子宫的形态。朱丹溪创"阳常有余，阴常不足"之论，重视保存阴精，提出"产前当清热养血""产前安胎，黄芩、白术为妙药也""产后以大补气血为先"的治则，这些说法虽不够全面，但也有一定的参考价值。

"攻下派"张子和对妇科也颇有研究。他提出："凡看妇人病，入门先问经；凡治妇人病，不可轻用破气行血之药，恐有娠在疑似之间也；凡看产后病，须问恶露多少有无，此妇科要诀也。"对临床有重要的指导作用。

七、明清民国时代

明清时代中医妇科学繁荣发展，妇科专著较多。

明代出现了很多内容比较系统的妇产科专著，如：王肯堂的《证治准绳·女科》详述了妇科疾病的治疗；万全的《广嗣纪要》提出女子不孕有因先天生理缺陷所致者，即螺、纹、鼓、角、脉，称为"五不女"；武之望的《济阴纲目》在明末清初被视为学习妇科的必读之书；张景岳的《景岳全书·妇人规》对妇科学理论也有重要贡献，其创立的左归丸、右归丸仍为临床所常用。

清代将妇产科统称为"妇人科"或"女科"。清代妇产科的著作较多，流传也较广，如：傅山的《傅青主女科》，其立论以肝、脾、肾三脏为纲，平正扼要，辨证详明，理法严谨，方药实用；吴谦等人编著的《医宗金鉴·妇科心法要诀》集清以前妇产科之大成，理法严谨，体例规范，通俗易懂，成为当时的教科书；亟斋居士所著《达生篇》，对胎前、临产、产后护理、难产救治等均有精辟论述，如临产时"睡、忍痛、慢临盆"的六字真言对现今临床仍有参考价值。

清末民初出现了中西医汇通派，其代表人物唐容川、张锡纯在其著述中均论及妇科。如唐容川的《血证论》中论述了妇科血证的证治；张锡纯的《医学衷中参西录》中所创制的寿胎丸、固冲汤、安冲汤、理冲汤等为后世所常用。

八、现代

中华人民共和国成立后，党和政府高度重视中医工作，制定了许多发展中医政策，中医事业得到前所未有的蓬勃发展，中医妇科在教育、医疗、科研等方面取得重大成就。

国家先后组织编写了多版《中医妇科学》本科教材、高职高专教材、中专教材及相关的教学参考书；中医妇科重要古籍得到了整理、校勘、点注；名老中医的宝贵经验得到继承、整理、推广。

中医妇科的医疗、科研成绩显著，同时还取得了许多中西医结合的新成果。如运用中药活血化瘀为主治疗异位妊娠；中药制剂"三品一条枪"做宫颈锥切，治疗早期宫颈癌；对不孕症、子宫内膜异位症、多囊卵巢综合征等方面的研究，广泛深入并取得成效。在理论方面，对于月经机理、带下机理、"肾主生殖"机理、安胎机理、产后多虚多瘀机理等，用现代科技手段和科研方法进行研究，取得了丰硕成果。

📝 考纲摘要

各时代中医妇科主要著作及其对中医妇科学发展的影响。

. . . .

复习思考

1. 各时代中医妇科学的主要成就有哪些？代表著作分别有哪些？
2. 第一首妇科方剂、第一部产科专著各是什么？

扫一扫，知答案

扫一扫，看课件

模块二

女性解剖生理特点

项目一　女性特有器官

一、阴户、玉门

名称、位置：阴户指妇女外阴。阴户一词最早见于《校注妇人良方》，其众疾门中有"阴户肿痛"之症名，乃妇女外阴疮肿或外阴创伤肿痛之症。阴户包括西医学所指女性阴蒂、大小阴唇、阴唇系带及阴道前庭的部位。

玉门即阴道口，亦称"产门"。玉门一词最早见于《脉经》，系指阴道口和处女膜的部位。古人曾根据婚、嫁、产之不同，对阴道口冠以不同的名称，如《诸病源候论·带下候》说："已产属胞门，未产属龙门，未嫁属玉门。"但事实上，玉门之名其义较广，并非绝对指未嫁女之阴道口，《备急千金要方》就有"妇人阴阳过度，玉门疼痛""产后玉门不闭"的记载。

功能：阴户、玉门是娩出胎儿，以及排出月经、带下、恶露的出口，又是防止外邪侵入的关口。

二、阴道、子门

名称、位置：阴道是连接子宫与阴户的通道，亦称"产道""子肠"。与西医学所指阴道的解剖位置是一致的。

子门即子宫之门，相当于西医学所指的子宫颈口。"子门"一词最早见于《灵枢·水胀》。

功能：阴道是娩出胎儿，排出月经、带下、恶露的通道。子门是排出月经和娩出胎儿的关口。

三、胞宫

名称、位置：胞宫，又名女子胞、胞脏、子宫、子脏、子处、血室、胞室等。"子宫"一词最早见于《神农本草经·紫石英》，其紫石英主治"女子风寒在子宫"。

胞宫居于带脉之下，小腹正中，直肠之前，膀胱之后，下口连接阴道。

形态：朱丹溪《格致余论·受胎论》曰："阴阳交媾，胎孕乃凝，所藏之处，名曰子宫。一系在下，上有两歧。一达与左，一达于右。"张景岳在《景岳全书·妇人规》中引丹溪之言时补充了"中分为二，形如合钵"。

由此可见，中医学的胞宫（子宫）形态包括了西医的子宫、输卵管、卵巢。

功能：胞宫的功能主要是排出月经和孕育胎儿，属奇恒之腑。它的形态中空似腑，功能藏精似脏；经期、分娩期表现为泻而不藏，行经期外、妊娠期藏而不泻，故《素问·五脏论》称它为"奇恒之腑"。只有在肾气盛，天癸至，任脉通，冲脉盛，脏腑气血充盈的情况下，胞宫才能发挥其正常生理功能。

附着于胞宫的脉络称"胞脉""胞络"。《素问·评热论》云："胞脉者，属心而络于胞中。""月事不来者，胞脉闭也。"胞脉即隶属于子宫的血脉。

《素问·奇病论》云："胞络者系于肾。"《诸病源候论》谓："胞络伤损……则阴挺下脱。"胞络即隶属于子宫的脉络。

综上所述，胞宫、胞脉、胞络互相协调，共同完成主月经和胎孕的功能。

考纲摘要

1. 女性特有器官与西医内外生殖器的对应关系。
2. 胞宫位置、形态和功能。

复习思考

1. 简述胞宫的位置、形态、功能及特性？
2. 胞宫和胞脉、胞络的关系是什么？

扫一扫，知答案

项目二　女性特有生理

【学习目标】

　　1. 掌握月经、带下、妊娠、产褥、哺乳的生理表现，天癸、肾、肝、脾三脏在月经形成中的作用。

　　2. 熟悉月经、带下、妊娠、乳汁产生的机制及临床意义。

　　3. 了解胞宫、冲任督带在女性生理中的作用。

　　妇女特有生理包括月经、带下、胎孕、产褥和哺乳，这些功能与脏腑、经络、气血的功能活动有密切关系。脏腑是化生气血的源泉，气血是月经、育胎、乳汁的物质基础，经络是运行气血的通路，胞宫是完成月经、带下、胎孕、产褥的器官。因此，研究妇女生理，必须以脏腑、经络、气血与胞宫的关系为核心，其中以肾、肝、脾和冲任二脉的功能更为重要。

一、月经生理

　　月经是指胞宫周期性的出血现象。因其月月如期，经常不变，故又称"月事""月汛""月信"或"月水"。正如李时珍在《本草纲目》中所说："女子，阴类也，以血为主，其血上应太阴，下应海潮，月有盈亏，潮有朝夕，月事一月一行，与之相符，故谓之月信、月水、月经。经者，常也，有常轨也。"

（一）月经生理现象

1. 月经初潮　健康女子一般到 14 岁左右，月经第一次来潮，称为"初潮"。初潮的年龄因地域、气候、种族、营养、体质等不同而异，在我国正常的初潮年龄是 11 ～ 16 周岁。初潮半年后逐渐形成有规律的每月一次行经，妊娠期、哺乳期除外。

2. 月经周期　两次月经的第一天之间的天数为一个周期，一般为 28 天左右。在 21 ～ 35 天之间，且有规律者，也属正常范围。

3. 经期　经期是指每次行经出血的天数，一般为 3 ～ 7 天。

4. 经量　经量是每次经期排出经血的总量，为 30 ～ 80mL。经量一般第一天稍少，第二、三天较多，第四天逐渐减少。

5. 经色　经色是指月经的颜色，一般为暗红色，开始时较浅，继而逐渐加深，最后又转淡红。

6. 经质　经质是指经血的质地，即不稀不稠，不凝固，无血块，无特殊气味。

7. 经期反应 部分妇女在行经前或行经初期，可出现轻微的小腹胀满不适、腰酸肢软、乳房作胀、情绪波动等现象，一般不影响工作，经后即自然消失，属于正常现象。

8. 绝经 妇女一生中最后一次行经后停闭一年以上，称为"绝经"。受体质、营养等因素的影响，绝经年龄因人而异，我国女性绝经年龄一般为 45～55 岁，平均为 49 岁左右。绝经前 1～3 年会出现月经周期或长或短、量或多或少现象，也有月经正常而突然绝经的。

9. 特殊月经生理 妇女月经定期两个月一至的，称为"并月"；三个月一至的，称为"居经"或"季经"；一年一至的，称为"避年"；终生不行经而能受孕的，称为"暗经"；怀孕以后仍按月行少量月经，而无损于胎儿的，称为"激经"，又名"盛胎""垢胎"。这些特殊现象，若无其他异常，且不影响生育者，不作病论。

（二）月经产生机理

月经的产生，是女子发育到一定的年龄阶段，在天癸至后，脏腑、气血、经络协调作用于胞宫，使胞宫对精血定期藏泻的结果。《素问·上古天真论》曰："女子七岁，肾气盛，齿更发长；二七而天癸至，任脉通，太冲脉盛，月事以时下，故有子……七七任脉虚，太冲脉衰少，天癸竭，地道不通，故形坏而无子也。"说明了天癸与女性生理的密切关系。因此，要认识月经产生的机理，必须从肾气、天癸、脏腑、气血、经络与胞宫的关系来进行分析。

1. 天癸与月经 天癸，男女皆有，是促进人体生长、发育和生殖的一种阴精。天癸来源于先天肾气，靠后天水谷精微的滋养渐趋成熟并发挥作用。对于女性，天癸可使任脉所司的精、血、津液旺盛，使冲脉广聚脏腑有余之血，冲任互资，阴血下注胞宫，蓄满而溢，形成月经。

2. 气血与月经 月经的主要成分是血，然气为血之帅，气行则血行，气滞则血瘀。血又为气之母，气血互相资生，关系密切。气血旺盛调和，月经才能正常。

3. 经络与月经 与妇女生理关系密切的经络是奇经八脉中的冲、任、督、带，胞宫通过这四脉和十二经及其所属的五脏六腑取得联系，脏腑所化生的气血才能下注胞宫，使胞宫主月经和胎孕的功能正常。

（1）冲脉

经络联系：冲脉起于胞宫，下出于会阴部，上行于脊柱之内，其外行支沿腹部两侧，上达咽喉，环绕口唇。又冲脉上行出于足阳明经的气冲穴，与足阳明胃经相通，受后天水谷精微的供养，从而有"冲脉隶于阳明"之说；与肾经相并，又受先天肾气的资助，先天之元气与后天水谷之精气皆汇于冲脉，对妇女生理起着重要的作用。

生理作用：《内经》称冲脉为"十二经之海"，王冰说："冲为血海。"天癸至后，冲脉汇十二经有余之血下注胞宫，化为月经或妊养胎元。

（2）任脉

经络联系：任脉起于胞中，出于会阴部，向前上行于毛际，沿着腹内正中线上行到达咽喉，再向上环绕口唇。其经脉络肝、脾、肾，取三经之精血以养之，与冲脉会于咽喉，得冲脉相辅，故为阴经经脉的总纲。

生理作用：任脉主一身之阴，凡精、血、津、液都属任脉总司，故称"阴脉之海"，王冰说："任主胞胎。"天癸至后，任脉所司的精、血、津、液下注胞宫，化为月经或妊养胎元。

（3）督脉

经络联系：督脉起于胞中，下出于会阴，向后行于脊柱内，上达项后风府穴，进入脑内，上至巅顶，沿前额下行鼻柱。

生理作用：督脉有总领诸阳经的功能，为"阳脉之海"。督脉与任脉同起于"胞中"出于会阴，任行身前而主阴，督行身后而主阳，两脉交会于"龈交"穴，循环往复，维持着人体阴阳脉气的平衡，从而保持胞宫功能的正常。

（4）带脉

经络联系：带脉起于季肋，环腰一周，如带束腰，故称"带脉"。

生理作用：约束全身上走下行的经脉，加强经脉间的联系，下系胞宫，使经脉气血循行保持常度。

总之，冲、任、督三脉同起于胞中，一源三歧，与十二经脉及脏腑相通。冲脉主血海，任脉主一身之阴液，督脉总督一身之阳气，而带脉约束诸经，各司其职，和胞宫共同完成主月经和孕育的功能。

4. 脏腑与月经　脏腑通过化生和调节气血进而调节月经。脏腑之中，心主血，肝藏血，脾统血；脾与胃互为表里，同为生化气血之源；肾藏精，精化血；肺主气，朝百脉而输精微，它们分司着血的生化、贮藏、统摄与运行，是以五脏安和，气血通畅，则血海按时满盈，经候如期。五脏之中与月经关系最为密切的是肾、肝、脾三脏。

（1）肾

肾与胞宫相系：胞络者系于肾。肾脉又与冲脉下行支相并，与任脉交会于"关元"，与督脉同是"贯脊属肾"，而冲、任、督均起于胞中，所以肾通过胞脉及冲、任、督三脉与胞宫相联系。

肾藏精，主生殖：肾为先天之本，元气之根，既藏先天之精，又藏后天之精。肾所藏之精是人体生长、发育和生殖的根本。

肾为天癸之源：肾气盛则天癸至，天癸至，则月事以时下；天癸竭，则月经断绝。

肾为五脏阴阳之根本：肾中真阴真阳对五脏及全身脏腑组织起着滋养和温煦作用，只有肾中的阴阳平衡协调，五脏才能发挥正常生理功能，月经才能正常。

肾与脑髓相通：肾主骨生髓，通于脑。脑为元神之府，主宰人体的一切生命活动，月经的形成也受其调节。

综上所述，肾通过多渠道、多靶点调节月经，在月经的产生中起着主导作用，所以《傅青主女科》有"经水出诸肾"之说。

（2）肝

肝与胞宫经络联系：与任脉交会于"曲骨"，又与督脉交会于"百会"，与冲脉交会于"三阴交"，肝脉通过冲、任、督三脉与胞宫相联系。

肝与月经关系：肝藏血，主疏泄，天癸至后，肝脏所藏之血在疏泄功能的作用下通过经络下注血海，化为月经，故有"肝为女子之先天"之说。肝血充足、肝气条达则血海蓄溢正常，月经则正常。

（3）脾（胃）

脾（胃）与胞宫经络联系：脾之经脉与任脉交会于"中极"，又与冲脉交会于"三阴交"，脾脉通过冲、任二脉与胞宫相联系；胃脉与任脉交会于"承浆"，又与冲脉交会于"气冲"，胃脉通过冲、任二脉与胞宫相联系。

脾（胃）与月经关系：脾（胃）为后天之本，气血生化之源。脾胃为月经提供了物质基础，脾又能统血，脾气健旺则月经正常。

（4）心：心通过胞脉与胞宫相连，心主血脉，心气有推动血液在经脉内运行的作用，心气下通，血入胞脉，则经行如期。

（5）肺：肺主气，朝百脉而输精微，如雾露之溉，下达精微于胞宫，亦参与月经的生理活动。

脏腑在产生月经的机理中，虽各有所主，但互相联系，协同维持月经的正常。

（三）月经节律性表现

月经周期是女性生殖生理过程中肾阴阳消长、气血盈亏规律性变化的体现。月经周期分行经期、经后期、经间期、经前期四个时期。现以28天为一月经周期，阐述如下：

行经期：行经第1～4天，此期子宫泻而不藏，排出经血。既是本次月经的结束，又是新周期开始的标志，呈现"重阳转阴"特征，是由重阳向重阴转变的过渡期。

经后期：指月经干净后至经间期前，为周期的第5～12天。此期血海由空虚逐渐恢复充盈、子宫藏而不泻，呈现阴精渐生，即阴长的过程。阴长，是指肾水、天癸、阴精、气血等渐复充盛，至重阴状态。重阴，是指月经周期阴阳消长节律中的阴长高峰时期。

经间期：周期第12～16天。是重阴转阳、阴盛阳动之际，是易于受孕的时候。

经前期：即经间期之后，为月经周期的第16～28天。此期阴盛阳生渐至重阳。重阳，是指月经周期阴阳消长节律中阳生的高峰时期，此时阴阳俱盛，以备种子育胎。若已受孕，血聚以养胎，月经停闭不潮；如未受孕，则盛极必衰，旧去新生，血海满而溢泻，产生月经。

（四）绝经的机理

《素问·上古天真论》提出："女子……七七任脉虚，太冲脉衰少，天癸竭，地道不通，故形坏而无子也。""七七"之年，肾气虚，任虚冲衰，天癸竭，最终导致绝经。

二、带下生理

带下有广义和狭义之分。广义带下，泛指女性带脉以下的疾病，即妇科疾病；狭义带下，则指妇女阴中流出的一种黏性液体。狭义的带下又有生理性和病理性之别，本节主要讨论生理性带下。

（一）带下生理现象

生理性带下是指润泽于阴户和阴道内的无色无臭、黏而不稠的液体，俗称"白带"。带下出现的年龄基本与月经同步，其量每逢月经前、经间期和妊娠早期稍有增加，绝经后明显减少。

生理性带下是人体正常的津液，是肾精下润之液，具有充养和濡润前阴空窍的作用。

（二）带下产生机理

1. 脾肾与带下　带下属阴液，与肾、脾关系最为密切。天癸至后，肾所主的阴精布露于胞宫，润泽于阴道而成带下；脾运化的津液，渗于前阴空窍而为带下。

2. 任督带三脉与带下　带下属阴液，任脉为阴脉之海，主一身之阴，凡人体精、血、津、液均由任脉所司，所以任脉与带下关系密切。任脉的功能又有赖于督脉的温化和带脉的约束，若督阳失温，带脉失约，则任脉所司的精、血、津、液化为湿浊，湿浊下注胞中致带下异常。

综上所述，带下是由肾所封藏、脾所运化、督脉温煦、任带司约的布露于胞中的阴液。

三、妊娠生理

从受孕到分娩这个阶段，称为"妊娠"，亦称"怀孕""重身""怀子""有子"等。

（一）妊娠生理现象

妊娠后，阴血下聚冲任胞宫以养胎元，孕妇机体出现阴血相对不足、阳气易于偏亢的状态。

1. 停经　妊娠后，阴血下注胞宫以养胎，子宫行使其藏精气而不泻的功能，故停经。

2. 脉滑　孕后一般六脉滑疾流利，按之应指，尺脉尤甚。《素问·阴阳别论》说："阴搏阳别，谓之有子。"《胎产心法》说："凡妇人怀孕，其血留气聚，胞宫内实，故尺阴之脉必滑数。"尺脉候肾，肾旺荫胎，故肾脉应指有力。

3. 早孕反应 由于血海不再下泄，冲脉气盛，上逆犯胃，孕早期常可见恶心呕吐、厌食择食、嗜酸、嗜睡、晨起头晕等现象。一般在孕 3 个月后逐渐消失。

4. 乳房变化 孕早期孕妇会感觉乳房发胀或触痛，妊娠 8 周后乳房明显增大隆起，乳头、乳晕着色。至妊娠 4～5 个月后，部分孕妇可挤出少量乳汁。

5. 小腹膨隆 妊娠 3 月末，可从腹部扪及增大的子宫。妊娠 4～5 个月，小腹逐渐膨隆，孕妇可自觉胎动；6 个月后因胎体增大，阻滞气机，水道不利，常可出现足踝部轻度肿胀，休息后可自行消退。

6. 大小便变化 由于妊娠早期子宫增大且未升入腹腔、妊娠末期胎儿先露部下降压迫膀胱、直肠，可见小便频数、大便秘结现象。

孕妇还可出现带下增多，面部有妊娠斑等。

（二）妊娠机理

女子肾气充盛，天癸成熟，冲任脉通盛，月经按期来潮，男女两精适时相合，就可形成胎孕。

受孕需要男女双方具备一定的条件。《女科正宗·广嗣总论》曰："男精壮而女经调，有子之道也。"男精壮，是指正常的精液及正常的性功能；女经调，包括正常的月经和排卵等。

受孕还需要在适当的时机两精相合。《女科准绳·胎前门》引袁了凡之言曰："凡妇人一月经行一度，必有一日氤氲之候，于一时辰间……此的候也……顺而施之，则成胎矣。"这里所说的"氤氲之时"和"的候"，相当于西医学所指的排卵期，是容易受孕的时机。

男女媾精，胎孕形成，种植于胞宫，并在肾气、天癸、脏腑、气血的滋养下，胎儿逐渐发育，经过 10 个妊娠月（280 天）左右形神具备，即可分娩。

四、产褥生理

（一）分娩

成熟胎儿和胎衣从母体产道娩出的过程，称为"分娩"。

预产期的计算方法：一般以末次月经来潮第一天的日期，月数加 9（或减 3），日数加 7（阴历加 14）所得的日期即为预产期。在预产期前后 2 周内分娩都属于足月产。

1. 临产先兆 在分娩发动前数周，孕妇可有临产先兆。如：妊娠末期胎头入盆后，孕妇骤然有释重感，呼吸变得轻松；胎位下移，孕妇感到腰腹坠胀，行走不便和有便意。

有些孕妇在临产前可出现一些疑似临产的现象，如"试胎"和"弄胎"，应注意分辨。妊娠八九月，腹中痛，痛定如常者，古称"试胎"。若妊娠足月，腹痛或作或止，腰不痛者，古称"弄胎"，现称"假宫缩"。试胎和弄胎均不是真正临产。

2. 正产现象 分娩前，先有见红，即阴道有少量血性分泌物。在临产时，出现有规律的宫缩引起小腹阵发性坠痛，初期两次宫缩的间歇时间较长，疼痛持续时间较短，以后宫缩加强，持续时间延长，而间歇时间缩短，小腹逼坠，肛门坠胀，产户逼迫，有似大小便俱急之象，继而胞破，浆液从阴道流出，胎儿逐渐娩出，胎衣亦随之而下，整个分娩过程结束。

（二）产褥

从胎盘娩出至产妇全身各器官除乳腺外恢复至未孕状态所需的时间，称为"产褥期"，通常为6周。由于分娩时用力、汗出和产创出血，损耗了阴液，此期产妇的生理特点是阴血骤虚，阳气易浮。因此，在产后1～2日可出现微热、自汗等症状，如无其他致病因素，一般短时间内会自然消失。

新产后有余血浊液从子宫通过阴道排出，称为"恶露"，开始血色暗红量稍多，3～4天后转为淡红色而量渐少，7～10天后转为白色、淡黄色，大约3周干净。

产后子宫逐渐缩复，常有轻微的小腹阵痛，哺乳时较明显，一般在产后2～3天自然缓解，一个半月左右子宫可缩复至孕前状态。

五、哺乳生理

顺产者，产后半小时即可开始哺乳。新生儿吮吸乳头，可刺激乳房尽早泌乳，促进母体子宫收缩，减少产后出血。产后1周内分泌的乳汁称为"初乳"，呈淡黄色，质较稠，含有较多的蛋白质和免疫球蛋白，有助于提高新生儿的免疫力。母乳是婴儿的最佳食物，不仅营养丰富，便于喂养，而且有利于建立母子感情。因此，应大力提倡母乳喂养。

乳汁由精血、津液所化，赖气以行。哺乳期妇女应保持精神舒畅，营养均衡，起居有时，使脾胃健旺，气血生化之源充足，则乳汁充盈。乳汁与月经均为血所化生，哺乳早期妇女大多月经不潮，产后4～6个月恢复排卵和月经。

月经、带下、妊娠、分娩、哺乳是妇女的生理特点，均与脏腑、气血、经络、胞宫有密切关系。

📝 **考纲摘要**

1.月经、带下、妊娠、产褥、哺乳的生理表现。

2.月经与天癸、冲任、肾、肝、脾、气血的关系。

3.受孕的机理。

复习思考

1.正常的月经周期、经期、经量、经色、经质是什么？

扫一扫，知答案

2．何为并月、居经、避年、暗经、激经？

3．简述月经产生的机理。

4．受孕的机理如何？妊娠的主要生理特点有哪些？如何计算预产期？

5．什么叫正产？正产与试胎、弄胎如何鉴别？

6．什么叫恶露？产后恶露一般多久干净？

7．乳汁是如何产生的？

附：女性一生各期的生理特点

女性从胎儿形成到衰老是一个渐进的生理过程，此过程分为新生儿期、儿童期、青春期、性成熟期、围绝经期和老年期6个阶段。

1. 新生儿期　出生后4周内称"新生儿期"。女性胎儿在宫内受到母体性腺及胎盘所产生的性激素的影响，其外阴、子宫、卵巢及乳房等均可有一定程度的发育，有的女婴出生时乳房略隆起或有少许泌乳，无须处理；出生后脱离胎盘，血中性激素水平迅速下降，少数女婴可出现少量阴道出血，可自然消失。

2. 儿童期　从出生4周至12岁左右称"儿童期"。儿童期女性体格生长发育迅速，但生殖器发育缓慢。儿童早期（8岁之前）生殖器仍为"幼稚型"，阴道上皮薄、无皱襞，细胞内缺乏糖原，阴道酸度低，抗感染力弱，容易发生炎症；8岁后进入儿童后期，第二性征开始发育，初现女性特征。

3. 青春期　从月经初潮至生殖器官发育成熟称"青春期"，为10～19岁，此期的生理特点有：

（1）全身发育：此时期身高迅速增长，体形渐成女人型。11～12岁青春期少女体格生长呈直线加速，以后生长速度开始下降。

（2）第一性征进一步发育：外生殖器从幼稚型变为成人型；阴阜隆起，大阴唇变肥厚，小阴唇变大且有色素沉着；阴道长度及宽度增加，阴道黏膜变厚并出现皱襞；子宫增大，尤其宫体明显增大；输卵管变粗，卵巢增大，皮质内有不同发育阶段的卵泡，致使卵巢表面稍呈凹凸不平。

（3）第二性征出现：音调变高，乳房丰满而隆起，出现阴毛及腋毛，骨盆横径发育大于前后径，胸、肩部皮下脂肪增多，显现女性特有体态。一般女孩接近10岁时乳房开始发育，经过3～5年时间发育为成熟型。

（4）月经来潮：月经初潮为青春期的重要标志。月经初潮通常发生于乳房发育2年后，初潮后的2年内，有些女性月经不规律，以后逐渐建立正常的月经周期。此外，青春期女孩心理活动发生较大变化，如产生性别意识，结识异性伙伴兴趣增加，情绪容易激动，想象力和判断力明显增强。

（5）具有生育能力。

4. 性成熟期 性成熟期又称"生育期"。一般自 18 岁左右开始，历时约 30 年。此期生殖功能经过由成熟、旺盛至衰减的过程，生殖器官及乳房均已发育成熟。

5. 围绝经期 世界卫生组织（WHO）将卵巢功能开始衰退直至绝经后 1 年内的时期称为"围绝经期"。围绝经期最早可始于 40 岁，历时短则 1～2 年，长则 10 余年。此期卵巢功能开始衰退，卵泡不能成熟及排卵，因而常出现无排卵性"月经"，部分妇女可出现潮热、出汗、失眠、抑郁或烦躁等血管舒缩障碍和精神神经症状。

6. 老年期 妇女 60 岁以后机体逐渐老化，进入老年期，除整个机体发生衰老改变外，生殖器官亦进一步萎缩，易发生老年性阴道炎、骨质疏松等。

扫一扫，看课件

模 块 三
妇科疾病的病理特点

【学习目标】

1. 掌握脏腑功能失常、气血失调引起冲任失调导致妇科病的机理。
2. 熟悉妇科常见的病因及其致病机理。
3. 了解冲任胞宫受损导致妇科疾病的病机。

项目一 病 因

一、寒、热、湿邪

（一）寒邪

寒为阴邪，易伤阳气，其性收引凝滞，可使血脉运行不畅。寒邪有外寒、内寒之分。外寒是指寒邪从皮肤肌表入侵，或由阴部入侵胞中，如气候骤冷，衣着不足，或冒雨涉水，或过食生冷，适逢经、孕、产褥期，则血为寒凝；内寒是因脏腑阳气虚衰，温煦和气化功能不足，虚寒内生。内寒、外寒均可使冲任胞宫血运迟缓、凝滞，从而引起月经不调、痛经、闭经、胎动不安、堕胎小产、产后身痛等疾病。

（二）热邪

热为阳邪，易动血伤阴。热邪有外热、内热之分。外热多由火热之邪侵入胞中，或过食辛热温补之品，导致阳热内盛；内热多由脏腑、阴阳、气血失调而生，也可由他邪郁久化热，如瘀血郁积化热称为"瘀热"、湿蕴化热称为"湿热"等。临床上把阴虚所生的内热称为"虚热"；把外感之热、情志化火以及瘀热、湿热等称为"实热"。无论实热、虚热都能损伤冲任胞宫，迫血妄行，从而引起月经先期、月经过多、崩漏、经行吐衄、胎漏、胎动不安、产后恶露不绝、产后发热等疾病。

17

（三）湿邪

湿为有形之阴邪，其性重浊濡滞，易阻遏气机。湿邪有外湿和内湿之分。外湿多因久居湿地或冒雨涉水，水湿内侵所致；内湿多因脾肾阳虚，运化气化失职，水湿内停所致。湿邪伤人往往随人体阴阳盛衰而发生从化关系，或从阳化为湿热，或从阴化为寒湿，聚湿成痰则成痰湿。无论外湿和内湿，均可下注冲任，伤及任带二脉，从而引起带下病、妊娠恶阻、子肿、闭经、不孕等。

二、情志因素

七情是人体对外界环境的反应，属于正常的精神活动。七情太过则可致病，如突然、强烈、持久的精神刺激，可导致气机失调，气血不和，脏腑功能紊乱，进而导致冲任损伤而发生妇产科疾病，七情之中以怒、思、恐最容易引起妇科疾病。

（一）怒

"怒伤肝"，"怒则气上"，若抑郁忿怒则伤肝，使肝气郁结而致气滞、气逆等，导致冲任胞宫气血失常，从而引起经行吐衄、月经不调、痛经、闭经、缺乳、癥瘕、不孕等疾病。

（二）思

"思伤脾"，"思则气结"，思虑过度则伤脾，脾虚气血生化乏源，或血失统摄，或水湿内停，致脏腑气血失常，冲任损伤，从而引起月经失调、闭经、经量过少、崩漏、带下过多、经行泄泻、经行浮肿、胎动不安、产后恶露不绝、缺乳等疾病。

（三）恐

"恐伤肾"，"恐则气下"，惊恐过度，常使气下、气乱，恐惧过度则伤肾，肾失闭藏，则冲任不固，而经、带、胎、产诸病均可发生，尤以月经不调、崩漏、胎动不安、堕胎等疾病为多见。

三、生活因素

（一）房劳多产

妇女若房事不节、早婚多产，均可损肾精、耗气血，导致冲任亏虚，从而引起月经病、带下病、胎动不安、堕胎、小产等疾病。

（二）饮食失调

饮食失调包括饮食不节、不洁、偏嗜等，可损伤脾胃，生邪致病。如过食辛辣助阳之品可生热，过食寒凉生冷食物可生寒，过食肥甘腻滞食物可生痰湿，过度节食减肥则气血亏虚，均可致月经后期、月经过少、闭经、不孕等。

（三）劳逸过度

过劳则耗伤气血，过逸则气血运行不畅，如月经期间过劳伤气，气不统血，冲任不固可致月经过多、崩漏；妊娠期间过劳伤气，胎失所固，可致胎漏、胎动不安、堕胎小产；产后体虚，过劳重伤气血，可致阴挺、产后身痛、产后发热。反之，过度安逸，缺乏活动，则气血凝滞，易导致月经不调、难产等。

（四）跌仆损伤

妇女在经期、孕期登高持重，或跌仆闪挫等，可致气血失调，冲任胞宫受损而出现月经量多、崩漏、胎动不安等。此外，手术损伤，如刮宫不当，甚至穿破子宫，均可出现经、带、胎、产、杂病。

四、体质因素

不同的体质类型对病因的易感性不同。如吴德汉在《医理辑要·锦囊觉后篇》中说："要知易风为病者，表气素虚；易寒为病者，阳气素弱；易热为病者，阴气素衰；易伤食者，脾胃必亏；易劳伤者，中气必损。须知发病之日，即正气不足之时。"可见体质与发病类型有密切的关系。

不同的体质类型感邪后的发病类型不同。如同样感受湿邪，阳气偏盛之人，湿邪易从阳化热，形成湿热，可致黄带；而素体阳虚之人，则湿邪易从寒化，形成寒湿，可致白带、妊娠肿胀、经行泄泻等。

体质因素可单独导致妇科疾病，如闭经、不孕、恶阻、子肿、滑胎等，且体质强者，病轻而易治，体质弱者，病重而难愈。

由此可见，体质因素在疾病的发生、发展、转归和预后的整个过程中起着重要的作用。

项目二　病　机

妇产科疾病的病机，概括为脏腑功能失常影响冲任，气血失调影响冲任，冲任、胞宫直接损伤三个方面。

一、脏腑功能失常影响冲任

脏腑之中以五脏功能失调最容易引起冲任失调而发生妇科疾病。

（一）肾的病机

肾主藏精，精化气，肾精所化之气即为肾气，肾气主宰着人体生长发育和生殖功能。若先天禀赋不足，或房劳多产，或久病大病，均可导致肾虚影响冲任而发生妇科疾病。

1. **肾气虚** 肾气的盛衰与天癸的至与竭有直接关系，肾又为冲任之本，胞络系于肾，故肾气虚则封藏失职，冲任不固，可发生月经病、带下病、妊娠病、产后病等。

2. **肾阴虚** 肾阴不足，精亏血少，冲任亏虚，胞脉失养可导致月经后期、月经过少、闭经、不孕等。若肾阴虚，虚热内生，热扰冲任，迫血妄行，又可导致月经先期、崩漏、经行吐衄、经行发热等病证。

3. **肾阳虚** 肾阳不足，气化失常，命门火衰，上不能温煦脾土，下不能温养胞脉，则可导致崩漏、经行泄泻、带下病、宫寒不孕等病证。

肾阴虚到一定程度可以累及肾阳，肾阳亏虚到一定程度也可伤及肾阴，最终出现肾阴阳两虚。

（二）肝的病机

肝藏血、主疏泄，肝能贮藏血液和调节血量，妇人以血为本，若素体肝血虚、肝气郁，或伤于情志，则致肝失调和而发生妇科疾病。

1. **肝郁气滞** 若情志不畅，肝气郁结，则血为气滞，冲任阻滞，血海蓄溢失常，可导致月经先后不定期、经行乳胀、痛经、闭经、胞阻、缺乳、不孕等。

2. **肝郁化火** 气郁化火，热扰冲任，迫血妄行，或迫乳外溢，临床可见月经先期、月经过多、经期延长、崩漏、乳汁自出等。

3. **肝阴不足** 阴不制阳，肝阳上亢，可导致经行头痛、绝经前后诸证、妊娠眩晕等。阳亢化风，则可致子痫、产后痉证等。

4. **肝郁乘脾** 脾虚湿浊内生，湿热蕴结下注，损伤任带，则可致带下病、阴痒等。

（三）脾（胃）的病机

脾主运化，脾与胃同为气血生化之源。又脾气主统血，若素体脾虚，或饮食不节，或忧思劳倦均可导致脾虚从而发生妇科疾病。

1. **脾失健运** 脾虚不能运化水谷精微，气血生化乏源，冲任失养，血海不能按时满盈，可致月经后期、月经过少、闭经等；冲任血虚，胎失所养，可致胎动不安、胞阻、胎萎不长、堕胎、小产等。脾虚不能运化水湿，湿浊下注，任带脉失约，可致带下病，湿聚成痰，痰湿壅滞冲任、胞宫，可致月经后期、月经过少、闭经、不孕、癥瘕等。

2. **脾失统摄** 脾气不足，统摄失职，则冲任不固，经血失约，可致月经先期、月经过多、崩漏等；中气不足，冲任不固，不能载胎，可致胎漏、胎动不安、堕胎、小产等。

3. **脾气下陷** 脾气虚弱，中气下陷，冲任不固可致崩漏、阴挺。

（四）心的病机

1. **心气虚** 心主血脉，心气虚，导致胞脉不通，可出现月经后期、月经过少、闭经等病证。

2. **心血虚** 心血不足，影响血海按时满盈，可致月经过少、闭经等；心阴不足，心火偏亢，导致心肾不交，可发生绝经前后诸证、子烦、脏躁等病证。

（五）肺的病机

1. 肺失宣降 肺不能通调水道，可致子肿、子淋、妊娠小便不通、产后小便不通。

2. 阴虚肺燥 肺阴不足，经期冲脉气盛，气火上逆，灼肺伤津，损伤肺络，可致经行吐衄；阴虚日久，精亏血少，冲任不充，血海干涸，则月经量少渐致闭经、不孕等。

二、气血失调影响冲任

气血失调，是妇科疾病常见的发病机理之一。由于"妇女以血为本"，妇女的经、孕、产、乳均以血为用，致使机体常处于血分不足、气偏有余的气血失调状态。由于气与血的关系密切，伤于血就必然影响到气，伤于气也必然会影响到血，最终导致气血同病。

（一）以血分病变为主

1. 血虚 常由素体脾胃虚弱，生化乏源，或忧思过度暗耗阴血，或失血过多，或久病多产伤血等因素引起。血虚则血海不足，冲任失养，可导致月经后期、痛经、月经过少，甚至闭经、不孕等；胎失所养，则可致胎萎不长、妊娠腹痛、胎漏、胎动不安等；血虚冲任不足，无以上行化为乳汁，则出现缺乳。

2. 血瘀 瘀血既是疾病过程中形成的病理产物，又是某些疾病的致病因素。瘀血的形成可因气滞、寒凝、热灼、气虚、外伤等所致。瘀血阻滞胞宫，使气血不畅、不通，或血不归经导致痛经、闭经、经期延长、妊娠腹痛、产后恶露不绝、产后发热、不孕等；瘀结成癥，则导致癥瘕。

3. 血寒 外感寒邪或过食生冷，血为寒凝，运行不畅，可引起月经后期、闭经、痛经、癥瘕、产后腹痛、不孕等病。

4. 血热 外感热邪或过食辛辣炙煿之品，热搏于血，迫血妄行，可导致月经先期、月经过多、崩漏、经行吐衄、产后发热、产后恶露不绝等病。

（二）以气分病变为主

1. 气虚 久病体弱，或劳倦过度，或饮食失调，导致中气不足，统摄无权，冲任不固，引起月经先期、月经过多、崩漏、胎漏、胎动不安等病。

2. 气陷 气陷不能升举胞宫则阴挺，气陷血陷则崩漏。

3. 气滞 气滞则血行不畅，冲任失调，血海蓄溢失常，可导致月经先后无定期、痛经、经行乳胀、闭经、不孕等病。

4. 气逆 气逆是指气机升降失调，气机上逆，一般是指肝胃之气上逆。如妊娠之初，冲脉之气上逆犯胃，胃失和降，而致恶阻；或郁怒伤肝，郁久化火，气火上逆，血随气涌，可致经行吐衄、经行头痛等；哺乳期可因气逆而上，导致乳汁自出。

气病及血或血病及气，即气血同病，临床常见气滞血瘀、气虚血瘀、气血两虚、气逆血逆、气随血脱等导致多种妇科疾病。

三、冲任、胞宫直接损伤

由于分娩、堕胎、小产或手术时消毒不严或操作不当，或经期、产后护理不慎，感染邪毒，损伤冲任，侵袭胞宫，遂发生月经不调、痛经、产后发热、带下、不孕、癥瘕等病。

妇科疾病的发生，不论是脏腑功能失常，还是气血失调，最后必损伤冲任、胞宫方可发生经、带、胎、产等各类妇科疾病。因此，冲任胞宫损伤是导致妇产科疾病的关键病机。

考纲摘要

1. 寒热湿邪、情志因素、生活因素、体质因素的形成及导致妇科病的特点。

2. 脏腑功能失常影响冲任、气血失调影响冲任、冲任直接损伤引起妇科疾病的机理。

复习思考

1. 导致妇科疾病的病因有哪些？

2. 寒、热、湿邪引起妇科疾病的病机如何？

3. 肾、肝、脾功能失常能引起哪些妇科病证？其病机如何？

4. 为什么说气血失调是妇科常见的病机？

扫一扫，知答案

扫一扫，看课件

模 块 四

妇科疾病的诊断要点

【学习目标】

1. 掌握妇科四诊的主要内容及其临床意义。
2. 掌握脏腑辨证中肝、脾、肾病变的证候特征。
3. 熟悉气血辨证中气血病变的证候特征。
4. 了解妇科疾病的常见证型。

妇科疾病的诊断方法与其他各科基本相同，但由于妇女在生理和病理方面的特殊性，故诊法和辨证方面也有独特之处。

项目一 四诊要点

妇科四诊要点即注重对经、带、胎、产等情况的了解，并注意采集与之相关的全身表现，以便得出诊病与辨证的结论。

一、问诊

（一）问年龄

不同年龄的妇女，由于生理上的差异，表现在病理上各有特点。在青春期，常因肾气未充，易导致月经疾患；中年妇女由于胎产、哺乳数伤于血，肝失所养，加之精神压力大，易伤于情志而出现肝气郁结，导致月经不调、胎前、产后诸病；老年妇女，因肾气虚衰，常发生经断前后诸证、癥瘕等。

（二）问主诉及现病史

主诉是病人就诊时陈述的最痛苦的症状或体征及持续时间，是患者就诊的主要原因，是诊病辨证的主要依据。

现病史包括发病的时间、发病原因、开始症状、病情的发展变化过程、相关的检查结果、治疗经过与效果、现在有何症状等。

（三）问月经史

月经史包括：初潮年龄，末次月经日期，月经周期、经期、经量、经色、经质的变化，经期前后的症状，老年妇女应了解绝经年龄和绝经前后的情况。如：经行先期，多属血热或气虚；经行后期，多属血虚、寒凝或气滞；经行先后无定期，多属肝郁或肾虚。行经期持续超过7天以上的，属经期延长；不足2天的，为月经过少；育龄妇女突然停经，应注意是否妊娠。若经前或经期小腹疼痛拒按，多属实证；经后腰酸腹痛，按之痛减，多属虚证；胀甚于痛者，多属气滞；痛甚于胀者，多属血瘀；小腹冷痛喜按，得温痛减，多属虚寒；小腹冷痛拒按，得温痛减，多属实寒证。

（四）问带下

询问带下的量、色、质、气味及阴部有无痒、痛、坠、胀等伴随症状。

（五）问婚产史

婚产史包括结婚年龄、配偶健康状况、孕产次数、分娩时情况及哺育情况。了解有无堕胎、小产、难产、死胎、葡萄胎及胎前产后诸病情况。注意询问是否采取避孕措施及何种避孕方法。

（六）问既往史

询问与现病史有关的既往病史、手术史、药物过敏情况等。如：既往有慢性肾病史者，妊娠后可能浮肿加重；既往有高血压病史者，妊娠晚期患妊娠肿胀、妊娠眩晕、子痫的机会多并且病情较重；如有严重贫血、心力衰竭、药物中毒及严重感染的病史，常可导致死胎、堕胎、小产；有结核病史、反复刮宫史者，常可导致闭经、不孕症等。

（七）问家族史

询问家族成员中有无传染病、遗传性疾病、肿瘤病史等。

（八）问个人生活史

个人生活史包括职业、工作环境、生活习惯、嗜好、家庭情况等。如久居潮湿之地或在阴湿地区工作，常为寒湿所侵；嗜食辛辣，则易致血热；家庭不和睦，常使肝气郁结；经期产后，房事不禁，易致肾气亏损，或感染邪毒。

二、望诊

妇科疾病的望诊，除观察患者的神、色、形、态、面色、唇舌外，还应注意观察月经、带下、恶露的量、色、质的变化。必要时尚需观察乳房、阴户的形态。男医生对患者检查时，必须有女医务人员或患者亲属在场。

（一）望形神、面色

形，是指形态，是神志存在的基础；神，是形体生命活动的表现。有形才有神，形健则神旺，形衰则神惫，临床上应注意望形神的变化。若神志清醒，表情痛苦，面色青白，弯腰抱腹，多为妇科痛证；若面色苍白，表情淡漠，甚至昏不识人，多为妇科血证；若面赤唇红，高热烦躁或谵语，多为妇科热证；妊娠晚期，突然四肢抽搐，角弓反张，神昏口噤，多见于妊娠痫证；形体肥胖，虚浮，多有月经不调、闭经、不孕等。

望形体，还应注意体格发育情况。女性成熟后，月经按时来潮，胸廓、肩部、臀部丰满，乳房隆起，有腋毛、阴毛生长，躯体有相应的高度，表现出女性应有的体态。若第二性征发育不好者，月经初潮较迟，或闭经，多属肾气亏损；形体肥胖的闭经患者，多属气虚、痰湿；形体消瘦，皮肤干燥，多属阴虚火旺，月经一般可见先期而量少，也有先期而量多，若病势进一步发展，则可见经血干枯；形体消瘦，面色苍白无华，多属血虚或肾阴亏，常见月经后期而量少，甚至闭经；面色有青气隐隐，时欲太息，属于肝气郁结，临床多见月经先后无定期，经前乳房胀痛，不孕；面色晦暗，面颊有暗斑，或兼眼眶黧黑者，多为肾气虚衰。

此外，育龄妇女，月经突然停止来潮，乳头、乳晕颜色加深或呈紫黑色者，多为妊娠之象。

（二）望舌象

舌象包括舌质、舌苔。观察舌质、舌苔的颜色、厚薄、润燥等情况，可查知脏腑气血的盛衰和病邪的性质。若舌质深红、苔黄为血热，可见于月经先期、月经过多、经行吐衄等；舌质淡红、苔薄白为气血两虚或阳虚内寒，可见月经过少、月经后期、崩漏、不孕等；舌质暗紫或有瘀点为血瘀，可见痛经、闭经、癥瘕等；舌体胖大湿润、苔白腻多属脾虚湿盛，可见于经行泄泻、经行浮肿、带下病、子肿等；舌面裂纹苔少为热邪伤阴或阴血不足，可见月经过多、绝经前后诸证等。

（三）望月经

望月经以观察月经的量、色、质为重点。

月经量过多，多属血热或气虚；月经量过少，多属血虚、肾虚或寒凝血滞；月经量时多时少，多属气郁、肾虚。经色紫红或鲜红，多属血热；经色淡红，多属气虚、血虚；经色紫暗，多属瘀滞。经质黏稠，多属瘀、热；经质稀薄，多属虚、寒；夹紫暗血块者，多属血瘀。

（四）望带下

望带下以观察带下的量、色、质为重点。

带下量多，多属湿邪较重。带下色白，多属脾虚、肾虚；带下色黄，多属湿热或湿毒；带下色赤或赤白相兼，多属血热或邪毒。带下质地清稀，多属脾虚、肾虚；带下质地黏稠，多属湿热蕴结。

（五）望恶露

望恶露以观察恶露的量、色、质为重点。

恶露量多、色淡、质稀者，多为气虚证；色鲜红或紫红、黏稠者，多属血热证；色紫黑有块者，多属血瘀证。

（六）望阴户、阴道

望阴户、阴道以观察阴户、阴道的形态、色泽为重点。

若阴户肌肤色白，枯槁干涩，粗糙增厚或皲裂，多因肾精亏虚、肝血不足所致；阴户、阴道潮红，甚至红肿，为肝经湿热或虫蚀所致；阴道有物脱出，为阴挺。

三、闻诊

闻诊包括听声音和嗅气味。

（一）听声音

听声音主要是听患者的语声和气息的高低强弱，以了解疾病的寒热虚实。如语声低微，多属气虚；声高气粗，多属热证、实证；寡欢少语，时时叹息，多属肝郁；妊娠后期声音嘶哑，甚至失音，多属肺肾阴虚。

对孕妇还要听胎心音。妊娠 10 周后即可借助多普勒于孕妇腹壁听到胎心；妊娠 18～20 周后运用听诊器可在孕妇腹壁听到胎心音，每分钟 110～160 次。根据胎心音的频率、节律、强弱来判断胎儿发育情况及有无胎内窘迫现象。

（二）嗅气味

嗅气味主要了解月经、带下、恶露等气味。若气味腥臭，多属寒湿；气味臭秽，多属血热或湿热蕴结；气味恶臭难闻者，多属邪毒壅盛，或瘀浊败脓等病变，应注意是否有恶性肿瘤。

四、切诊

切诊主要包括脉诊和按肌肤、胸腹及四肢。

（一）脉诊

1. 月经脉

（1）月经常脉：月经将至，或正值月经期，脉多滑利，或弦滑略数。

（2）月经病脉：若脉滑数而洪大有力者，为冲任伏热，多见于月经先期、月经过多、崩漏；若脉沉迟者，为阳虚内寒，可见于月经后期、月经过少；脉沉细或虚弱，为气血亏虚，多见月经过少、闭经；脉细数无力，为阴亏血热，多见月经先期、量少、闭经、漏下等病证。

2. 带下脉

带下病脉：脉缓滑者，多属脾虚湿盛；脉沉弱者，多属肾气虚弱；脉滑数或洪数者，多属湿热下注。

3. 妊娠脉

（1）妊娠常脉：妊娠以后，六脉多平和而滑利，按之不绝，尺脉尤甚。

（2）妊娠病脉：若脉象沉细而涩，或两尺弱甚，多属肾气虚衰，冲任不足，易致胎动不安、堕胎等；若妊娠末期脉见弦而劲急，或弦细而数，多属肝阴不足，肝阳偏亢，易致妊娠眩晕、妊娠痫证。

4. 临产脉

临产脉，又称"离经脉"。临产时，孕妇脉象可有一些变化。《脉经》称："怀妊离经，其脉浮。"又《产孕集》说："尺脉转急，如切绳转珠者，欲产也。"《薛氏医案》说："试捏产母手中指，中节或本节跳动，方与临盆即产矣。"后世多有相同或相近的论述。故临产之脉，可归纳如下：临产脉是六脉浮大而滑；产时则尺脉转急，如切绳转珠，同时中指本节、中节甚至末端指侧动脉搏动。

5. 产后脉

（1）产后常脉：产后气血多虚，故脉象多见虚缓平和。

（2）产后病脉：若产后脉浮滑而数，多属阴血未复，虚阳上泛，或外感实邪；脉沉细涩弱，多属血脱虚损诸证。

（二）按肌肤、胸腹及四肢

凡妇女患下腹痛证、闭经、癥瘕等病，均应检查胸腹部，以辨病证之虚实，结块之有无，以及结块之部位、大小、压痛、软硬等情况。如腹内结块，按之坚硬，推之不移，按之痛甚，痛有定处，为癥为积，多属血瘀；按之有块，时聚时散，推之可移，则为瘕为聚，多属气滞。若妇女行经之际，小腹疼痛拒按，多属实证；隐痛而喜按，多属虚证。

妊娠之后，可按察腹部以了解子宫的大小与孕月是否相符及胎位是否正常（详见附篇模块十三、项目二、妊娠诊断）。

若按四肢冷凉，多为阳虚、气虚之证；手足心热，则属阴虚内热之证；妊娠肿胀者，若按之凹陷不起，甚至没指者，多属水盛肿胀；按之压痕不显，随手而起者，多属气滞肿胀。

项目二 辨证要点与常见证型

妇科疾病的辨证，是以经、带、胎、产等临床特征为主要依据，结合全身症状、舌象、脉象进行辨证。现仅将临床最常用的脏腑、气血辨证要点列表归纳。详见表4-1、表4-2。

表 4-1 脏腑辨证简表

辨证分型		妇科病证	全身症状	舌象	脉象
肾	肾气虚	月经先后无定期，月经后期，量或多或少，色淡红。闭经，崩漏，胎动不安，滑胎，不孕，阴挺	腰酸腿软，头晕耳鸣，精神不振，小便频数，面色晦暗	舌质淡红，苔薄白	沉细
	肾阴虚	月经后期或先期，经血量少、色鲜红，闭经，崩漏，经断前后诸症，不孕，胎动不安	腰酸腿软，头晕耳鸣，口燥咽干，颧红，手足心热，失眠盗汗	舌红而干，少苔或无苔或花剥苔	细数无力
	肾阳虚	崩漏，经行泄泻，带下量多、质清稀，子肿，不孕，胎动不安	腰酸腿软，甚至腰痛如折，头晕耳鸣，畏寒肢冷，小便清长，夜尿多，精神萎靡，性欲减退，泄泻、水肿	舌质淡，苔薄白而润	沉细而迟或沉弱
肝	肝郁气滞	月经先后无定期，经行不畅，量多少不定、色暗红，闭经，痛经，经前乳胀，不孕，缺乳	胸胁乳房胀痛，胸闷不舒，小腹胀痛，纳差，时欲太息，嗳气，精神抑郁	舌质正常，苔薄白	弦
	肝郁化火	月经先期、量多、色紫红，崩漏，经行吐衄	头痛，眩晕，耳鸣，目赤肿痛，口苦咽干，烦躁易怒，胁痛	舌质红，苔薄黄	弦数
	肝经湿热	带下色黄或赤、量多质稠、臭秽，阴痒	胸闷胁痛，心烦易怒，大便干燥，小便黄赤，口苦咽干	舌质红，苔黄腻	弦滑而数
	肝阳上亢	经断前后诸症，妊娠眩晕	头晕头痛，目眩，耳聋耳鸣，四肢麻木震颤，少寐多梦，手足心热	舌质红苔少	弦细或弦而有力
	肝风内动	妊娠痫证，产后发痉	头痛，头晕，眼花，突然昏厥，不省人事，手足抽搐，角弓反张	舌红或绛，无苔或花剥	弦细而数
脾	脾气虚弱	经行先期，月经过多、血色淡，崩漏，闭经，带下，阴挺	面色淡黄，四肢倦怠无力，口淡乏味，不思饮食，食后腹胀	舌质淡，苔薄白	缓弱
	脾失统摄	月经先期、量多，崩漏，乳汁自出	精神疲乏，少气懒言，小腹坠胀，面色苍白	舌质淡，苔薄白	缓细无力
	脾虚血少	月经后期、量少，闭经，胎动不安	面色萎黄，头晕心悸，怔忡健忘，少寐多梦，神疲体倦	舌淡红，苔薄白	细弱

表 4-2 气血辨证简表

辨证分型		妇科病证	全身症状	舌象	脉象
气病	气虚	月经先期、量多、色淡质稀，崩漏，恶露不绝，乳汁自出，阴挺下脱	面色㿠白，精神萎靡，气短声低，头晕目眩，心悸自汗	体胖嫩，苔薄白	缓弱
	气滞	月经后期或先后无定期，痛经，经行乳胀或情志异常，子肿，癥瘕，缺乳	精神郁闷，烦躁易怒，胸闷不舒，喜太息，少腹胀痛，痛无定处，甚则气聚成块，但推之可移，按之可散，忽上忽下	舌质正常或稍暗，苔薄白	弦
血病	血虚	月经后期、量少、色淡、质稀，闭经，经后腹痛，胎动不安，产后缺乳，不孕	面色苍白或萎黄，唇色淡白，皮肤干燥，形体消瘦，心悸少寐，头晕目眩，手足麻木，大便干燥	舌质淡，苔薄白，或少苔	细弱
	血瘀	痛经，闭经，崩漏，癥瘕，产后腹痛，恶露不下，恶露不绝、色暗有块、块下痛减	面色紫暗，下腹疼痛，痛有定处，状如针刺，甚则积结成块，按之痛甚，推之不移，肌肤甲错	舌质紫暗，舌边有瘀血点	沉弦或沉涩
	实热	经行先期、量多、质稠、色深红，经行吐衄，崩漏，胎漏，带下色黄赤，质稠	面红唇赤，口渴喜饮，心中烦热，小便短赤，大便干结	舌质红或绛，苔黄	数而有力
	虚热	月经先期、量少、色鲜红，或淋漓不止，绝经前后诸症，崩漏，胎动不安	两颊潮红，低热或午后潮热，五心烦热，口干咽燥，渴不多饮，盗汗，少寐多梦	舌质红，少苔或无苔	细数无力
	湿热	月经先期、量多、质黏稠，带下色黄或臭秽，阴痒，胎漏，流产	面色红黄垢腻，头胀而重，口舌干腻，胸闷脘胀，大便溏泻，小便短赤，或混浊	舌红苔黄腻	滑数
	血寒 实寒	经行后期、量少色暗、有块，经行腹痛，得热痛减，闭经，癥瘕，不孕	面色青白，形寒肢冷	舌质正常，苔薄白	沉紧
	血寒 虚寒	月经后期、量少色淡暗或如黑豆汁，痛经，闭经，带下清稀，不孕	面色苍白，唇色淡，腹痛绵绵，喜暖喜按，头晕短气，畏寒怕冷，小便清长，大便溏薄	舌质淡苔白润	沉迟无力

复习思考

1. 月经、妊娠、带下、恶露的四诊要点有哪些？

2. 简述妇科疾病血瘀证的辨证要点。

扫一扫，知答案

扫一扫，看课件

模 块 五

妇科疾病的治法概要

【学习目标】
1. 掌握妇科常用的内治法及代表方药。
2. 熟悉妇科常用的外治法及药物。
3. 了解妇科外治法注意事项。

由于妇女经、带、胎、产等疾病的发生是脏腑功能失调、气血失调影响冲任胞宫所致，所以妇科病的治疗是通过调理脏腑气血，达到调理冲任胞宫、治愈妇科疾病的目的。具体治法分内治法和外治法。

项目一　常用内治法

一、调理脏腑

（一）补肾滋肾

肾为先天之本，天癸之源，冲任之脉皆系于肾。肾主藏精，是人体生长、发育和生殖的根本。女性发育到一定时期，肾气旺盛，天癸成熟泌至，任脉通，冲脉盛，才有经、带、孕、产、乳的生理功能。若肾气不足，或肾阴亏损，或肾阳虚衰，甚至阴阳俱虚，以致天癸不至或早竭，冲、任通盛失调，即可产生经、带、胎、产等妇科疾病。因此，补肾滋肾是治疗妇科疾病的一个重要治法。

1. 补肾益气　补益肾气法用于治疗因肾气虚，冲任不固所导致的月经不调、胎元不固等病证。代表方如寿胎丸、归肾丸等。常用药物如菟丝子、续断、杜仲、桑寄生、巴戟天、紫河车、山茱萸、鹿角霜等。常适当加入黄芪、人参、白术等健脾补气药，脾肾双补，肾气自旺。

2. 滋补肾阴　滋补肾阴法用于治疗因肾阴不足或肾精亏损所致的月经后期、月经过少、闭经、胎动不安、胎萎不长、不孕、绝经前后诸证等病证。代表方如六味地黄丸、左归丸、左归饮、二至丸等。常用药物如熟地黄、山茱萸、枸杞、旱莲草、女贞子、龟胶、阿胶、紫河车、桑椹等。

3. 温肾助阳　温肾助阳法用于治疗因肾阳不足，命门火衰所致的月经后期、闭经、子肿、宫寒不孕等病证。代表方如右归丸、右归饮、金匮肾气丸等。常用药物如附子、肉桂、巴戟天、仙灵脾、仙茅、锁阳、益智仁等。若肾阳虚气化失常，水湿内停，水湿下注冲任或流溢肌肤，出现带下量多质稀、经行泄泻、经行浮肿、子肿等病证，治当温肾助阳，化气利水。代表方如真武汤。

若阴阳俱虚，治疗又当阴阳双补，滋肾与温肾并用。

临床采用滋肾补肾方法时，应注意滋阴不忘阳，补阳不忘阴。滋阴药多滋腻，补阳药多温燥，故在滋阴方中，宜少佐温阳行气之药；补阳方中，宜佐以益阴之品。正如《景岳全书·新方八阵》云："善补阳者，必于阴中求阳，则阳得阴助而生化无穷；善补阴者，必于阳中求阴，则阴得阳升而泉源不竭。"

（二）疏肝养肝

肝藏血，主疏泄，冲脉附于肝，冲为血海。女性若肝气平和，则经脉流畅，血海宁静，经、孕、产、乳正常。若肝血亏虚、肝阴不足或疏泄失常则导致冲任不调而出现经、带、胎、产诸病。治以疏肝养肝。

1. 疏肝解郁　疏肝解郁法用于治疗因肝气郁结，疏泄失常，冲任失调所致的月经后期、月经先后无定期、痛经、闭经、经行乳房胀痛、不孕等病证。代表方如柴胡疏肝散、逍遥散、加味乌药汤等。常用药物如柴胡、香附、川楝子、郁金、乌药、青皮、枳壳等。

2. 清肝泻火　疏肝泻火法用于治疗因肝郁化火，热扰冲任，迫血妄行所致的月期先期、月经过多、崩漏、经行吐衄等病证。代表方如丹栀逍遥散、清肝止淋汤等。常用药如丹皮、栀子、黄芩、夏枯草、川楝子等。

若肝郁化热，横逆犯脾，脾虚湿盛，湿热互结，下注冲任、胞宫而致带下病、阴痒等病证，治宜泻肝除湿为主。常用方如龙胆泻肝汤、清肝止淋汤等。

3. 养血柔肝　养血柔肝法用于治疗因肝血不足，冲任血虚而导致的月经后期、月经过少、闭经、不孕、绝经前后诸证等病证。代表方如一贯煎、四物汤、养精种玉汤等。常用药物如熟地黄、当归、白芍、女贞子、桑椹、枸杞子、阿胶、山茱萸、龟板等。

若肝阴不足，肝阳偏亢，可致子晕、绝经前后诸证等，治宜平肝潜阳。可于上方加入育阴潜阳之品，如生龙骨、生牡蛎、生鳖甲、生龟板、珍珠母等。

若肝肾阴虚，阴虚阳亢，肝风内动所致的子痫、产后痉证等，治疗宜镇肝息风。代表方如羚角钩藤汤。

（三）健脾和胃

脾胃共为后天之本，气血生化之源。脾主运化，又主统摄，胃主受纳腐熟，为多气多血之府，而冲脉又有隶属于阳明。脾与胃互为表里，共同完成生化气血津液的功能。脾胃调和，谷气盛而营养充沛，则血海满盈而月经如期、胎孕正常。若脾胃失调，使生化之源不足，或统摄无权，或水湿停滞，影响冲任，即易产生经、带、胎、产等方面的疾病。故调理脾胃亦为妇科疾病的一个重要治疗方法。

1.健脾益气 健脾益气法用于治疗因脾胃虚弱，中气不足，冲任不固而导致的月经不调、胎动不安、产后缺乳等病证。代表方如四君子汤、参苓白术散、补中益气汤等。常用药物如党参、白术、茯苓、扁豆、山药、大枣、莲肉等。

若脾虚气弱，统摄无权而致月经过多、经期延长、崩漏、产后恶露不绝等病证，治宜补脾摄血，可于健脾益气药中加入煅龙骨、煅牡蛎、赤石脂、乌贼骨、仙鹤草、棕榈炭、五倍子等固摄止血之品。代表方如固本止崩汤、安冲汤等。

若脾阳不振，水湿内停，可致带下、经行泄泻、妇科水肿诸证，治宜健脾化湿。可于补脾药中加入苍术、白芷、升麻、柴胡等燥湿升阳之品，代表方如完带汤等。

2.健脾养血 健脾养血法用于治疗脾虚血少而致的闭经、月经量少、胎萎不长、缺乳等。常用方剂有归脾汤、圣愈汤、八珍汤、人参养荣丸等。常用药物如党参、黄芪、白术、阿胶、龙眼肉益气，辅以当归、白芍、熟地黄、首乌养血之品。

3.健脾和胃 健脾和胃法用于治疗因胃气不和，失于顺降而导致的妊娠恶阻等。若胃虚呕逆者，治宜健脾和胃，降逆止呕，代表方如香砂六君子汤；若因胃热而呕逆者，治宜清热降逆止呕，代表方如橘皮竹茹汤、苏叶黄连汤等；若胃寒而呕逆者，治宜温中降逆止呕，代表方如丁香柿蒂汤、干姜人参半夏丸等；若呕吐日久耗气伤阴，又当养阴和胃或益气养阴与降逆止呕合用。

4.健脾除湿 健脾除湿法用于治疗脾虚湿盛所致的带下、阴痒、妊娠肿胀等病。代表方剂有白术散、完带汤等。常用药物有茯苓、半夏、白术、苍术、猪苓、薏苡仁、车前子等。

二、调理气血

气血是妇女经、孕、产、乳的物质基础。若气血失调，影响冲任，就会发生妇科疾病。因此，调理气血为治疗妇科疾病的重要治法。

（一）病在气分，以治气为主，佐以治血

1.补气升提 补气升提法用于治疗因中气不足，气虚下陷，冲任不固所致的月经先期、月经过多、崩漏、胎动不安、阴挺等病证。代表方如举元煎、补中益气汤之类。常用药如党参、黄芪、白术、升麻、柴胡等。

2. 理气行滞 理气行滞法用于治疗因肝失条达，气机郁滞所致的月经不调、痛经、经行乳房胀痛、妊娠肿胀、不孕等病证。常用方药同疏肝解郁法。

3. 调气降逆 调气降逆法用于治疗因郁怒太过，气机逆乱所致的经行吐衄、妊娠恶阻等病证。代表方如紫苏饮、香砂六君子汤等。常用药物如橘皮、半夏、厚朴、沉香等。

上述调理气分诸法，常佐以补血、理血、活血之药。

（二）病在血分，以治血为主，佐以治气

1. 补血养血 补血养血法用于治疗因营血不足，冲任空虚所致的月经后期、量少、闭经、胎萎不长、产后发热等病证。代表方如四物汤、当归补血汤、人参养荣汤等。常用药物如当归、熟地黄、阿胶、枸杞子、龙眼肉、阿胶、山萸肉等。

2. 活血化瘀 活血化瘀法用于治疗瘀血内阻，冲任不畅导致的闭经、痛经、崩漏、产后腹痛、不孕、癥瘕等病证。代表方如失笑散、桃红四物汤、血府逐瘀汤、少腹逐瘀汤、膈下逐瘀汤、生化汤等。常用药物如红花、桃仁、泽兰、蒲黄、五灵脂、益母草、丹参等。重证宜用虫类药物搜剔脉络，常用水蛭、虻虫、䗪虫之类。

瘀血的形成可因寒凝、气郁、热灼、气虚所致，故用活血化瘀法时，应根据引起血瘀的病因不同而配合相应的治法。如因寒而凝者，配以温经散寒；因气滞而凝者，配以理气行滞；因热灼而凝者，配以清热凉血；因气虚而凝者，配以补气。

3. 温经散寒 温经散寒法用于治疗因寒客胞中，血为寒凝所致的月经后期、痛经、闭经、不孕、癥瘕等病证。代表方如温经汤、艾附暖宫丸、吴茱萸汤等。常用药物如附子、肉桂、小茴香、桂枝、艾叶、炮姜、补骨脂等。

寒证又有虚、实之分，虚寒者治以温经养血；实寒者治以散寒祛湿。

4. 清热凉血 清热凉血法用于治疗因热邪与血搏结，损伤冲任，迫血妄行导致的月经先期、崩漏、经行发热、产后恶露不绝、产后发热等病证。血热有实热、虚热之分。泻实热代表方如清经汤、保阴煎等，常用药物有黄柏、黄连、黄芩、栀子、大黄、败酱草等；清虚热代表方如两地汤、加减一阴煎，常用药物有生地黄、地骨皮、丹皮、青蒿、白薇、银柴胡、旱莲草等。

上述调理血分诸法，常佐以补气、理气、行气之药。

项目二 常用外治法

妇科外治法常选用清热、解毒、杀虫、收敛、温阳散寒、活血化瘀、软坚散结之类的药物，治疗因邪毒、诸虫、瘀血、寒邪引起的痛经、癥块、带下、阴疮、阴痒、不孕等病证。在用外治法时应注意：

（1）所有外用制剂，均必须严格按规定操作制备，消毒后使用。

（2）月经期、妊娠及新产后禁止阴道纳药，其他外治法也应慎用。

（3）患者治疗前应排空尿液，治疗部位须先行清洁或消毒。治疗期间禁止房事、盆浴。患者自用洗具要煮沸消毒。

（4）外用药物治疗期间，若出现局部皮肤黏膜过敏，应立即中止该药治疗，改用其他方法或药物继续治疗。

（5）若男医生为患者施行外治法时，应有第三者（护士或患者家属）在场。

一、坐浴法

坐浴法是将煎好的中药趁热进行局部熏蒸，以及用温度适宜的药液进行淋洗和浸浴的一种方法。主要机理是借助药液的热度温通经络，促使药物的渗透和吸收，达到清热解毒、止带消肿的目的。常用于治疗阴疮、阴痒、带下病等。常用药物以清热解毒药物为主，如白花蛇舌草、蒲公英、紫花地丁、黄柏、连翘、土茯苓、蛇床子、苦参、百部、蜀椒等，熏洗所用药液一般为 1000 ～ 2000mL，每次 30 分钟，每日 1 ～ 2 次。亦可将臀部直接坐在配制好的药液中 10 ～ 15 分钟。还可用 1：5000 高锰酸钾溶液或 1：1000 新洁尔灭溶液熏洗。发热、腹痛及局部溃脓者禁用。

二、阴道冲洗法

阴道冲洗法是用阴道冲洗器，将配制好的药液注入阴道内，在清洁阴道的同时，使药液直接作用于阴道部而达到治疗目的一种方法。常用于盆腔或阴道手术前的准备或带下病、阴痒等的治疗。

冲洗所用的药物视冲洗目的而选用。若冲洗目的是为了手术前的准备，可用普通的皮肤黏膜消毒剂，如 1：1000 新洁尔灭溶液或 1：5000 高锰酸钾溶液等；如用于治疗带下病、外阴瘙痒者，常用药如苦参、蛇床子、蒲公英、黄柏、白鲜皮、川椒、百部等清热解毒利湿杀虫及荆芥、防风、薄荷、白芷等祛风止痒。

三、阴道纳药法

阴道纳药法是将药物研细末制成栓剂、胶囊、粉剂、膏剂等剂型纳入阴道或宫颈外口部位，以清热、除湿、杀虫、止痒、拔毒、化腐生肌等的一种治法。常用于治疗带下病、阴痒、宫颈炎等宫颈和阴道的病变。其机理是利用药物留置阴道内，使局部药物浓度提高，作用时间长，药物能发挥直接的治疗作用。常用清热解毒药如黄连、黄柏、虎杖、土茯苓等；解毒去腐药如蛇床子、百部、五倍子、硼砂、枯矾等；收敛生肌药如白及、珍珠粉等；收敛止血药如炉甘石、炒蒲黄、血竭等。依据病变的寒、热、湿、虫等病因和病变部位的不同，配伍组方或选用如妇炎平胶囊、宫颈炎康栓等中成药。

四、贴敷热熨法

贴敷法是将药物制成膏剂、粉剂、糊剂直接贴敷在患处，达到解毒、消肿、止痛、托脓生肌等作用的一种方法。常用于治疗外阴肿痛、慢性盆腔炎、乳痈等疾病。临床常用药物如坎离砂、芒硝，或依据病情选用药物，将药物加工成粗粉，装袋外敷。

热熨法是将药物直接热敷于患处的方法。具有温经散寒、化瘀止痛的作用。常用治疗寒湿凝滞的痛经、慢性盆腔炎等病证。可将药物研末用布袋装，用时浸湿药包，隔水蒸 15 ～ 20 分钟，趁热敷置患处；或将药物研成粗末，加入致热物质，袋装密封，使用时搓至发热贴敷患处。每日 1 ～ 2 次，7 ～ 10 天为 1 个疗程。

五、肛门导入法

肛门导入法是将药物制成栓剂纳入肛内，或煎煮成药液保留灌肠，使局部药物浓度增强，增加盆腔血液循环，达到治疗目的的一种治法。具有清热解毒、凉血活血、消癥散结的作用。常用于治疗慢性盆腔炎、盆腔癥瘕、盆腔瘀血综合征等。

如使用栓剂，可嘱病人每晚睡前自行塞入肛内。如用中药保留灌肠，可用 5 号导尿管插入肛门 14cm 左右，将 37℃左右的药液 100mL 徐徐灌入，保留 30 分钟以上。每日 1 次，7 ～ 10 天为 1 个疗程。注意给药前应排空二便。

六、药物离子导入法

药物离子导入法是将中药药液，借助药物离子导入仪的直流电场作用，将药物离子经皮肤或黏膜导入阴中或胞中，让药物纯离子在病变部位保持较高浓度和较长时间从而达到治疗作用的一种治法。常用于慢性盆腔炎、癥瘕、外阴炎和妇科手术后腹膜粘连等病证的治疗。每日 1 次，每次 20 分钟。此法无疼痛，亦无副作用。

七、宫腔注入法

宫腔注入法是将药液注入宫腔及输卵管内的方法。具有清热解毒、活血化瘀、通络散结的作用。用于治疗宫腔及（或）输卵管粘连、阻塞造成的月经不调、痛经、不孕症等。常规消毒外阴后，选用丹参注射液、鱼腥草注射液、复方当归注射液或活血化瘀药制成的注射液 20 ～ 30mL，加压推注至宫腔及输卵管内。注射时要注意观察有无阻力、药物回流、患者有无腹痛等情况。本法应在月经干净 3 天后进行，可隔 2 ～ 3 天 1 次，直至排卵期前。经净后至术前及术后一个月均应禁房事。

附　　　　　　　　　　**妊娠忌服药歌**

蚖斑水蛭及虻虫，乌头附子配天雄；

野葛水银并巴豆，牛膝薏苡与蜈蚣；

三棱芫花代赭麝，大戟蝉蜕黄雌雄；

牙硝芒硝牡丹桂，槐花牵牛皂角同；

半夏南星与通草，瞿麦干姜桃仁通；

硼砂干漆蟹爪甲，地胆茅根都失中。

考纲摘要

1. 调理脏腑、调理气血各治法的适应证和常用方药。
2. 坐浴、阴道冲洗、阴道纳药、贴敷法、宫腔注入、直肠导入的适应证及方法。

复习思考

1. 中医妇科常用的内治法有哪些？
2. 调理气血的常用方药有哪些？
3. 中医妇科常用的外治法有哪些？临床如何应用？

扫一扫，知答案

模 块 六

预防与保健

【学习目标】

  1. 熟悉月经期、妊娠期、产褥期、哺乳期、围绝经期卫生的主要内容。

  2. 了解月经期、妊娠期、产褥期、哺乳期、围绝经期卫生在防病治病方面的意义。

由于女性有经、孕、产、乳等生理特点，在此期间耗气伤血，易感受外邪，所以要特别注意经期、妊娠期、产褥期、哺乳期及围绝经期的卫生保健，以预防疾病的发生。

项目一　月经期卫生

妇女在月经期间，血海由满而溢，血室已开，易受外邪侵袭；经期血泄，肝血虚肝气易旺，此时调理不当即可引起经行感冒、痛经、月经不调等疾病，故应注意以下几个方面的防护。

1. 保持清洁　尤其要注意阴部的卫生和月经垫的清洁，禁止房事、阴道冲洗放药、宫腔操作、盆浴和游泳等。

2. 避免劳累　要防止疲劳过度和参加剧烈的体育运动。

3. 保暖避寒　宜衣着温暖，避免寒凉饮食及涉水淋雨。

4. 饮食有节　饮食宜清淡而富于营养，忌食生冷、辛辣、温热、行散、涩敛食物。

5. 调和情志　放松精神，稳定情绪，避免抑郁和暴怒

项目二　妊娠期卫生

妊娠以后，由于生理上的特殊变化，更要注意摄生，以保障孕妇健康和胎儿正常

发育。

1. 慎节房事 在妊娠的早期（前3个月）及妊娠晚期（8个月后），应避免房事，以防导致胎动不安、堕胎、早产及感受邪毒。

2. 定期检查 首次产前检查未发现异常者，应分别于妊娠20、24、28、32、36、37、38、39、40周进行产前检查。

3. 劳逸适度 不宜过度劳累，负持重物，攀高涉险，以免伤胎；保证睡眠充分，但也不宜贪睡，以免气滞而引起难产；衣服宜宽松，腹部和乳房不宜紧束。

4. 合理饮食 应荤素搭配，营养丰富，寒温适宜，饥饱适度。保持脾胃调和，大便通畅。

5. 慎用药物 勿滥用药物，谨防药物对胎儿的影响。

6. 科学胎教 静心养性的同时，适当进行音乐胎教、语言胎教、运动胎教等，以促进胎儿神经系统的发育。

7. 乳头护理 在妊娠后期用温水清洗乳头、乳房，防止产后哺乳时出现乳头皲裂，如有乳头凹陷，应经常牵拉矫正。

项目三 产褥期卫生

由于分娩时耗气失血，致产后阴血骤虚，营卫不固，而子宫、阴户尚未恢复，若将息失宜，每易引起疾病。产褥期卫生是以促进子宫及脏腑、气血的早日恢复正常为目的。

1. 寒温适宜 保持居室空气清新，冷热适宜，不可当风坐卧，避免外邪侵袭。

2. 阴户清洁 每日清洗外阴，更换内裤，保持外阴清洁干燥，禁房事。

3. 调理饮食 产后饮食要富于营养而易消化，忌生冷油腻和辛燥之品。

4. 劳逸适度 产妇需充分休息，避免过早、过重的体力活动，防止产后血崩、恶露不绝、子宫脱垂和产后身痛的发生。

5. 定期检查 产后3天、14天、28天、6周应到医院进行检查，了解子宫恢复情况，及时发现乳房、外阴、子宫以及产科手术伤口的异常情况。

6. 调畅情志 忌暴怒或忧思，以免气结血滞，引起腹痛、缺乳等病变。

7. 注意避孕 母乳喂养者以工具避孕为宜。

项目四 哺乳期卫生

母乳营养丰富，最适合婴儿的消化吸收，而且含有多种免疫物质，能增强婴儿的抗病能力。因此，产后应积极提倡母乳喂养。哺乳期卫生的主要目的是保障乳汁的质和量满足婴儿生长发育的需要。

1. 方法得当　哺乳可采取卧式或坐式,正常分娩后30分钟内即可开始喂乳,按需哺乳,间隔时间灵活掌握,每次哺乳要排空乳房。

2. 清洁乳房　每次哺乳前用温开水清洗乳房、乳头。

3. 保持乳量　应加强营养,保证睡眠充足,心情舒畅,以保持乳量。

4. 谨慎用药　避免药物通过乳汁损害婴儿健康。

项目五　围绝经期卫生

绝经前后肾气渐衰,天癸将竭,冲任虚损,失去生殖能力。此时,肾之阴阳易失平衡,而出现一些症状,如头晕耳鸣、心悸失眠、烘热汗出等,为了使妇女顺利度过这一时期,应注意以下几点:

1. 健康教育　通过多种形式、多个渠道向进入围绝经期妇女进行卫生宣教,使其正确认识绝经前后的生理病理特点,主动进行心理调节,轻松度过围绝经期。

2. 调理生活　注意劳逸结合,起居有常,适度锻炼,合理调配饮食结构,适当增加蛋白质、钙、磷、维生素含量较高的食物,少食油腻、肥甘、辛辣的食物。

3. 定期检查　绝经前后是心脑疾病和妇科肿瘤的好发年龄,最好每半年至一年进行一次包括妇科检查在内的全面体格检查。

复习思考

1. 充分理解预防与保健在防治妇科疾病方面的重要性。

2. 妇女在经期、孕期、产褥期、哺乳期、围绝经期各期应该怎样进行保健?

扫一扫,知答案

各 论

扫一扫，看课件

模 块 七

月经病

【学习目标】

　　1. 熟悉月经病的定义、总的治疗原则和治疗特点。

　　2. 了解月经病的病因病机和辨证要点。

　　月经的周期、经期、经量、经色、经质发生异常，或伴随月经周期及绝经前后出现明显症状者，称为"月经病"。

　　常见的月经病有：月经不调、经间期出血、闭经、崩漏、痛经、月经前后诸证、绝经前后诸证等。

　　月经病多因寒热湿邪、情志内伤、房劳多产、饮食不节、体质因素等引起脏腑功能失调、气血失常、冲任二脉损伤所致。

　　月经病的辨证是以月经的期、量、色、质及伴随月经周期、绝经前后出现的症状为主要依据，结合全身证候，运用四诊八纲进行综合判断。

　　月经病的治疗原则是治本以调经。即消除病因，使月经恢复正常。调经大法有补肾、健脾、疏肝、调理气血、调固冲任等。

　　月经病在治疗过程中应注意：①分清他病和经病的关系：因他病致经病者，当先治他病，病去则经自调；因经病致他病者，则先调经，经调则他病自愈。②分清疾病的标本缓急：急则治其标，缓则治其本。如经血暴下不止者，当止血为先，剧烈痛经者，以止痛为要，急症缓解后则审证求因治其本。③分清月经周期中不同的阶段：经前血海充盈，勿滥补，宜疏导；经期血室正开，慎用大寒大热之品；经后血海空虚，勿滥攻，宜调补。

项目一　月经不调

扫一扫，看课件

【学习目标】

　　1. 掌握月经不调的定义、诊断、各证型的主要证候、治法方药。

　　2. 熟悉月经不调的病因病机及治疗原则。

　　3. 了解月经不调的转归与调摄。

　　月经不调是指以月经周期、经期、经量异常为主要表现的月经病。可分为"月经先期""月经后期""月经先后无定期""经期延长""月经过多""月经过少"等。

【病因病机】

　　月经不调的病机为脏腑功能失调、气血失调、冲任失调而致胞宫藏泻失常。常见的病机主要有：

　　1. 气虚　体质素弱，或饮食不节，或思虑、劳倦过度，损伤脾气，脾虚统摄无权，冲任不固，经血失约，致经期提前或经量多或经期延长。

　　2. 血虚　素体气血虚弱；或饮食劳倦，或多产久病，数伤于血，致冲任不充，血海空虚，不能按时满溢，致经期延后或行经量少。

　　3. 肾虚　先天禀赋不足；或房劳过度，产多乳众，或大病久病伤肾，或年老肾衰，肾气虚损，冲任亏虚，血海盈溢失常，致月经先后无定期；或伤精耗气，冲任虚损，血海亏虚，而致行经量少。

　　4. 血热

　　（1）阳盛实热：素体阳盛，或外感热邪，或过食辛燥助阳之品，热伤冲任，迫血妄行，致经期提前或行经量多。

　　（2）肝郁血热：情志不舒，郁怒伤肝，肝郁化火，热扰冲任，迫血下行，致经期提前或行经量多。

　　（3）阴虚血热：素体阴虚，或产多乳众，或失血阴亏，或久病伤阴，虚热内生，热伏冲任，血海不宁，致经期提前或行经量多或经期延长。

　　5. 血寒　经期产后，外感寒邪，或冒雨涉水，或过食寒凉，寒湿内侵，血为寒凝，冲任阻滞；素体阳虚，或久病伤阳，气血运行迟缓，冲任虚损，血海不能按时盈溢，致经期延后。

6.血瘀 素性抑郁，或忿怒伤肝，气滞血瘀；或经期产后余血未尽，复感外邪，或不禁房事，瘀血内停。冲任瘀阻，血不循经，离经妄行，致行经量多或经期延长；或瘀阻冲任，血行不畅，而致行经量少。

7.肝郁 素性抑郁，或忿怒伤肝，肝气逆乱，疏泄太过，则月经先期而行；疏泄不及，则月经后期而至；疏泄无度，则月经先后无定期。

8.痰湿 素体肥胖多痰，或脾失健运，湿聚成痰，痰湿阻滞冲任，血行不畅，而致月经量少或月经后期。

一、月经先期

月经周期提前 7 天以上，甚至 10 余日一行，连续出现 2 个周期以上者，称为"月经先期"，又称"经行先期""经期超前"或"经早"等。

西医学称之为"月经频发"，多见于有排卵型功能失调性子宫出血和盆腔炎等疾病。

【诊断要点】

1.病史 平素嗜食辛燥之品，或有血热病史，或有情志不遂等病史。

2.症状 月经提前，周期不足 21 天，且连续发生 2 个周期以上，经期基本正常，可伴月经过多。

3.检查

（1）妇科检查：无明显器质性改变，或有子宫附件压痛等盆腔炎症体征。

（2）辅助检查：基础体温呈双相型，但高温相持续时间短；诊断性刮宫，内膜呈分泌不良反应。

【鉴别诊断】

本病需要与经间期出血、月经先后无定期、崩漏相鉴别（见经间期出血、月经先后无定期、崩漏之鉴别诊断）。

【辨证论治】

1.气虚证

主要证候：周期提前，量多，色淡红，质清稀；少气懒言，神疲肢倦，纳少便溏，小腹空坠，舌淡，苔薄，脉细弱。

证候分析：脾气虚弱，统血无权，冲任不固，故月经提前、量多；气虚火衰，血失温煦，故经血色淡质稀；脾虚中气不足，故少气懒言、神疲肢倦、小腹空坠；脾虚运化失职，饮食不化，则纳少便溏；舌淡，苔薄，脉细弱均为脾虚之征。

治法：益气摄血，补脾调经。

方药：补中益气汤（《脾胃论》）。

人参　黄芪　炙甘草　白术　陈皮　当归　升麻　柴胡

方中人参、黄芪益气，炙甘草、白术健脾补中，陈皮理气，当归补血，升麻、柴胡升举清阳。全方补中益气，摄血调经。

若血量多，酌加棕榈炭、艾叶炭、煅龙骨、煅牡蛎、炮姜炭、乌贼骨、仙鹤草以固涩止血；若心脾两虚，心悸多梦失眠，去升麻、柴胡，加远志、大枣、炒枣仁养心安神。

2. 血热证

（1）阳盛实热证

主要证候：周期提前，量多，质稠，色深红；伴面赤心烦，口渴喜冷饮，便结尿黄，舌红，苔黄，脉洪数或滑数。

证候分析：热扰冲任，迫血妄行，故周期提前、量多；血为热灼，故质稠、色深红；热邪扰心，则面赤心烦；热甚伤津，则口渴喜冷饮、便结尿黄；舌红，苔黄，脉滑数均为实热内盛之象。

治法：清热凉血调经。

方药：清经散（《傅青主女科》）。

黄柏　丹皮　地骨皮　青蒿　白芍　熟地黄　茯苓

方中黄柏、丹皮清热泄火凉血，地骨皮、青蒿清泄血中伏热，白芍、熟地黄养血敛阴，茯苓行水泄热。全方清热泄火，凉血养阴，去热而不伤阴，血安则经自调。

若正值经期，血量过多，去茯苓，酌加地榆、马齿苋、槐花以凉血止血；若经行夹块，血热兼瘀，酌加三七、茜草、炒蒲黄化瘀止血。

（2）肝郁血热证

主要证候：经行先期，量多少不定，质稠夹块，色紫红；经前心烦易怒、口苦咽干，伴胸胁、乳房、少腹胀痛，舌红，苔黄，脉弦数。

证候分析：肝郁化火，热扰冲任，迫血妄行，则经行先期；肝失疏泄，故量多少不定；热灼津液，故质稠夹块、色紫红；肝经郁热，热扰心神，故心烦易怒；肝郁气滞，则胸胁、乳房、少腹胀痛；口苦咽干，舌红，苔黄，脉弦数均为肝郁化热之征。

治法：疏肝清热，凉血调经。

方药：丹栀逍遥散（《内科摘要》）。

柴胡　丹皮　栀子　白芍　当归　炙甘草　茯苓　白术　薄荷　煨姜

方中柴胡疏肝解郁，丹皮、栀子助柴胡清肝经郁热，白芍、当归养血柔肝，炙甘草、茯苓、白术健脾补中和胃，薄荷助柴胡疏达肝气，煨姜辛热，可去除不用。全方疏肝解郁，健脾清热，郁解热清则经水如期。

若正值经期，行经量多，则去当归，酌加牡蛎、槐花、地榆以凉血止血；若经行夹血块，酌加郁金、泽兰以活血化瘀；若经行胸胁、乳房、少腹胀痛甚者，酌加川楝子、郁金、枳实、橘核以疏肝通络，理气止痛。

（3）阴虚血热证

主要证候：经行先期，量或多或少，色红质稠，或夹血块；伴五心烦热，口燥咽干，两颧潮红，舌红，苔少，脉细数。

证候分析：阴虚内热，热伤冲任，迫血妄行，故经行提前；阴亏血少，冲任虚损，故行经量少；虚热伤络，迫血妄行，则行经量多；血为热灼，则色红而质稠；虚火内扰，则五心烦热、口燥咽干；虚热上浮，故两颧潮红；舌红，少苔，脉细数均为阴虚内热之征。

治法：滋阴清热，凉血调经。

方药：两地汤（《傅青主女科》）。

生地黄　麦冬　玄参　地骨皮　白芍　阿胶

方中生地黄滋阴清热凉血，麦冬、玄参养阴清热，地骨皮清虚热、泄肾火，白芍养血敛阴；阿胶滋阴补血。本方重在滋阴壮水，水足而火自平，则经行如期。

若经量甚少，酌加枸杞、制首乌以益精血；经量多，酌加旱莲草、女贞子养阴清热凉血；若五心烦热，选加生龟板、银柴胡、白薇育阴潜阳、清退虚热。

【预后与转归】

本病及时治疗预后良好，否则可并发月经过多，甚至发展为崩漏。

二、月经后期

月经周期延长 7 天以上，甚至 3～5 个月一行，连续出现 2 个周期以上者，称为"月经后期"，又称"经迟""经水后期""经期错后"等。

月经初潮后一年内，或围绝经期，周期时有延长，而无其他不适者，不作病论。

西医学的"月经稀发"可参考本病辨证论治。

【诊断要点】

1. 病史　先天禀赋不足，或有七情内伤、饮冷感寒等病史。

2. 症状　行经错后 7 天以上，甚至 3～5 个月一行，连续发生 2 个周期以上，可伴有经期及经量异常。

3. 检查

（1）妇科检查：子宫大小正常或略小。

（2）辅助检查：①尿妊娠试验阴性；②基础体温低温相超过 21 天；③性激素测定提示卵泡发育不良、或高泌乳素、高雄激素、LH/FSH 比值异常等；④B 超检查子宫及卵巢情况。

【鉴别诊断】

早孕：既往月经正常，突然停经，有早孕反应；妇科检查子宫体增大、变软，宫颈着色；妊娠试验阳性反应；B 超可见子宫腔内有孕囊。

【辨证论治】

1. 血寒证

（1）实寒证

主要证候：经期延后，量少，色暗夹有血块；小腹冷痛拒按，得热痛减，畏寒肢冷，面色青白，舌暗，苔白，脉沉紧。

证候分析：寒客冲任，血为寒凝，血行不畅，则经期延后、量少、色暗有块；寒性收引凝滞，致小腹冷痛拒按；得热后气血稍通，故得热痛减；寒邪阻滞于内，阳气不得外达，故畏寒肢冷、面色青白；舌暗，苔白，脉沉紧均为实寒之征。

治法：温经散寒，行血调经。

方药：温经汤（《妇人大全良方》）。

桂心 川芎 当归 人参 丹皮 莪术 牛膝 甘草 白芍

方中桂心温经散寒，川芎、当归活血调经，三者共同温经散寒调经，人参甘温补气，助桂心通阳气而散寒，丹皮、莪术活血祛瘀，牛膝引血下行，甘草、白芍缓急止痛。全方温经散寒，益气通阳，活血调经。

若腹痛拒按，酌加延胡索、小茴香、香附散寒行滞止痛；腰痛，选加杜仲、桑寄生、狗脊、川断补肾壮腰；月经过少，酌加鸡血藤、益母草、丹参养血活血调经；若血量多，经期去牛膝、莪术，酌加艾叶炭、炮姜炭、茜草止血调。

（2）虚寒证

主要证候：经期错后，量少，色淡，质稀；面色㿠白，腰酸膝软，性欲淡漠，小腹隐痛，喜按喜暖，大便溏薄，小便清长，舌淡，苔白，脉沉迟或细弱。

证候分析：脏腑虚寒，气血生化不足，血海满溢延迟，故经期错后、量少、色淡、质稀；阳虚外府失养，故面色㿠白、腰酸膝软；命门火衰，阳气不能外达，故性欲淡漠；阳虚胞宫失于温煦，则小腹隐痛、喜按喜暖；脾肾阳虚，则大便溏薄、小便清长；舌淡，苔薄，脉沉迟或细弱均为虚寒之象。

治法：扶阳散寒，养血调经。

方药：艾附暖宫丸（《沈氏尊生书》）。

吴茱萸　艾叶　香附　肉桂　黄芪　生地黄　白芍　当归　川芎　续断

方中吴茱萸、艾叶温经暖宫，香附疏肝理气，肉桂、黄芪补阳温通血脉，生地黄、白芍、当归、川芎养血调经，续断补肾强腰。全方，扶阳祛寒，暖宫调经。

若行经小腹冷痛，酌加小茴香、巴戟天、淫羊藿温肾散寒止痛；虚甚者，选加人参益气；若腰膝冷痛，酌加仙灵脾、巴戟天、补骨脂温肾助阳。

2. 血虚证

主要证候：经期延迟，量少，色淡，质稀无血块；面色萎黄或㿠白，爪甲不荣，头昏眼花，心悸失眠，小腹绵绵作痛，舌淡，苔薄白，脉细弱。

证候分析：血虚血海不能如期满溢，故经期延迟、量少、色淡、质稀无血块；血虚不能上荣头面，濡养肢体，则面色萎黄或㿠白、头昏眼花、爪甲不荣；血虚不能养心，则心悸失眠；血虚胞脉失养，则小腹绵绵作痛；舌淡，苔薄白，脉细弱均为血虚之象。

治法：补血填精，益气调经。

方药：大补元煎（《景岳全书》）。

人参　炙甘草　山药　当归　杜仲　熟地黄　山茱萸　枸杞

方中人参大补元气，气生则血长；炙甘草、山药健脾，助人参益生化之源；当归活血养血调经，杜仲、熟地黄、山茱萸、枸杞益肝肾，加川芎行血中之滞。全方养血生精，补气调经，气生血足，则经自调。

若少气懒言，酌加白术、黄芪；食少便溏者，去当归，选加砂仁、茯苓、扁豆健脾和胃；便结者，酌加肉苁蓉、生首乌润肠通便，益精补血。

3. 气滞证

主要证候：经期错后，量少，色暗夹块；精神抑郁，乳房、胸胁、小腹胀痛，舌苔正常，脉弦。

证候分析：内伤七情，气机郁结，血为气滞，运行不畅，血海不能如期满盈，故经期错后、量少、色暗夹块；肝郁气滞，经脉壅阻，故乳房、胸胁、胀痛；脉弦为气滞之征。

治法：理气行滞，活血调经。

方药：乌药汤（《兰室秘藏》）。

乌药　当归　木香　香附　甘草

方中乌药理气行滞，当归活血养血调经，木香行气止痛，香附疏肝理气，甘草调和诸药。全方开郁行气，活血调经。

若小腹胀痛甚，选加莪术、延胡索理气行滞止痛；乳房、胸胁胀痛明显，酌加川楝子、郁金、柴胡疏肝解郁，理气通络止痛；行经量少夹块，酌加桃仁、川芎、鸡血藤、丹参养血活血调经。

【预后与转归】

本病预后良好，若并发月经过少且治疗不当者，可发展为闭经。

三、月经先后无定期

月经周期时或提前，时或错后 7 天以上，且连续 3 个月经周期以上者，称为"月经先后无定期"，又称"月经愆期""经水先后无定期""经乱"。

月经初潮后一年内，或围绝经期，周期时有延长，而无其他不适者，不作病论。

西医学称本病为"月经不规则"，属于功能失调性子宫出血者可参考本病辨证论治。

【诊断要点】

1. 病史　有慢性疾病或情志内伤等病史。

2. 症状　行经时或提前时或推迟 7 天以上，并连续出现 3 个月经周期以上。

3. 检查

（1）妇科检查：子宫正常大小或偏小。

（2）辅助检查：基础体温测定、B 超检查、性激素测定等有助于诊断。

【鉴别诊断】

本病需与早孕和崩漏相鉴别。

【辨证论治】

1. 肝郁证

主要证候：行经时或提前时或错后，量多少不定，色暗红，夹有血块，行经不畅；伴乳房、胸胁、少腹胀痛，精神抑郁，时太息，嗳气少食，苔薄白或薄黄，脉弦。

证候分析：肝气郁结，气机逆乱，冲任失司，血海蓄溢失常，则行经时或提前时或错后、量多少不定；肝郁气滞，血行不畅，故行经不畅、色暗红、夹有血块；肝气不舒，则伴乳房、胸胁、少腹胀痛；气机不利，则精神抑郁、时叹息；肝胃不和，则嗳气少食；苔薄白或薄黄，脉弦均为肝郁之征。

治法：疏肝解郁，理气调经。

方药：逍遥散（《太平惠民和剂局方》）。

柴胡　白芍　当归　茯苓　白术　炙甘草　煨姜　薄荷

方中柴胡疏肝解郁，白芍、当归养血柔肝，茯苓、白术、炙甘草健脾和中，煨姜温胃行气，薄荷助柴胡疏肝。全方疏肝解郁，健脾益气，和血调经。

若郁久化热，行经量多，口苦咽干，去当归、煨姜之辛温行血，酌加丹皮、栀子、茜草清热凉血止血；若脘闷纳呆，酌加枳壳、厚朴、陈皮、神曲理气健脾。

2. 肾虚证

主要证候：行经时或提前时或延后，量少，色淡暗，质稀；伴腰膝酸软，头晕耳鸣，小便频数，舌淡，苔薄，脉沉细。

证候分析：肾虚冲任不固，封藏失职，血海蓄溢失常，故行经时或提前时或延后；肾虚精亏，髓海不足，则行经量少、色淡暗、质稀、头晕耳鸣；腰为肾之府，肾虚失养，故腰膝酸软；肾虚气化失司，则小便频数；舌淡，苔薄，脉沉细均为肾虚之征。

治法：补肾益气，养血调经。

方药：固阴煎（《景岳全书》）。

菟丝子　山茱萸　熟地黄　山药　人参　炙甘草　远志　五味子

方中菟丝子补肾益精气，山茱萸、熟地黄滋肾填精，山药、人参、炙甘草健脾益气，固冲任，远志、五味子交通心肾，固摄肾气。全方共奏补肾益气，固冲调经之效。

若行经量多，酌加乌梅、金樱子、旱莲草收涩止血；若行经以提前为多，选加覆盆子、旱莲草、女贞子、桑椹滋补肾阴；若行经以错后为多，酌加仙茅、巴戟天、仙灵脾温补肾阳；若证见肝郁肾虚，治宜补肾疏肝，养血调经，方用定经汤（《傅青主女科》）。

【预后与转归】

仅月经周期不规则，若治疗得当，可恢复正常月经。若治疗不当可发展为崩漏或闭经。

四、月经过多

月经周期正常，经量较以往明显增多者，称为"月经过多"，又称"月水过多""经水过多"。

西医学的"盆腔炎性疾病""子宫肌瘤""功能失调性子宫出血"及宫内节育器放置等导致的月经过多，均可参照本病治疗。

【诊断要点】

1. 病史　有经期产后感邪或房事不节、过食辛燥、久病大病、情志内伤史。

2. 症状　周期正常，经量较以往明显增多，超过80mL。也可和经期延长、月经先期同时出现。

3. 检查

（1）妇科检查：无明显器质性改变。

（2）辅助检查：卵巢功能测定有助于诊断。此外，血液检查有助于排除血液病，B超检查、宫腔镜了解有无器质性改变等。

【鉴别诊断】

1. 崩漏 （见崩漏鉴别诊断）

2. 癥瘕 月经过多，伴有器质性改变，通过B超或妇科检查可鉴别。

3. 妊娠病下血 有停经史，伴腹痛，甚至阴道有妊娠物排出，妊娠试验、B超检查等可鉴别。

注意排除肝功能损害、心血管疾患、血液病等所致的月经过多。

【辨证论治】

本病治疗应注意经期和平时的不同：经期益气、清热、化瘀加止血以减少血量；平时则消除病因，治本调经。慎用温燥动血之品。

1. 气虚证

主要证候：经行量多，色淡红，质稀；面色㿠白，少气懒言，神疲体倦，小腹空坠，舌淡，苔薄，脉细弱。

证候分析：气虚冲任不固，经血失约，故经行量多；气虚火衰，不能化血为赤，故色淡红、质稀；气虚阳气不布，则面色㿠白；气虚中阳不振，则少气懒言、神疲体倦；气虚不能升举，则小腹空坠；舌淡，苔薄，脉细弱均为气虚之征。

治法：补气摄血固冲。

方药：举元煎（《景岳全书》）。

黄芪　白术　人参　炙甘草　升麻

方中黄芪、白术、人参、炙甘草补气健脾而摄血，升麻助黄芪升阳举陷。全方补气升阳，固冲摄血。

若正值经期，经行量甚多，酌加茜草炭、艾叶炭、藕节炭、乌贼骨、棕榈炭、生牡蛎固涩止血；经期延长，加益母草、炒蒲黄化瘀止血；若小腹冷坠，酌加艾叶炭、炮姜炭暖宫止血；若腰骶冷痛，大便稀溏，酌加补骨脂、杜仲炭、鹿角霜、续断、赤石脂温补脾肾，固冲止血。

2. 血热证

主要证候：行经量多，色鲜红或深红，质黏稠，或夹有小血块；伴心烦口渴，便结尿黄，舌红，苔黄，脉滑数。

证候分析：阳热内盛，热扰冲任，迫血妄行，则行经量多；血为热灼，故色鲜红或深红、质稠有块；热邪扰心，则心烦；热邪伤津耗液，故口渴、便结尿黄；舌红，苔黄，脉滑数均为阳热内盛之征。

治法：清热凉血，固冲止血。

方药：保阴煎（《景岳全书》）加地榆、茜草、槐花。

黄柏　黄芩　白芍　熟地黄　生地黄　续断　山药　甘草

方中黄柏、黄芩清热泻火；白芍、熟地黄养血敛阴；生地黄滋阴清热凉血；续断、山药调补肝肾、固摄冲任；甘草调和诸药。加地榆、茜草、槐花清热凉血。全方清热凉血，固冲止血。

若经行质地黏稠，伴恶臭，带下色黄，下腹坠痛，重用黄柏、黄芩，酌加薏苡仁、马齿苋、败酱草清热解毒；若证属肝经郁热，心烦口苦，乳胀，选加丹皮、郁金、炒栀子、醋炒川楝疏肝清热止血；若大便秘结，酌加知母、大黄泄火通便。

3. 血瘀证

主要证候：行经量多，色紫暗，夹有血块，腹痛拒按，舌紫暗，有瘀点或瘀斑，脉细涩。

证候分析：瘀阻冲任胞宫，新血不得归经，离经妄行，则行经量多；瘀血下行，故色紫暗、夹有血块；瘀阻冲任，胞脉不通，则腹痛拒按；舌紫暗，有瘀点或瘀斑，脉细涩均为瘀血阻滞之征。

治法：活血化瘀，止血调经。

方药：失笑散（《太平惠民和剂局方》）加茜草、三七、益母草。

蒲黄　五灵脂

方中蒲黄活血止血，五灵脂散瘀止血止痛；加茜草、三七、益母草加强活血祛瘀止血之效。全方活血祛瘀，止血止痛。

若经行腹痛甚，酌加延胡索、香附、乌药理气化瘀止痛；若小腹冷痛，选加艾叶炭、炮姜温经止痛；若量多色红，酌加血余炭、仙鹤草、侧柏叶凉血止血。

【预后与转归】

仅经量增多，治疗及时多可痊愈；治疗不及时或调护不当，可发展成崩漏，甚至继发贫血。

五、月经过少

月经周期正常，经量明显减少，甚或点滴即净，或经期不足 2 天，总量亦少者，称为

"月经过少",亦称"经水涩少""经量过少"。

西医学的"性腺功能低下""子宫发育不良""子宫内膜炎""子宫内膜结核"及过度刮宫造成子宫内膜基底层受损、长期服用避孕药物等引起的经量过少,可参照本病治疗。

【诊断要点】

1.病史 长期服用避孕药、多次流产、大失血等病史。

2.症状 经量较平常明显减少,每次行经总量少于20mL,甚或点滴即净,周期正常;或经期持续时间缩短,不足2天。

3.检查

(1)妇科检查:无明显器质性改变,子宫可能小于正常。

(2)辅助检查:性激素测可对高泌乳素血症、高雄激素血症、卵巢功能衰退等进行诊断;B超、宫腔镜检查可了解子宫及卵巢情况。

【鉴别诊断】

与妊娠有关的出血(激经、异位妊娠、胎漏):妊娠试验和B超检查可以鉴别。

【辨证论治】

月经过少者,虚多实少。治疗重在养血活血调经,不可妄投攻伐之品。

1.血虚证

主要证候:经行量少,甚或点滴即净,色淡质稀;或伴小腹隐痛,心悸怔忡,头晕眼花,面色萎黄,舌淡,苔薄,脉细。

证候分析:血虚则血海满溢不多,故经行量少,甚或点滴即净、色淡质稀;血虚胞脉失养,则小腹隐痛;血虚心神失养,则心悸怔忡;血虚不能上荣,故头晕眼花、面色萎黄;舌淡,苔薄,脉细均属血虚之征。

治法:养血行血,益气调经。

方药:滋血汤(《证治准绳·女科》)。

川芎 当归 熟地黄 白芍 黄芪 人参 茯苓 山药

方中川芎、当归、熟地黄、白芍四物养血行血调经,黄芪、人参、茯苓、山药健脾益气,以资气血生化之源。全方养血行血,益气调经。

若精亏血少,经行点滴即止,酌加阿胶、山茱萸、制首乌、枸杞滋养肝肾,养血益精;若心悸失眠,选加五味子、远志、炒枣仁安神定志。

2.肾虚证

主要证候:经来量少,色淡暗,质稀;腰膝酸软,足跟痛,头晕耳鸣,小腹冷,夜尿多，舌淡，苔薄，脉沉弱或沉迟。

证候分析：肾气虚衰，精血不足，冲任血海满溢不多，故经来量少、色淡暗、质稀；肾虚外府经脉失养，故腰膝酸软、足跟痛；精亏血少，脑髓失养，则头晕耳鸣；肾阳不足，小腹、膀胱失于温煦，则小腹冷、夜尿多；舌淡，苔薄，脉沉细均为肾虚之征。

治法：补肾填精，养血调经。

方药：归肾丸（《景岳全书》）。

枸杞　山茱萸　熟地黄　杜仲　菟丝子　当归　茯苓　山药

方中枸杞、山茱萸、熟地黄滋肾养肝，杜仲、菟丝子补益肾气，当归养血调经，茯苓、山药健脾益肾。全方有补肾填精，养血调经之效。

若形寒肢冷，酌加补骨脂、巴戟天、淫羊藿温肾助阳；夜尿频多，选加益智仁、桑螵蛸固肾缩尿。

3. 血瘀证

主要证候：经来量少，色紫暗，有块；小腹胀痛拒按，块下痛减，胸胁胀痛，舌紫暗，或有瘀斑、瘀点，苔薄，脉沉涩。

证候分析：瘀血内停，冲任阻滞，血行不畅，故经来量少、色紫暗，有块；瘀阻小腹，气机不畅，故小腹胀痛拒按；血块下后，瘀缓则痛减；瘀血阻滞，气机不畅，则胸胁胀痛；舌紫暗，或有瘀斑、瘀点，苔薄，脉沉涩均为血脉瘀滞之征。

治法：活血祛瘀，养血调经。

方药：桃红四物汤（《医宗金鉴》）。

红花　桃仁　当归　川芎　白芍　熟地黄

方中红花、桃仁入血分，活血祛瘀，行血调经；当归、川芎养血活血调经；白芍养血柔肝；熟地黄滋阴补血。全方共奏活血祛瘀、养血调经之功，且补血而不滞血，活血化瘀而不耗血。

若胸胁、小腹胀痛，酌加川楝子、香附、乌药、枳壳理气行滞；小腹冷痛，得热痛减，酌加小茴香、吴茱萸、艾叶、肉桂、炮姜温经止痛；口苦咽干，身热，选加黄芩、丹皮清热凉血。

4. 痰湿证

主要证候：经来量少，色淡红，质黏腻；形体肥胖，多痰胸闷呕恶，带下量多质黏黏腻，舌淡，苔白腻，脉滑。

证候分析：痰湿阻滞经络，气血运行不畅，则经来量少、色淡红；痰随血行，故经质黏腻；脾失健运，痰湿中阻，故形体肥胖，多痰胸闷呕恶；痰湿下注，带脉失约，则带下量多质黏腻；舌淡，苔白腻，脉滑均为痰湿内停之征。

治法：燥湿化痰，理气调经。

方药：苍附导痰丸（《叶天士女科诊治秘方》）。

茯苓　法半夏　陈皮　香附　枳壳　胆南星　苍术　神曲　生姜　甘草

方中二陈汤化痰燥湿，健脾和胃；香附、枳壳理气行滞；胆南星清热化痰；苍术燥湿健脾；生姜、神曲温中化痰，健脾和胃。全方健脾燥湿，化痰调经。

若腰膝酸软，酌加杜仲、桑寄生、川断、菟丝子补肾调经；湿痰夹瘀，选加川芎、益母草、泽兰活血调经。

【预后与转归】

本病治疗及时多可痊愈；调治不当，可发展成闭经，甚至不孕。服用避孕药所致者，停药后可自然恢复；因贫血所致者，则贫血纠正后可逐渐恢复。

六、经期延长

月经周期正常，经行时间超过 7 天以上，甚至淋漓半月方净者，称为"经期延长"，又称"月水不断""月水不绝""经事延长"。

西医学的"子宫内膜炎""子宫肌瘤""排卵型功能失调性子宫出血"及宫内节育器放置导致的经期延长，可参照本病治疗。

【诊断要点】

1. 病史　有情志内伤、过度劳累、饮食失调等病史。

2. 症状　周期正常，经行时间超过 7 天，甚至淋漓半月之久，或伴经量增多。病程日久，可致贫血。

3. 检查

（1）妇科检查：无明显器质性改变。

（2）辅助检查：诊断性刮宫、基础体温测定、性激素测定、B 超检查、宫腔镜等有助于诊断。

【鉴别诊断】

1. 漏下　见崩漏鉴别诊断。

2. 与妊娠有关的出血　妊娠试验和 B 超检查可以鉴别。

【辨证论治】

1. 气虚证

主要证候：行经时间延长，量多，色淡，质稀；气短懒言，神疲肢倦，小腹空坠，面色㿠白，食少纳呆，舌淡，苔白，脉细弱。

证候分析：脾气虚弱，冲任不固，经血失约，故行经时间延长、量多；气虚火衰，不能化血为赤，故经行色淡、质稀；中阳不振，故气短懒言、神疲肢倦、小腹空坠、面色㿠白；气虚脾失健运，故食少纳呆；舌淡，苔白，脉细弱均为气虚之象。

治法：健脾益气，摄血调经。

方药：举元煎（见月经过多）加乌贼骨、阿胶、炒艾叶。

方中举元煎健脾益气摄血，乌贼骨固冲止血，阿胶养血止血，炒艾叶暖宫止血。全方健脾益气，摄血调经。

若经来量多，酌加棕榈炭、生牡蛎、五味子固涩止血；伴行经腹痛，夹有血块，选加茜草根、益母草、三七化瘀止血。

2. 虚热证

主要证候：经行时间延长，量少，色红，质稠；颧红潮热，手足心热，口燥咽干，舌红，少苔，脉细数。

证候分析：阴虚内热，热伤冲任，经血失约，故经行时间延长；血为热灼，阴亏血少，则经行量少、色红质稠；虚火上扰，故颧红潮热、手足心热、口燥咽干；舌红，少苔，脉细数均为阴虚内热之征。

治法：滋阴清热，止血调经。

方药：两地汤（见月经先期）合二至丸（《医方集解》）加益母草、茜草、乌贼骨。

旱莲草 女贞子

方中两地汤滋阴清虚热，二至丸滋养肝肾；加茜草、益母草活血祛瘀止血，乌贼骨固涩止血。全方滋阴清热，止血调经。

若经行量多，酌加马齿苋、地榆炭凉血止血；若形瘦阴亏，咽干口燥，选加石斛、天花粉滋阴止渴生津。

3. 血瘀证

主要证候：行经时间延长，量多少不定，色紫暗有块；伴小腹疼痛拒按，舌质紫暗，或有瘀点，脉弦涩。

证候分析：瘀阻冲任，新血难安，离经妄行，故经行时间延长、量多少不定；瘀血内停，气血阻滞，则经行色紫暗有块、小腹疼痛拒按；舌质紫暗，或有瘀点，脉弦涩均为血瘀之象。

治法：活血祛瘀，止血调经。

方药：桃红四物汤（见月经过少）合失笑散（《太平惠民和剂局方》）。

五灵脂 蒲黄

方中桃红四物汤活血化瘀，养血调经；失笑散祛瘀止血止痛。全方活血祛瘀，止血调经。

若出血不止，酌加乌贼骨、茜草、血余炭化瘀止血；小腹冷痛，选加炮姜、香附温经止痛；瘀久化热，苔黄，脉数，酌加黄芩、生地黄、藕节炭、马齿苋清热化瘀止血。

【预后与转归】

本病治疗及时，多可痊愈；治疗不及时或调护不当，可发展成崩漏，甚至继发贫血。

考纲摘要

1.月经不调的定义。
2.月经不调各病的分型、辨证要点及治法方药。

复习思考

1.何谓月经不调？根据临床表现可分为哪几种？
2.月经先期、月经过多、经期延长各分哪几型？各型的治法方药有何异同？
3.月经后期、月经过少分哪几型？各型的治法方药有何异同？

扫一扫，知答案

项目二　经间期出血

扫一扫，看课件

【学习目标】

1.掌握经间期出血的定义、分型及各型的治法方药。
2.熟悉经间期出血的诊断、病因病机。
3.了解经间期出血的转归与调摄。

两次月经中间氤氲之时，出现周期性少量阴道出血，且连续发生两次以上者，称为"经间期出血"。

西医学称本病为"排卵期出血"。

【病因病机】

经间期阴盛化阳，阳气萌动，引动素有之虚热、湿热、瘀血损伤冲任，血溢脉外，遂致出血。

1.肾阴虚（虚热） 房劳多产或素体阴虚，精亏血损，氤氲之时，阳气内动，阴虚内热，迫血妄行，冲任不固，而致出血；阳气随血外泄，阴阳又趋平衡，故出血停止。

2. 湿热　外感湿热或七情内伤，肝郁克脾，湿热内生，氤氲之时，阳气内动，引动湿热，迫血下行，遂致出血；湿热随血外泄，冲任暂宁，出血停止。

3. 血瘀　经期产后，余血未尽，瘀阻胞络；或七情内伤，气血滞瘀，瘀阻冲任，氤氲之时阳气内动，引动瘀血，血不循经，导致出血。瘀随血泄，冲任复宁，出血停止。

【诊断要点】

1. 病史　月经周期及经期正常，多见于青春期或育龄期妇女。

2. 症状　两次月经中间（周期的第 10 ～ 6 天），少量周期性出血，历时数小时或 3 ～ 7 天，或伴少腹胀痛，腰酸，带下量多如鸡蛋清样。

3. 检查

（1）妇科检查：无明显器质性改变。

（2）辅助检查：基础体温呈双相型，在低温、高温相交替时发生出血。

【鉴别诊断】

1. 月经先期　周期先期若提前 14 天者，每次月经的量和持续时间基本均等，且出血发生在基础体温高、低温相交替时，经间期出血发生在基础体温低、高、温相交替时。

2. 经漏　经漏阴道出血无周期性，可持续数月不净，经间期出血有周期性。

3. 赤带　赤带无规律性的反复或持续出现赤色黏液，多伴接触性出血。妇科检查可鉴别，经间期出血有规律性。

【辨证论治】

1. 肾阴虚证

主要证候：经间期出血量少，色鲜红，质黏稠；腰膝酸软，头晕耳鸣，手足心热，尿黄便结，夜寐不宁，舌红，少苔，脉细数。

证候分析：肾阴不足，氤氲之时，阳气内动，损伤阴络，冲任不固，而发生出血；阴虚血少，故出血量少、色鲜红；肾阴虚损，腰府、脑髓失养，故腰膝酸软、头晕耳鸣；虚热内扰，则手足心热；阴液亏损，故尿黄便结；肾水不足，上不济心，故夜寐不宁；舌红，少苔，脉细数均为阴虚内热之象。

治法：滋肾益阴，固冲止血。

方药：两地汤（见月经先期）合二至丸（见经期延长）。

两地汤滋阴养血止血；二至丸滋肾益阴止血。

若出血量多，加藕节、地榆；若阴损及阳，治宜助阳益阴，固涩止血，方用大补元煎（见"月经后期"）加减。

2. 湿热证

主要证候：经间期出血量少，色深红，质黏腻，或见赤带、赤白带，带下量多、色黄、质黏，神疲体倦，纳呆胸闷，舌红，苔黄腻，脉滑数。

证候分析：湿热内动，扰动冲任血海，则量少出血；湿浊与血相搏结，故血色深红、质黏腻，或见赤带、赤白带；湿重困脾，则神疲体倦、纳呆胸闷；湿热下注，则带下量多、色黄、质黏；舌红，苔黄腻，脉滑数均为湿热之征。

治法：清热利湿，固冲止血。

方药：清肝止淋汤（《傅青主女科》）去红枣、阿胶，加小蓟、茯苓。

黑豆 当归 白芍 丹皮 生地黄 黄柏 制香附 牛膝 阿胶 红枣

方中黑豆、当归、白芍补肾养血柔肝，丹皮、生地黄清肝凉血，黄柏燥湿清热，香附疏肝解郁，牛膝引药下行。红枣、阿胶甜腻不利清热利湿故去之；加小蓟凉血止血，茯苓淡渗利湿，全方共奏清热除湿止血之效。

若带黄量多，酌加马齿苋、土茯苓清热燥湿止带；若湿盛，去生地黄、白芍，酌加薏苡仁、苍术健脾除湿；若出血多，去当归、牛膝，酌加乌贼骨、地榆、茜草根凉血止血。

3. 血瘀证

主要证候：经间期出血量或多或少，色紫黑，夹有血块，小腹疼痛拒按，烦躁胸闷；舌质紫暗，或有瘀斑、瘀点，脉弦涩。

证候分析：瘀阻冲任，血不循经，故经间期出血量或多或少、色紫黑、夹有血块；瘀阻胞脉，气血不畅，则小腹疼痛拒按；瘀血阻络，气机不畅，则烦躁胸闷；舌质紫暗，或有瘀斑、瘀点、脉弦涩，均为血瘀之象。

治法：化瘀止血。

方药：逐瘀止血汤（《傅青主女科》）。

丹皮 生地黄 龟板 桃仁 赤芍 大黄 归尾 枳壳

方中丹皮、生地黄、龟板祛瘀养阴止血；桃仁、赤芍、大黄、归尾祛瘀活血；枳壳行气以助祛瘀。全方活血祛瘀，瘀祛则血自止。

若出血偏多，宜去赤芍、归尾，酌加炒蒲黄、五灵脂、三七化瘀止血；腹痛剧烈，酌加延胡索、香附理气止痛；夹湿热，酌加败酱草、红藤、薏苡仁清热利湿止血。

【其他疗法】

1. 针灸疗法

体针：三阴交、阴陵泉、气海、血海、关元、肾俞、膀胱俞。

耳针：子宫、内分泌、卵巢、膀胱、肾。每次取2～3穴，用王不留行籽贴压，每日按压2～3次，每次10分钟。

2.**中成药** 肾阴虚者，六味地黄丸主之；血瘀者，云南白药主之；阴虚火旺者，知柏地黄丸主之；肾阳虚者，乌鸡白凤丸主之。

3.**单方** 益母草30g，马齿苋30g。每日1剂，水煎服，大便溏泻，脾胃虚寒者不宜服用。(《全国中医妇科验方集锦》浙江中医学院科研处)

【预后与转归】

本病及时治疗多可痊愈，调治不当可发展为周期紊乱，甚至崩漏、不孕症等。

考纲摘要

1.经间期出血的定义。

2.经间期出血的分型，各型的辨证要点及治法方药。

复习思考

1.何谓经间期出血？

2.经间期出血的病因病机是什么？

3.经间期出血分哪几型？各型的代表方剂是什么？

扫一扫，知答案

项目三 崩 漏

扫一扫，看课件

【学习目标】

1.掌握崩漏的定义、诊断、各型的辨证要点及治法方药。

2.熟悉崩漏的病因病机及治疗原则。

3.了解崩漏的急症处理及预防与调摄。

经血非时暴下或淋沥不尽者，称为"崩漏"。出血量多势急者，称为"崩"或"崩中"；出血量少势缓者，称"漏"或"漏下"。二者的出血量和病势缓急虽然不同，但病机一致，且可相互转化，故临床常统称为"崩漏"。

崩漏相当于西医学的无排卵型功能失调性子宫出血。

其他原因如流产、异位妊娠、葡萄胎等异常妊娠；生殖器官的炎症、肿瘤、外伤；血液病、宫内节育器、性激素使用不当、其他内分泌腺体功能失调等引起的无规律出血不属于本节讨论的范围。

【病因病机】

本病的主要病机是冲任不固，不能制约经血。

1. 脾虚 素体脾虚，或饮食不节、劳倦过度、忧思不解损伤脾气，冲任不固，血失统摄而致崩漏。

2. 肾虚 先天肾气不足，少女肾气初盛及围绝经期肾气渐衰，或多产房劳损伤肾气，肾气虚则封藏失职，冲任不固，不能制约经血而致崩漏；或素体阴虚，多产房劳耗伤肾阴，阴虚生内热，虚火扰动冲任，迫血妄行，以致崩漏；或素体阳虚，肾阳受损，命门火衰，封藏失职，冲任不固，不能制约经血，亦可致崩漏。

3. 血热 实热多因素体阳盛，或过食辛辣燥热之品，或情志内伤，郁久化火，或感受热邪，热邪内盛，伤及冲任，迫血妄行，以致崩漏。虚热多因素体阴虚，或久病伤阴，或房劳伤阴，阴虚生内热，热伤冲任，迫血妄行而致崩漏。

4. 血瘀 气虚、气滞、寒凝、热灼及经期、产后余血未尽而合阴阳均可致瘀，瘀阻冲任，血不归经，发为崩漏。

【诊断要点】

1. 临床表现 月经的周期、经期、经量同时紊乱。出血或时崩时漏，崩漏交替，或先闭后崩，闭崩交替，或淋漓不尽超过半月以上，甚至数月不净，出血量多，迁延日久可伴有不同程度的贫血。

2. 妇科检查 盆腔脏器一般无器质性病变。

3. 辅助检查 经前或经期诊断性刮宫检查见子宫内膜呈增生期变化；经前宫颈黏液结晶检查常呈羊齿植物叶状结晶；基础体温测定结果为单相型；经前测孕激素偏低；B超检查对子宫附件器质性病变有诊断意义；血红细胞计数可有不同程度的贫血。

【鉴别诊断】

1. 月经先期、月经过多、经期延长 月经先期仅周期缩短，月经过多仅是经量过多，经期延长则是行经时间延长。出血均有规律性，而崩漏的出血没有规律性。

2. 经间期出血 经间期出血发生在两次月经中间，出血时间仅 2～3 天，最多不超过 7 天，有规律，能自停；而崩漏出血无规律。

3. 赤带与漏下 二者都是没有规律的少量出血，但赤带同时有正常月经存在，以带中有血为特点，漏下则无正常月经存在。

4. 生殖器肿瘤出血 二者临床均可表现如崩似漏的阴道出血，需借助妇科检查、B超、诊断性刮宫或 MRI 检查予以鉴别。

5. **外阴或阴道外伤出血**　有跌仆损伤、暴力性交等病史，妇科检查外阴或阴道有伤口。

6. **妊娠早期出血疾患**　胎漏、胎动不安、葡萄胎、异位妊娠等妊娠早期出血性疾患大多有妊娠症状和体征，妊娠试验和 B 超检查可以鉴别。

7. **生殖系统炎症**　如宫颈息肉、子宫内膜息肉、子宫内膜炎、盆腔炎等，可通过 B 超或妇科检查或诊断性刮宫或宫腔镜检查以助鉴别。

8. **内科血液病**　内科出血性疾病如再生障碍性贫血、血小板减少症等，需通过询问病史及血液分析、凝血因子检查等进行鉴别。

【辨证论治】

崩漏的辨证要点是根据出血量、色、质的变化，结合全身症状及舌脉、年龄等辨其寒热虚实。一般而言，崩漏虚证多而实证少，因热者多而寒者少，热证之中以虚热多见。青春期多属肾气不足，生育期多见肝郁血热，绝经过渡期多因肝肾亏损或脾气虚弱。

崩漏的治疗应本着"急则治其标，缓则治其本"的原则，灵活运用塞流、澄源、复旧三法。

塞流：即止血。暴崩之际，急当止血，以防厥脱。（具体方法见急症处理）

澄源：即正本清源，也是求因治本，是出血减缓后的辨证论治。

复旧：即固本善后，为崩漏的巩固治疗阶段，止血后应补肾健脾以恢复月经周期。

治崩三法不可截然分开，塞流需澄源，复旧当澄源，可见澄源是治疗崩漏的关键环节。

1. **脾虚证**

主要证候：经血非时暴下或淋沥，或交替出现，日久不尽，或时下时止，色淡质稀；神疲体倦，气短懒言，四肢不温，或面浮肢肿，纳呆便溏，面色㿠白，舌淡胖边有齿印，苔薄润，脉沉弱。

证候分析：脾虚中气不足，冲任不固，血失统摄，故神疲体倦，气短懒言，经血非时暴下不止，或淋沥不断；脾虚血少，故经血色淡质稀；脾主四肢，脾虚则四肢失于温养，故四肢不温；脾虚中阳不振，运化失司，水湿不运，则纳呆便溏；面色㿠白、舌淡胖边有齿印、苔薄润、脉沉弱皆为脾虚之象。

治法：健脾益气，固冲止血。

方药：固本止崩汤（《傅青主女科》）加海螵蛸、升麻。

人参　黄芪　白术　当归　熟地黄　黑姜

方中人参、黄芪、白术健脾益气，摄血固冲；熟地黄滋阴养血；当归与黄芪、熟地黄相配补血和血；黑姜温中止血。加海螵蛸收涩止血；升麻升阳摄血。

若出血量多，则去当归，重用参芪以增强补气摄血之力，并酌加山茱萸、煅龙骨、煅牡蛎以收涩止血；若量少淋沥，日久不绝，酌加益母草、茜草、三七等以化瘀止血。

2. 肾虚证

（1）肾气虚证

主要证候：经血非时暴下或淋沥，或交替出现，日久不尽，反复发作，色淡暗，质清稀；腰脊酸软，面色晦暗，目眶暗，舌淡暗苔白润，脉沉弱。

证候分析：肾气虚，则封藏失职，冲任不固，不能制约经血，故经血非时暴下或淋沥、或交替出现、日久不尽、反复发作；肾气虚，精血亏，阳气不足，外府失养，故经色淡暗、质清稀、腰脊酸软；面色晦暗，目眶暗，舌淡暗，苔白润、脉沉弱均为肾气虚之象。

治法：补肾益气，固冲止血。

方药：加减苁蓉菟丝子丸（《中医妇科治疗学》）加人参、黄芪、阿胶。

肉苁蓉　覆盆子　菟丝子　桑寄生　熟地黄　当归　枸杞子　艾叶

方中肉苁蓉、覆盆子、菟丝子温补肾气，熟地黄补血滋阴，桑寄生、枸杞子补益肝肾，当归补血活血，艾叶温经止血；加人参、黄芪补气摄血，阿胶增强止血及补血之力。

（2）肾阳虚证

主要证候：经血非时暴下或淋沥，色淡暗，质清稀；腰膝酸软，畏寒肢冷，小便频数清长，大便溏薄，面色晦暗，目眶暗，舌淡暗苔白润，脉沉细无力。

证候分析：肾阳不足，命门火衰，封藏失职，冲任不固，不能制约经血，故经血非时暴下或淋沥；阳虚经血失于温化，机体失于温养，故经色淡暗、质清稀、畏寒肢冷；肾阳虚上不暖脾阳，下不温膀胱，故大便溏薄、小便频数清长；腰膝酸软、面色晦暗、目眶暗、舌淡暗苔白润、脉沉细无力均为肾阳虚弱之象。

治法：温肾益气，固冲止血。

方药：右归丸（《景岳全书》）加党参、黄芪、三七。

制附子　肉桂　熟地黄　山药　山茱萸　枸杞子　杜仲　菟丝子　鹿角胶　当归

方中制附子、肉桂温肾壮阳，补益命门之火，强壮肾气；杜仲、菟丝子、鹿角胶温补肾阳，固摄冲任；肾为水火之宅、气血之根，孤阳不长，阳气不足当于阴血中求之，熟地黄、山茱萸、枸杞子、当归滋养肝肾，补益精血。加山药补脾肾气阴，加参芪补气摄血，三七化瘀止血。

出血多时，可去辛温动血之肉桂、当归。

（3）肾阴虚证

主要证候：经血非时暴下或淋沥，色鲜红，质稠；头晕耳鸣，腰膝酸软，五心烦热，颧赤唇红；舌红或有裂纹少苔，脉细数。

证候分析：肾阴不足，虚热内生，热伤冲任，迫血妄行，故经血非时暴下或淋沥；虚热消灼阴血，故经色鲜红、质稠；肾阴不足，髓海空虚，故头晕耳鸣；阴虚内热，故五心烦热；腰膝酸软、颧赤唇红、舌红或有裂纹少苔、脉细数均为肾阴虚亏之象。

治法：滋肾益阴，固冲止血。

方药：左归丸（《景岳全书》）合二至丸（见经期延长）。

熟地黄　山药　山茱萸　枸杞子　菟丝子　鹿角胶　龟甲胶　川牛膝

方中熟地黄、枸杞子、山茱萸滋养肝肾，补益精血；菟丝子、山药补肾阳，益精气，阳中求阴；龟甲胶益阴潜阳，鹿角胶温养精血，共同调补肾中阴阳，固冲止血；女贞子、旱莲草养阴止血；川牛膝补肝肾。

若出血量多，宜去川牛膝，酌加炒地榆、仙鹤草，以加强清热凉血之力。若兼见头目眩晕、目涩咽干、烦躁易怒，为肝肾阴虚，肝阳上亢，可加白芍、煅牡蛎、菊花、夏枯草养血柔肝，清肝平肝；阴虚发热者，可加生地黄、天冬、知母、鳖甲等滋阴清热。

3. 血热证

（1）虚热证

主要证候：经来无期，量少淋沥不尽或量多势急，色鲜红，质稠；颧红潮热，心烦少寐，口燥咽干，溲赤便秘，舌红少苔，脉细数。

证候分析：阴虚内热，热伤冲任，迫血妄行，故经来无期、量少淋沥不尽或量多势急；虚热消灼阴血，故经色鲜红、质稠；阴虚津亏，故口燥咽干、溲赤便秘；阴虚火旺则颧红潮热；热扰心神则心烦少寐；舌红少苔、脉细数均为虚热之象。

治法：养阴清热，固冲止血。

方药：上下相资汤（《石室秘录》）。

熟地黄　山茱萸　人参　玄参　麦冬　沙参　玉竹　五味子　车前子　牛膝

方中熟地黄、山茱萸滋肾养阴；玄参、麦冬、沙参、玉竹养阴增液，清热润肺，上下兼补，金水相生；人参补气摄血，五味子宁心敛阴，车前子强阴益精，牛膝补肝肾。

出血量多，宜去牛膝加地榆、仙鹤草、海螵蛸、棕榈炭等增强止血的功效；量少淋沥，宜加炒蒲黄、三七、血余炭化瘀止血。

（2）实热证

主要证候：经血非时暴下或淋沥，或交替出现，日久不尽，色深红，质稠；心烦口渴，溲赤便秘，舌红苔黄，脉滑数。

证候分析：邪热内盛，热伏冲任，迫血妄行，故经血非时暴下或淋沥，或交替出现，日久不尽；血热消灼阴血，故经色深红、质稠；热伤阴津，故口渴喜饮、溲赤便秘；热扰心神，则心烦；舌红苔黄、脉滑数皆为血热之象。

治法：清热凉血，固冲止血。

方药：清热固经汤（《简明中医妇科学》）。

生黄芩　焦栀子　生地黄　地骨皮　阿胶　炙龟甲　牡蛎　地榆　生藕节　陈棕碳
生甘草

方中生黄芩、焦栀子、地榆清热泻火，凉血止血；生地黄、地骨皮、阿胶养阴清热，凉血止血；炙龟甲、牡蛎育阴敛血，固经止血，且炙龟甲能化瘀生新；生藕节、陈棕炭收涩止血；生甘草清热解毒，调和诸药。

若气阴两伤，可加党参、沙参、五味子益气敛阴生津；若属肝郁化火，宜用丹栀逍遥散去煨姜，加夏枯草、生地黄、香附、茜草、蒲黄炭、血余炭等，以清肝泻火，固经止血。

4. 血瘀证

主要证候：经血非时暴下或淋沥，或交替出现，日久不尽，色紫暗有血块；小腹疼痛、拒按，舌质紫暗或有瘀点、瘀斑，脉沉涩或弦涩有力。

证候分析：瘀滞冲任，血不循经，故经血非时暴下或淋沥，或交替出现，日久不尽；瘀血阻滞冲任，气血运行不畅，故经色紫暗有块、小腹疼痛、拒按；舌质紫暗或有瘀点、瘀斑，脉沉涩或弦涩有力，均为瘀血阻滞之象。

治法：活血化瘀，固冲止血。

方药：逐瘀止崩汤（《安徽中医验方选集》）。

当归　川芎　三七　没药　五灵脂　丹皮炭　丹参　炒艾叶　阿胶（蒲黄炒）　龙骨
牡蛎　乌贼骨

方中没药、五灵脂活血祛瘀止痛；三七、丹皮炭、炒丹参活血化瘀止血；当归、川芎养血活血；阿胶、炒艾叶养血止血；乌贼骨、龙骨、牡蛎固涩止血。全方共奏活血化瘀，止血调经之效。

若兼胁腹胀甚者，加川楝子、柴胡、枳壳、香附以疏肝理气；若兼见口苦、出血量多、色红者，加仙鹤草、地榆、夏枯草以化瘀泄热；若兼有少腹冷痛者，加乌药、炮姜等温经散寒止痛。

【其他疗法】

1. 急症处理　暴崩之际采取下列急救措施，中西医结合救治。

（1）补气固脱：大量人参或生脉饮浓煎频服；若汗出湿冷，脉芤或脉微欲绝，血压下降，则宜参附汤水煎频服。

（2）化瘀止崩：适量三七或云南白药温开水冲服。

（3）针灸止血：①断红穴：取穴在手背第2、3掌指关节下1寸处，先针后灸，留针20分钟，有减少血量的作用。②耳针：针刺子宫、内分泌、卵巢、皮质下等穴位，中等强度刺激，留针15～20分钟。③体针：神阙、百会、隐白等穴，艾灸20分钟。

（4）西药或手术止血：主要是激素或手术止血，辅以止血药及输液、输血补充血容量抗休克（详见附论模块十五"功能失调性子宫出血"）。

2. 中成药

（1）宫血宁胶囊，每次2粒，每日3次，温开水送服。

（2）益母草流浸膏，每次10mL，每日2次，可化瘀止血，适用于血瘀崩漏。

3. 止血中药的选择

清热凉血止血药：旱莲草、焦栀子、侧柏（炭）、仙鹤草、地榆（炭）、大蓟、小蓟。

养血止血药：龟甲胶、阿胶、鹿角胶、炒白芍、当归炭、生地黄炭等。

化瘀止血药：益母草、蒲黄、炒五灵脂、茜草根（炭）、三七、贯众（炭）、血余炭、山楂炭等。

温经止血药：炒艾叶、炮姜炭、炒续断、伏龙肝、赤石脂等。

固涩止血药：五倍子、乌梅炭、龙骨、牡蛎、海螵蛸、山茱萸、棕榈炭等。

养阴止血药：旱莲草、阿胶、龟甲胶等。

【预后与转归】

崩漏一般病程短者治愈快，病程长者治愈慢；止血容易，恢复周期稍慢，但调治得当多能治愈。

【预防与调摄】

1. 尽早治疗月经过多、月经先期、经期延长等出血倾向明显的月经病，以防发展成崩漏。

2. 暴崩下血时，应卧床休息。注意观察出血量、色、质及伴随症状的变化，观察血压、脉搏等情况。

3. 重视经期卫生，尽量避免或减少宫腔手术。

4. 加强营养，宜进高蛋白及含铁高的饮食，忌食辛辣生冷之品。

【病案举例】

周某，先崩后漏，色鲜质稀，屡治不止，迄逾四旬。面色少华，眩晕乏力，腰乏力腿酸软，显见气阴不足，营血大亏，久病损肾，冲任失固。脉细软，舌嫩红偏绛，根部苔薄略腻。顾其以往所服固涩等剂均未获效，自当审证明辨，改辕易辙，非血肉有情之品似难奏功。或谓当今盛夏湿令，饮食尚宜清淡，药石自不例外，然证既明断，有病则药当之，箭在弦上，不得不发耳。

炒潞党参15g，生黄芪20g，炒归身9g，大生地黄12g，焦白芍12g，炒杜仲12g，川续断 12g，炙龟甲 9g，地榆炭 12g，牡丹皮炭 9g，炒蒲黄 9g，阿胶 9g。

按：方约之云："血属阴，静则循经荣内，动则错经妄行……治法初用止血，以塞其流；中用清热凉血，以澄其源；末用补血，以复其旧。若只塞其流，不澄其源，则滔天之势不能遏。"

本案周某，先崩后漏，色鲜质稀，面色少华，眩晕乏力，一派气阴两虚，营血大亏，而无瘀象。一般认为，患者体肥，气虚则有之，多湿多痰亦难免，虽然经色鲜红稀薄可无瘀象，然对阿胶、龟甲等滋腻之品，尤其在盛夏炎暑，恐有碍脾妨胃助湿之弊，有所顾忌，不敢轻进。香荪公有鉴于此，审证明辨，不得不改弦更张，认为色质稀薄，用阿胶凝血有良效，久病者效更佳，佐蒲黄则止血之力尤显，而少留瘀之弊。肥人多气虚，失血者愈甚，故重用参芪，辅归身、生地黄则气血双补，一剂即应手取效。续数剂而经血全止（《蔡氏女科经验选集》）。

考纲摘要

1. 崩漏的定义。
2. 崩漏的治疗原则及治崩三法。
3. 崩漏的分型辨证要点及治法方药。
4. 崩漏的诊断与鉴别诊断。

复习思考

1. 何谓崩漏？
2. 崩漏的病因病机是什么？
3. 简述崩漏的治疗原则及治崩三法。
4. 崩漏分哪几型？各型的代表方剂是什么？

扫一扫，知答案

项目四 闭 经

扫一扫，看课件

【学习目标】

1. 掌握闭经的定义、分型及各型的辨证要点、治法方药。
2. 熟悉闭经的病因病机、鉴别诊断。
3. 了解闭经的预防与调摄。

女子年逾 16 周岁，月经尚未初潮，或月经来潮后又停经 6 个月以上者，称为"闭经"。前者为原发性闭经；后者为继发性闭经。妊娠期、哺乳期、绝经期后的月经不来潮及月经初潮后 1 年内月经偶尔停闭不行，不属闭经范畴。

西医学的闭经属功能失调所致者可参考本病治疗，若因先天性生殖器官缺如或畸形，或后天器质性损伤而致闭经者不属本节讨论范畴。

【病因病机】

闭经的病机分虚实两端。虚者多为精血不足，无血下行；实者为胞脉阻滞，血不得下。

1. 肝肾亏损 先天禀赋不足，或后天房劳多产，大病久病伤及肝肾，肝肾精血不足，冲任亏损，血海不盈，则经闭不行。

2. 气血亏虚 素体气血亏虚；或饮食劳倦，忧思过度，损伤脾胃，气血生化乏源；或大病久病，耗血伤精。血海空虚，无血可下，则经闭不行。

3. 阴虚血燥 失血伤阴，或久病耗损，或过食辛温燥热之品，灼煎阴血，致血海干涸，无血可下，而成血枯经闭。

4. 血瘀气滞 七情内伤，肝气郁结不达，气血瘀滞；或因经、产之时，血室正开，感受风冷寒邪，或内伤寒凉生冷，血为寒凝而瘀；或因热邪煎熬阴血成瘀。气滞则血瘀，血瘀必滞气，二者相因而致。冲任瘀阻，胞脉壅塞，经水阻隔不行，故成闭经。

5. 痰湿阻滞 肥胖之人，多痰多湿，痰湿阻滞胞脉；或脾阳失运，湿聚成痰，脂膏痰湿阻滞冲任，胞脉闭塞而闭经。

【诊断要点】

1. 病史 原发性闭经者应了解其生长发育情况、健康状况，既往有无急慢性疾病病史、有无周期性下腹疼痛。继发性闭经应了解其停经前月经情况，停经前有无精神紧张、体重下降、营养缺乏、剧烈运动、环境改变、用药（避孕药、镇静药、激素、减肥药）情况，有无放射治疗或核素治疗等诱因的影响，有无产后出血、宫腔手术史及其他内分泌疾病病史。

2. 临床表现 女子年满 16 岁，女性第二性征出现但月经从未来潮者，或年满 14 岁仍无女性第二性征发育者，或正常月经发生后出现月经停止 6 个月以上，可伴有体格发育不良、肥胖、多毛、不孕、溢乳等症状。

3. 体格检查

（1）全身检查：观察患者体质、发育、营养状况，毛发分布情况，第二性征发育情况。

（2）妇科检查：了解外阴、子宫、卵巢的发育情况，有无缺如、畸形和肿块。

（3）实验室检查：测定卵巢激素、促性腺激素、催乳素测定及甲状腺、肾上腺功能。

（4）其他检查：B超检查、腹腔镜检查以了解内生殖器官情况。疑有垂体肿瘤者，可进行蝶鞍X线摄片或CT检查。

【鉴别诊断】

早孕　早孕尿妊娠试验阳性。

【辨证论治】

闭经的辨证，首当分清虚实。禀赋不足，年逾16岁尚未行经，或月经后期、过少而逐渐停闭者，多属虚证。以往月经正常而突然停闭，或伴有痰饮、瘀血等征象者，多属实证，亦常有虚实错杂、本虚标实之证。

闭经的治疗不可滥用攻破通经之品。

1. 肾虚证

主要证候：年逾16周岁尚未行经，或由月经后期、量少逐渐至经闭；腰酸腿软，头晕耳鸣，舌淡红苔少，脉沉弱或细涩。

证候分析：禀赋素弱，肾气不足，天癸未至，冲任未通，故月经迟迟不潮；或天癸虽至，但冲任不充，精血不足，故月经逐渐延后、量少而至停闭；腰酸、头晕耳鸣、舌淡红苔少、脉沉弱涩均为肾虚之征。

治法：补肾养血调经。

方药：归肾丸（方见月经过少）加鸡血藤、何首乌。

伴五心烦热、潮热盗汗、头晕耳鸣为肝肾阴虚生热所致，治宜滋肾益阴、养血调经，可选用左归丸加减。

2. 脾虚证

主要证候：月经逐渐后延、量少、经色淡而质稀，继而停闭不行；或头晕眼花，或心悸气短，神疲肢倦，或食欲不振，毛发不泽或易脱落，身体羸瘦，面色萎黄，舌淡苔少或薄白，脉沉缓或虚数。

证候分析：血虚气弱，冲任失养，血海空虚，以致月经停闭。余证均为血虚不荣，气虚不布所致。

治法：健脾益气，养血调经。

方药：人参养荣汤（《太平惠民和剂局方》）。

人参　黄芪　白术　茯苓　远志　陈皮　五味子　当归　白芍　熟地黄　桂心　炙甘草

方中人参大补元气；配以黄芪、白术、茯苓、陈皮、炙甘草补中益气；当归、白芍、熟地黄养血调经；五味子益气养心，远志宁心安神；桂心温阳和营。全方补气养血，精充血旺，经候自调。

若因产后大出血所致的闭经，兼见毛发脱落、精神淡漠、阴道干涩、性欲减退、生殖脏器萎缩等症，此乃肾精亏败，冲任虚衰之证，可于上方加鹿茸、鹿角霜、紫河车等血肉有情之品，或制成丸药，缓以图之。

3. 阴虚血燥证

主要证候：月经量少而渐至停闭，五心烦热，两颧潮红，盗汗，或骨蒸劳热，或咳嗽唾血，舌红苔少，脉细数。

证候分析：阴虚内热，久则热燥血亏，血海渐涸，故月经由少以致停闭；阴虚火旺，故五心烦热、两颧潮红；虚热内扰，蒸津外泄，故见盗汗颧红；阴虚日久，精血亏损，虚火内炽，则骨蒸潮热；阴虚肺燥，则咳嗽唾血；舌红苔少、脉细数为阴虚之候。

治法：养阴清热调经。

方药：加减一阴煎（《景岳全书》）加黄精、丹参、枳壳。

生地黄　熟地黄　麦冬　白芍　知母　地骨皮　甘草

方中以熟地黄补肾滋阴；生地黄、麦冬、知母、地骨皮养阴清热；白芍养血敛阴。加黄精养阴、丹参调血、枳壳调气，全方既能滋肾阴，又能降泄虚火，肾水足，虚火降，冲任气血调畅，月经可通。

若虚烦潮热甚者，加青蒿、鳖甲以清虚热；兼咳嗽唾血，酌加五味子、百合、川贝母、阿胶以养阴润肺；虚烦少寐，心悸，加柏子仁、夜交藤以宁心安神；若因实火灼阴，而致血燥闭经者，宜于方中加玄参、黄柏以清热泻火；如有结核病，同时应给予抗结核治疗。

4. 气滞血瘀证

主要证候：月经数月不行，精神抑郁，烦躁易怒，胸胁胀满，少腹胀痛或拒按，舌边紫暗，或有瘀点，脉沉弦或沉涩。

证候分析：气以宣通为顺，气机抑郁，不能行血，冲任不通，则经闭不行；气机不畅，则精神抑郁、烦躁易怒、胸胁胀满；瘀血内停，积于血海，冲任受阻，则少腹胀痛、拒按；舌紫暗、有瘀点、脉沉弦或沉涩，均为瘀滞之象。

治法：理气活血，祛瘀通经。

方药：血府逐瘀汤（《医林改错》）。

桃仁　红花　当归　生地黄　川芎　赤芍　牛膝　桔梗　柴胡　枳壳　甘草

方中以桃红四物汤活血祛瘀；牛膝引血通经；柴胡、枳壳疏肝理气；桔梗开胸宣气；甘草和中。本方能行血分瘀滞，解气分郁结，瘀去气行，则诸症可除。

偏于气滞，症见胸胁及少腹胀甚者，加莪术、青皮、木香以行气止痛；偏于血瘀，症见少腹疼痛、拒按者，上方加姜黄、三棱以活血通经；因实热滞涩而瘀者，症见小腹疼痛灼热、带下色黄、脉数、苔黄，加黄柏、败酱草、牡丹皮以清热除湿化瘀；寒凝血瘀，症见四肢不温、小腹冷痛、苔白、脉沉紧者，治宜温经散寒、活血通经，可用温经汤（《妇人大全良方》）。

5. 痰湿阻滞证

主要证候：月经停闭，形体肥胖，胸脘满闷，呕恶痰多，神疲倦怠，或面浮足肿，或带下量多、色白，苔腻，脉滑。

证候分析：痰湿阻滞，气血不畅，冲任壅塞，故月经停闭；痰湿困脾，故胸闷呕恶、神疲倦怠；湿浊下注，则带下量多、色白；脾湿不运，水湿泛溢肌肤，故面浮足肿；苔白腻、脉滑均为痰湿阻滞之候。

治法：豁痰除湿，活血通经。

方药：苍附导痰丸（《叶天士女科证治秘方》）合佛手散（《普济本事方》）。

茯苓 法半夏 陈皮 甘草 苍术 香附 胆南星 枳壳 生姜 神曲 当归 川芎

方中以二陈汤化痰燥湿，和胃健脾；苍术燥湿健脾；香附、枳壳理气行滞；胆南星燥湿化痰；生姜温中和胃；当归、川芎养血活血通经。两方合用，具有燥湿健脾除痰、活血通经之效，可使痰湿消除而经水得通。

【其他疗法】

1. 针灸疗法

体针：主穴选足三里、三阴交、神阙、脾俞、肾俞，配穴选气海、血海、关元。用补法，留针15分钟，每日1次。适用于虚证。

穴位注射：取肝俞、脾俞、肾俞、气海、关元、归来、气冲、三阴交穴，每次选2～3穴，用黄芪、当归、红花注射液等中药制剂或胎盘组织液、维生素B_{12}注射液，每穴注入1～2mL。

2. 中成药

（1）大黄䗪虫丸：每次1丸，一日2次，黄酒或温水送服，适用于血瘀证。

（2）乌鸡白凤丸：每次1丸，一日2次，温开水送服，适用于气血两虚证。

【预防与调摄】

1. 坚持平衡饮食，忌偏食、择食等不良饮食习惯；身体肥胖者应节制饮食，增加体力活动，减轻体重；营养不良者要积极改善饮食，增进食欲，增强体质。

2. 采取有效的节育措施，避免多次人工流产、引产、刮宫等损伤。

3. 采用新法接生，避免产后大出血及感染。哺乳期不宜过长。

4. 注意及时治疗某些可能导致闭经的疾病，如炎症、结核、糖尿病、肾上腺及甲状腺疾病。

5.调畅情志，解除心理负担，稳定思想情绪，积极配合治疗。

【病案举例】

杜某，女，22岁。1986年10月12日初诊。

患者尚无月经来潮，形体消瘦、矮小，如未发育的女孩，乳房平坦，乳晕紫暗，情志抑郁，烦躁，口干，纳差，手心热，无带下，大便秘结，面色晦暗无华，唇红如涂脂，舌红少苔，脉弦细数。诊断为原发性闭经。辨证为肝肾阴虚，兼有内热瘀滞。治以滋肝肾，清内热。

处方：生地黄20g，玄参15g，麦冬12g，旱莲草15g，女贞子15g，山茱萸12g，太子参15g，怀山药15g，知母12g，黄柏10g。嘱每日1剂，水煎2次，分服。饮食以清润为宜，注意补充营养，忌辛燥刺激之品。

二诊：服药半月后燥热症状渐消，五心烦热已解，大便调，舌边红苔薄白，脉弦细。原方去知母、黄柏，加菟丝子20g，淫羊藿6g，肉苁蓉20g，以助肾阳。嘱再服10天。

三诊：诸症好转，有少许带下，舌红润苔薄白，脉弦细。此为阴精渐充之征。宜滋养肝肾，佐以活血通经。

处方：生地黄20g，麦冬12g，女贞子15g，菟丝子20g，怀山药20g，丹参15g，桃仁12g，茺蔚子15g，鸡血藤30g，山楂12g，麦芽30g。服7剂。

四诊：服药后月经未潮，但胃纳渐进，舌脉同前。拟继续按滋阴、助阳、活血三法治疗。

调治3个月后，月经开始来潮，量少，色鲜红。乳房稍丰满，乳晕转淡红，体重增加，情绪佳。其后继续调治半年余，月经来潮数次，但周期较长。嘱用六味地黄丸、乌鸡白凤丸等继续滋肾调经。2年后随访，患者身高、体重均有增长，形体稍丰满，月经周期40～50天，唯经量偏少（《中医妇科名家医著医案导读·罗元恺医案》）。

📝 **考纲摘要**

1.闭经的定义。

2.闭经的诊断与鉴别诊断。

3.闭经的辨证论治。

复习思考

1.脾虚为什么既可导致崩漏，又可导致闭经？其治法、方药各是什么？

扫一扫，知答案

2.闭经分哪几型？各型有何主要症状？用什么方药治疗？

项目五 痛 经

扫一扫，看课件

【学习目标】

1. 掌握痛经的定义、各型的辨证要点及治法方药。
2. 熟悉痛经的病因病机、诊断、急症处理。
3. 了解痛经的预防与调摄。

妇女正值经期或经行前后，出现周期性小腹疼痛，或痛引腰骶，甚至剧痛晕厥者，称为"痛经"，亦称"经行腹痛"。若月经偶尔伴随轻微的腰酸腹坠，不影响生活者，不作病论。

西医学的原发性痛经和子宫内膜异位症、子宫腺肌病及盆腔炎性疾病等引起的继发性痛经可参照本病辨证治疗。

【病因病机】

经期及经期前后，冲任二脉气血变化较平时急骤，血海由满盈到泻溢，泻后暂虚，故易受致病因素干扰或体质因素的影响。若邪气内伏而使胞宫气血运行不畅，则不通则痛；若精血素亏冲任、胞脉失于濡养，则不荣则痛。

1. **气滞血瘀** 素性抑郁，复伤情志，肝气郁结，气滞血瘀；或经期产后，余血内留，感受外邪，邪与血搏，瘀滞冲任，胞脉血滞，不通则痛。

2. **寒凝胞中** 多因经期产后冒雨涉水、贪凉露宿，或久居湿地，或过食寒凉生冷，感受寒邪，寒湿客于冲任，与血相搏，血为寒凝，瘀阻冲任；或素体阳虚，冲任虚寒，不通则痛。

3. **湿热蕴结** 素有湿热内蕴，或经期、产后感受湿热之邪，湿热之邪与血相搏结，稽留于胞宫、胞脉，气血运行不畅，不通则痛。

4. **肝肾亏损** 先天禀赋不足，或多产房劳，或久病虚损，伤及肝肾，以致精亏血少，胞宫胞脉失于濡养，不荣则痛。

5. **气血虚弱** 素体虚弱，气血不足，或大病久病，耗伤气血，或脾胃虚弱，化源不足，以致气虚血少，胞宫、胞脉失于濡养，不荣则痛。气虚无力推动血行，血行迟滞亦可发为痛经。

【诊断要点】

1. 病史　有经量异常、不孕、放置宫内节育器、盆腔炎等病史。

2. 症状　每遇经期或经行前后有小腹疼痛，随月经周期性发作，甚者疼痛难忍，可痛及全腹、腰骶部，或有外阴、肛门坠痛，或伴有呕吐、汗出、面色苍白、手足肢冷，甚至晕厥，经将净时疼痛渐缓。也有部分患者在经血将净或经净后的 1～2 天，始觉小腹隐痛。

3. 检查

（1）妇科检查：原发性痛经患者，妇科检查多无明显器质性病变，部分患者可见子宫体极度屈曲、宫颈口狭窄等。继发性痛经患者，多有明显的阳性体征：如子宫内膜异位症多有痛性结节、子宫粘连、活动受限，或伴有卵巢囊肿；子宫腺肌病患者的子宫体多呈均匀性增大，局部压痛明显；慢性盆腔炎性疾病的子宫常呈后倾后屈，活动受限或粘连、固定等炎症征象。

（2）其他检查：盆腔 B 超、腹腔镜、宫腔镜检查有助于明确诊断。

【鉴别诊断】

1. 异位妊娠　异位妊娠疼痛不呈周期性，尿妊娠试验及 B 超可协助诊断。

2. 胎动不安　胎动不安在阴道少量流血和轻微小腹疼痛的同时，妊娠试验阳性；B 超可见宫腔内有孕囊和胚芽，或见胎心搏动。

痛经还应与发生在经期的其他外科急腹症，如急性阑尾炎、卵巢囊肿蒂扭转、结肠炎、膀胱炎等相鉴别。

【辨证论治】

痛经以经期腹痛为主症，临床可根据腹痛的时间、部位、性质和程度，再结合经期、经量、经色、经质的变化及全身伴随症状、体质、舌象、脉象等辨其虚实寒热。一般痛在经前或经行之初多属实或虚中夹实，痛在经后多属虚；痛在少腹一侧或两侧病多在肝，痛连腰骶病多在肾；绞痛、掣痛、灼痛、刺痛、拒按多属实，隐痛、坠痛、喜揉喜按多属虚；得热痛增多属热，得热痛减多属寒；胀甚于痛、时痛时止多属气滞，痛甚于胀、持续作痛多属血瘀。本病以实证居多，虚证较少。

痛经的治疗原则，以调理冲任气血为主。经前、经期冲任二脉气实血盛，易生阻滞，治宜理气活血以行滞；经后血海暂虚，治宜益气养血以补虚。平时辨证求因以治本，经期兼以止痛以治标，实证当于经前一周开始服药，虚证重在平时治疗，一般需连续治疗 2～5 个月经周期。

1. 气滞血瘀证

主要证候：经前或经期小腹胀痛、拒按；经行不畅，经行量少，色暗有块，块下痛减；伴有胸胁、乳房胀痛，舌紫暗或有瘀点，脉弦或弦涩有力。

证候分析：肝郁气滞，瘀滞冲任，气血运行不畅，经前、经时气血下注冲任，胞脉气血更加壅滞，故经行小腹胀痛、拒按；冲任气滞血瘀，故经行量少、经色紫暗有块；血块排出后，胞宫气血运行稍畅，故腹痛减轻；肝气郁滞，经脉不利，故乳房、胸胁胀痛；舌紫暗或有瘀点、脉弦或脉涩有力均为气滞血瘀之征。

治法：行气活血，化瘀止痛。

方药：膈下逐瘀汤（《医林改错》）。

当归　川芎　赤芍　桃仁　红花　延胡索　五灵脂　枳壳　香附　乌药　牡丹皮
甘草

方中桃仁、红花、川芎、赤芍活血化瘀；延胡索、五灵脂化瘀止痛；当归养血活血；香附、乌药、枳壳理气行滞；牡丹皮凉血活血；甘草调和诸药。全方共奏理气活血，祛瘀止痛之功。

疼痛剧烈伴见恶心呕吐者，酌加吴茱萸、生姜、半夏、陈皮和胃降逆；若小腹胀坠或痛连肛门，酌加姜黄、川楝子、柴胡、升麻以行气升阳；若小腹冷痛，酌加艾叶、小茴香以温经止痛；若兼经期延长，经色紫暗，质黏稠，口苦咽干，舌红苔黄，为肝郁化热之象，酌加栀子、连翘、黄柏、夏枯草以泄肝经郁热；若肝郁克脾，症见胸闷、食少，酌加鸡内金、茯苓、陈皮以健脾。

2. 寒凝胞中证

（1）寒湿凝滞证

主要证候：经前或经期，小腹冷痛或绞痛、拒按，得热痛减；经行量少，色暗有块；畏寒肢冷，面色青白，带下淋漓；舌暗，苔白或白滑，脉沉紧。

证候分析：寒湿客于胞宫、冲任，气血运行不畅，故经前或经期小腹冷痛或绞痛、拒按；血为寒凝，故经行量少，色暗有块；得热则寒凝稍通，故腹痛减轻；寒湿伤阳，阳气不能敷布，故畏寒肢冷、面色青白；寒湿下注，任带损伤，故带下淋漓；舌暗，苔白或白滑，脉沉紧，为寒湿凝滞之征。

治法：温经散寒，化瘀止痛。

方药：少腹逐瘀汤（《医林改错》）加苍术、茯苓。

肉桂　干姜　小茴香　延胡索　没药　五灵脂　蒲黄　当归　川芎　赤芍

方中肉桂、干姜、小茴香温经散寒；延胡索、蒲黄、五灵脂、没药化瘀止痛；当归、川芎、赤芍养血活血行瘀，加茯苓健脾渗湿，苍术燥湿化浊。全方共奏温经散寒，除湿止痛之功。

若小腹胀甚于痛，或兼见胸胁胀满者，酌加乌药、香附、郁金以理气止痛；若因寒盛，症见小腹绞痛、手足不温或冷汗淋漓、面色青白者，酌加附子、艾叶、细辛以辛温散寒；腰痛甚者，酌加杜仲、狗脊、川断以强腰壮肾；若经血如黑豆汁，伴肢体酸重、苔白腻，或久居潮湿之地者，可酌加薏苡仁、羌活、苍术、茯苓以增强散寒除湿之功。

（2）阳虚内寒证

主要证候：经期或经后小腹冷痛，喜温喜按；月经量少，色暗淡；腰酸腿软，大便溏软，小便清长，舌淡胖、苔白润，脉沉。

证候分析：肾阳虚弱，虚寒内生，冲任、胞宫失去温煦，气血运行不畅，故经期或经后小腹冷痛、经量少、色暗淡；寒得热化，故得温则舒；肾阳不足，故腰膝酸软、小便清长；肾虚不能温暖脾土，则大便溏软；舌淡胖，苔白润，脉沉为阳虚内寒之象。

治法：扶阳暖宫，温经止痛。

方药：温经汤（《金匮要略》）加艾叶、附子、小茴香。

吴茱萸　桂枝　当归　芍药　川芎　人参　生姜　麦冬　半夏　牡丹皮　阿胶　甘草

方中吴茱萸、桂枝温经散寒止痛；当归、川芎养血活血调经；人参、半夏、生姜益气温中和胃；芍药、甘草缓急止痛；阿胶、麦冬补血益阴；牡丹皮化瘀行血；加艾叶、附子、小茴香以增强温肾扶阳，散寒止痛之力。全方共奏温经暖宫止痛之功。

若手足不温，大便溏软者，去阿胶、麦冬，加白术以健脾益气；若腰痛者，加杜仲、续断、菟丝子以补肾强腰。

3. 湿热蕴结证

主要证候：经前或经期小腹胀痛、拒按，痛连腰骶，或平时小腹痛，至经前、经期加重；经行量多或经期延长，经色紫红，质稠有块；平素带下量多、黄稠、臭秽，小便黄赤；舌红苔黄腻，脉滑数或濡数。

证候分析：湿热蕴结冲任，气血运行不畅，经前、经行之际气血下注冲任、胞脉，湿热与血互结更加壅滞不通，故经行小腹胀痛、拒按；胞脉者系于肾，湿热蕴结胞脉，故腹痛连腰骶；热迫血行，故经期延长或经行量多；血为热灼，故经色紫红，质稠或有血块；湿热下注，故带下量多、黄稠、臭秽；小便黄赤，舌红苔黄腻，脉滑数或濡数为湿热内蕴之征。

治法：清热除湿，化瘀止痛。

方药：清热调血汤（《古今医鉴》）加红藤、败酱草、薏苡仁。

牡丹皮　黄连　生地黄　当归　白芍　川芎　红花　桃仁　延胡索　莪术　香附

方中黄连、薏苡仁清热燥湿；红藤、败酱草清热除湿化瘀；当归、川芎、桃仁、红花、牡丹皮活血祛瘀通经；香附、莪术、延胡索行气化瘀止痛；生地黄、白芍清热凉血，缓急止痛。

若月经过多或经期延长，可酌加地榆、槐花、马齿苋以清热凉血止血；若带下量多，可酌加黄柏、土茯苓以清热除湿止带；若痛连腰骶，酌加续断、狗脊、秦艽以强腰健肾，除湿止痛。

4. 肝肾亏损证

主要证候：经期或经后小腹隐隐作痛、喜按，月经量少、色暗淡、质清稀；常伴头晕耳鸣，或有潮热，腰骶酸痛，舌淡苔薄白或薄黄，脉沉细。

证候分析：肝肾亏损，精血不足，经期或经后精血更虚，胞宫、胞脉失于濡养，故小腹隐痛、喜按；肝肾亏损，精血俱虚，故月经量少、色暗淡质稀；精血不足，不能上养清窍，故头晕耳鸣；阴精亏虚，虚热内生，可见潮热；肾虚则外府，故腰骶酸痛不适；舌淡苔薄白或薄黄，脉细弱为肝肾亏损之征。

治法：补肾益精，调肝止痛。

方药：调肝汤（《傅青主女科》）。

当归　白芍　山茱萸　巴戟天　阿胶　山药　甘草

方中巴戟天、山茱萸填肾精，补肾气；当归、白芍养血柔肝，缓急止痛；阿胶滋阴益血；山药、甘草补脾肾，生精血。

若经行量少，酌加鹿角胶、熟地黄、枸杞子以填精益血；腰骶酸痛者，酌加桑寄生、杜仲、川续断以强腰壮肾；伴有潮热、心烦者，酌加地骨皮、鳖甲以滋阴清热；若伴少腹或两胁胀痛，酌加川楝子、柴胡、小茴香、郁金以理气止痛；若小便清长，夜尿多，可加补骨脂、益智仁、桑螵蛸以补益肾阳。

5. 气血虚弱证

主要证候：经期或经后小腹隐痛喜按，或小腹及阴部空坠疼痛，月经量少、色淡质稀；伴神疲乏力，失眠多梦，头晕心悸，面色无华，舌淡苔薄，脉细弱。

证候分析：平素气血亏虚，加之经期经血外泄，气血更虚，胞宫、胞脉失于濡养，故经期或经后小腹隐痛喜按；气血亏虚，冲任不足，故月经量少、色淡质稀；气虚中阳不振，故神疲乏力；血虚心神失养，故心悸、失眠多梦；气血亏虚不能上荣头面，故头晕、面色无华；舌淡、脉细弱为气血虚弱之征。

治法：补气养血，和营止痛。

方药：圣愈汤（《兰室秘藏》）去生地黄，加白芍、香附、延胡索。

人参　黄芪　熟地黄　生地黄　当归　川芎

方中人参、黄芪补脾益气；熟地黄、当归、川芎补血和血，加白芍既能养血又可缓急止痛；加香附、延胡索理气止痛。全方益气补血，气充血沛，冲任、胞宫复其濡养，则疼痛自除。

若失眠多梦者，酌加茯神、远志、五味子养心安神；腰酸肢冷者，酌加杜仲、狗脊以温肾壮阳。

【其他疗法】

1. 急症处理

（1）前列腺素合成酶抑制剂：布洛芬 200～400mg，每日 2～3 次，通过抑制前列腺素合成酶的活性，减少前列腺素产生，防止过强的子宫收缩和痉挛，达到止痛目的。

（2）田七痛经胶囊、血府逐瘀胶囊：每次 3～5 粒，每日 3 次，连服 7 天，适用于血瘀证。

2. 针灸

（1）体针：选取足三里、三阴交、关元、气海、中极等穴针刺或针后加灸。

（2）耳针：选取子宫、交感、内分泌、肾等穴埋豆治疗。

3. 穴位敷贴　用麝香痛经膏外敷穴位，取穴子宫、三阴交、气海或腹部痛点，痛经发作时敷贴，1～3 天更换 1 次，痛经消失后除去，适用于气滞血瘀证。

【预后与转归】

功能性痛经只要治疗得当，可很快痊愈；器质性痛经病程缠绵，经综合治疗后方可逐渐缓解疼痛，减轻病情。

【预防与调摄】

1. 宣传月经生理常识，消除恐惧、焦虑心理，以免气机郁滞。

2. 经期注意保暖，忌冒雨涉水、游泳，以免受寒。

3. 经期禁房事，以免发生子宫内膜异位症及盆腔感染。

4. 不宜食用生冷、寒凉、油腻之品，以免伤脾碍胃，寒湿内生。

【病案举例】

张某，女，22 岁，未婚。2010 年 3 月 29 日初诊。

患者 13 岁月经初潮，既往月经规律，近 1 年来每于经期出现小腹疼痛难忍，有时需服镇痛药。2010 年 3 月 28 日行月经，小腹绞痛，月经量少色暗，较多紫黑色血块，块下痛减，以暖水袋温暖腹部可缓解疼痛，伴畏寒肢冷、唇青面白。自诉近日贪食冷饮，且近 1 年居住于地下室，否认性生活史。就诊时正值经期第二天，经血量中等，色暗红，血块多，色紫，小腹绞痛、拒按喜温，畏寒肢冷，纳食欠佳，因腹痛而睡眠差，二便正常，面色略苍白，无腹肌紧张，小腹拒按，舌质暗，苔白腻，脉沉紧。2010 年 2 月 20 日 B 超提示子宫、附件未见明显异常。

分析：患者以阴道流血伴小腹疼痛为主症，既可能为痛经、异位妊娠、胎动不安、盆腔炎等妇科疾病，也可能为经期发生的内、外科腹痛性疾病，应逐一排除。四诊合参，诊断应为原发性痛经。因该患腹痛呈绞痛，下腹拒按，故为实证；伴有恶寒肢冷、面色略苍白、经血中有血块，结合舌脉，可判断为寒凝血瘀证。

治法：温经散寒，化瘀止痛。

方药：少腹逐瘀汤加减。

当归 15g，川芎 15g，肉桂 6g，延胡索 12g，制没药 10g，生蒲黄 12g（包），五灵脂 10g，茯苓 15g，赤芍 12g。水煎 2 次，煎液混合后分 2 次服用，连服 7 天后复诊（《中医妇科临证必备》）。

考纲摘要

1. 痛经的定义。

2. 痛经的辨证论治。

复习思考

1. 何谓痛经？

2. 痛经分哪几型？各型的主要证候、治法及代表方剂是什么？

扫一扫，知答案

项目六　月经前后诸证

扫一扫，看课件

【学习目标】

1. 掌握月经前后诸证的定义、各型辨证要点及治法方药。

2. 熟悉经前后诸证的病因病机和治疗原则。

3. 了解月经前后诸证的转归与调摄。

每逢经期或经行前后，出现乳房胀痛、头痛、身痛、发热、吐血衄血、口舌糜烂、泄泻、浮肿、情志异常等症状，严重影响生活和工作者，称为"月经前后诸证"。本病的特点是伴随着月经周期性发作，发病多在经前 1～2 周或经期，经后自然缓解，下次月经重现。

西医学的经前期综合征可参照本病辨证论治。

【病因病机】

本病的发生与患者的体质和各种致病因素的潜在影响及经期前后冲任气血的盈虚变化

过于急骤有关。

1. 肝气郁结 情志抑郁或郁怒伤肝，使肝气郁结，经前、经初阴血下注血海，肝血益亏，肝气易郁，导致乳房胀痛、情志异常；肝郁化火，上扰清窍，灼伤血络，则发经行头痛头晕、经行吐衄。

2. 脾肾亏虚 素体脾肾亏虚，或思虑劳倦伤脾，或多产房劳伤肾，脾肾亏虚，经行气血下注血海，脾肾益虚，脾虚失运，肾虚不温，水湿结聚，溢于肌肤则浮肿，湿渗大肠则泄泻。

3. 阴虚血亏 素体阴虚，肝肾阴虚则乳络失养，乳房胀痛；肺肾阴虚则虚火灼肺，发为吐衄；心阴不足，虚火上炎，则口舌糜烂；阴不制阳，肝阳上扰清窍则头痛。气血亏虚，营卫失调则发热。

4. 血瘀湿阻 宿有瘀滞，复伤情志，经前、经初冲气偏盛，循肝经上扰清窍，气血不畅，瘀阻经络，发为头痛；气滞血瘀，疏泄不利，复因冲任气血壅盛，湿阻泛溢而为浮肿。

【诊断要点】

1. 临床表现 经期或经行前后反复出现乳房胀痛、头痛、身痛、发热、吐血衄血、口舌糜烂、泄泻、浮肿及情志异常等明显不适症状，经后消失。

2. 体格检查 伴随月经出现周期性乳房触痛，呈弥漫性坚实增厚感，经后变软，或口舌生疮、下肢浮肿等。

3. 辅助检查 根据需要选择 B 超、X 线、红外线扫描、纤维内镜、血清性激素测定等检查协助诊断。

【鉴别诊断】

本病应注意与发生在月经期的内、外科相应疾病相鉴别，借助相关检查有助于鉴别。

【治疗原则】

一般虚证应于经净后即开始补益，实证应于经前一到两周开始治疗。

一、乳房胀痛

每逢经期或经行前后乳房作胀，乳头胀痒疼痛，甚至不能触衣者，称为"经行乳房胀痛"。

【辨证论治】

本病应根据乳房胀痛发生的时间、性质、程度，结合伴随症状及舌脉进行辨证。一般实证多痛于经前，乳房按之胀满、触痛，经后消退；虚证多痛于经后，按之乳房柔软无块。

治疗以疏肝养肝，通络止痛为大法。

1. 肝气郁结证

主要证候：经前或经行乳房胀满疼痛，或乳头痒痛，痛甚则不可触衣；经行不畅，血色暗红，小腹胀痛，胸闷胁胀，精神抑郁，时叹息，舌淡红，苔薄白，脉弦。

证候分析：肝郁气滞，气血不畅，经前冲气偏盛，循肝脉上逆，肝经气血郁滞，乳络不畅，故乳房胀痛或乳头痒痛；肝郁气滞，气血不畅，冲任阻滞，故经行不畅、血色暗红、小腹胀痛；肝经脉气不畅，则胸闷胁胀；肝失条达，则精神抑郁、时叹息；苔薄白、脉弦为肝郁之象。

治法：疏肝理气，通络止痛。

方药：逍遥散（见月经先后无定期）加生麦芽、青皮、鸡内金。

逍遥散疏肝解郁，加青皮疏肝行气，鸡内金、生麦芽散结消肿。

若乳房胀硬、结节成块，加橘核仁、夏枯草通络散结；情绪抑郁者，酌加香附、合欢皮、郁金疏肝解郁；少腹痛者，加川楝子、延胡索、制乳香行气化瘀止痛。

2. 肝肾阴虚证

主要证候：经行或经后两乳作胀疼痛，乳房按之柔软无块，月经量少色淡；腰膝酸软，两目干涩，咽干口燥，五心烦热，舌红少苔，脉细数。

证候分析：乳头属肝，肾经入乳内，肝肾阴虚，经行时血聚冲任，肝肾愈虚，乳络失养，故经行或经后两乳作胀疼痛；肝肾阴虚，冲任血少，故月经量少色淡、腰膝酸软、两目干涩；阴虚不能敛阳，故五心烦热；舌红少苔、脉细数为肝肾阴虚之候。

治法：滋肾养肝，理气通络。

方药：一贯煎（《柳州医话》）。

沙参　麦冬　当归　生地黄　川楝子　枸杞子

方中沙参、麦冬、生地黄、枸杞子滋补肝肾；当归养血调血；少加疏肝理气之川楝子可使肝体得养，气机条达，乳胀自除。

二、经行头痛

每逢经期或经行前后，出现以头痛为主要症状者，称为"经行头痛"。

【辨证论治】

本病按疼痛的时间、性质辨其虚实。大抵实者多痛于经前或经期，且多胀痛或刺痛；虚者多痛于经后或行经将净时，且多头晕隐痛。

治法以调理气血，通经活络为主。

1. 血虚证

主要证候：经期或经后头晕，头部绵绵作痛，月经量少，色淡质稀；心悸少寐，神疲乏力，舌淡苔薄，脉虚细。

证候分析：素体血虚，经行则愈虚，血不上荣，故头晕、头部绵绵作痛；血虚冲任不足，则月经量少、色淡质稀；血不养心，则心悸少寐、神疲乏力；舌淡苔薄、脉虚细为血虚之候。

治法：养血益气。

方药：八珍汤（《正体类要》）加何首乌、枸杞子。

当归　川芎　白芍　熟地黄　人参　白术　茯苓　炙甘草

方中当归、川芎、白芍养血和血；熟地黄、枸杞子、何首乌滋养肾肝精血；人参、白术、炙甘草益气健脾；茯苓健脾宁心安神。

2. 血瘀证

主要证候：每逢经前、经期头痛剧烈，痛如锥刺，经色紫暗有块；伴小腹疼痛、拒按，舌暗或尖边有瘀点，脉细涩或弦涩。

证候分析：瘀血内停，络脉不通，阻塞清窍，则每逢经行瘀随血动，欲行不得，故头痛剧烈、痛如锥刺；瘀阻于胞，血行不畅，则经色紫暗有块、小腹疼痛拒按；舌暗或尖边有瘀点、脉细涩或弦涩均为血瘀之征象。

治法：化瘀通络。

方药：通窍活血汤（《医林改错》）。

赤芍　川芎　桃仁　红花　老葱　麝香　生姜　红枣

方中赤芍、川芎、桃仁、红花直入血分，以行血中之滞，化瘀通络；取老葱、麝香香窜以通上下之气，气通则血行；姜、枣以调和营卫。

若头痛日久，瘀阻入络者，应搜风剔络止痛，酌加蜈蚣、全蝎、土鳖虫等。

三、经行身痛

每遇经行前后或正值经期出现以身体疼痛为主症者，称为"经行身痛"。

【辨证论治】

本病多因正气不足，营卫失调，筋脉失养；或素有寒湿滞留，经时乘虚而发。痛在经前，多为血瘀；痛在经后，多为血虚。治疗以调气血、和营卫、通经络为主。

1. 血虚证

主要证候：经行时肢体麻木疼痛，肢软无力，月经量少，色淡质稀；面色无华，舌质淡苔白，脉细弱。

证候分析：血虚不能濡养筋脉，经行时气血更虚，四肢筋脉失于荣养，则肢体麻木疼痛；血虚冲任不足，故经行量少、色淡；血虚气弱，则肢软无力；面色无华、舌淡苔白、脉细弱为气血虚弱之象。

治法：补血养血，通痹止痛。

方药：黄芪桂枝五物汤（《金匮要略》）加当归、鸡血藤、丹参。

黄芪　桂枝　白芍　生姜　大枣

方中以黄芪、当归益气养血，黄芪五倍于当归，是补气生血之剂，大补脾肺之气以资生血之源；白芍、鸡血藤、丹参、桂枝养血舒筋，通络止痛。

2. 血瘀证

主要证候：经行肢体疼痛、屈伸不利；小腹疼痛、拒按，月经色暗有块，块下痛减；舌紫暗或有瘀斑，脉涩有力。

证候分析：宿有瘀滞，经行冲任、胞宫气血下行，瘀血阻滞，气血运行不畅，不通则痛，故肢体疼痛、屈伸不利、小腹疼痛拒按；气血运行不畅，故月经色暗有块、块下痛减；舌紫暗或有瘀斑、脉涩有力乃血瘀之征。

治法：活血化瘀，通络止痛。

方药：身痛逐瘀汤（《医林改错》）。

秦艽　当归　川芎　桃仁　红花　地龙　五灵脂　羌活　牛膝　甘草　香附　没药

方中桃仁、红花、当归、川芎、五灵脂、没药活血化瘀止痛；秦艽、羌活祛风胜湿，通络止痛；地龙通经络，利血脉；香附疏肝理气；牛膝补益肝肾；甘草调和诸药。

若寒甚者，加桂枝、川乌；经行不畅，小腹疼痛者，加益母草、延胡索。

四、经行口糜

每值经前或经行之时，口舌糜烂，经后渐愈者，称为"经行口糜"。

【辨证论治】

经行口糜多属热证，临证宜详辨虚、实。

实者需清热泻火，虚者宜养阴清热。若夹脾湿，应利湿清热。用药宜甘寒之品，使热除而无伤阴之弊。

1. 阴虚火旺

主要证候：经期口舌生疮、糜烂，五心烦热，形体消瘦，口干咽燥，月经量少、色红，舌红，少苔，脉细数。

证候分析：阴虚火旺，经期冲脉气盛，夹虚火上犯，灼伤口舌，则发口舌糜烂；阴津亏损，滋养濡润不足，故见形体消瘦、口干咽燥；阴虚而生虚热，则五心烦热；阴血不足，则月经量少；舌红，苔少，脉细数乃阴虚内热之象。

治法：滋阴降火。

方药：知柏地黄汤（《医宗金鉴》）加麦冬、五味子。

熟地黄　山萸肉　山药　泽泻　茯苓　丹皮　知母　黄柏

方以熟地黄、山萸肉、山药滋补阴液；知母、黄柏、丹皮滋阴清肾中伏火；茯苓、泽泻引热由小便而解。加麦冬、五味子滋阴生津。全方滋养阴津，清降虚火。

若兼心经火炽，心悸失眠者，加莲子心、淡竹叶清心降火。

2. 胃热熏蒸

主要证候：经前、经期口舌生疮、糜烂疼痛；渴喜冷饮，或口臭，大便秘结，小便短赤，月经量多、色深红，舌红，苔黄，脉滑数。

证候分析：口为胃之门户，胃有伏火，经前冲脉气盛，夹胃热熏蒸于上，则见口舌生疮、糜烂疼痛；热盛灼伤津液，则渴喜冷饮、大便秘结、小便短赤；胃热熏蒸则口臭；热盛迫血妄行，故月经量多、色红；舌红，苔黄，脉滑数皆胃热炽盛之象。

治法：清胃泻热。

方药：凉膈散（《太平惠民和剂局方》）。

大黄　朴硝　山栀　薄荷　黄芩　连翘　竹叶　甘草

方中朴硝、大黄清热泻火；连翘、栀子、黄芩清热解毒；竹叶清心利尿，使心火从小便解；甘草缓急和中，薄荷辛凉散热。全方配伍，清上与泻下并行，共奏清泻胃热之功。

若胃火伤阴见经行口糜，牙龈肿痛，烦热口渴，大便燥结，舌红苔干，脉细滑而数者，治以清胃降火滋阴，方用玉女煎（《景岳全书》）。

若兼脾虚湿热内盛见口糜或口唇疱疹，脘腹胀满，大便溏臭者，治宜芳香化浊、清热利湿，方用甘露消毒丹（《温热经纬》）。

五、经行吐衄

每逢经期或经行前后出现有规律的吐血或衄血者，称为"经行吐衄"。出于口者为吐，出于鼻者为衄，临床以鼻衄常见。本病常伴月经过少，甚至闭经，故亦称"倒经""逆经"。

西医学的代偿性月经、子宫内膜异位症引起的吐血衄血等可参照本病辨证论治。

[辨证论治]

本病治疗应以清热降逆、引血下行为主，不可过用苦寒克伐之剂，以免耗伤气血。

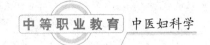

1. 肝经郁火证

主要证候：经前或经期吐血、衄血，量较多，色鲜红；心烦易怒，或两胁胀痛，口苦咽干，头晕耳鸣，尿黄便结，月经提前、量少甚或不行，舌红苔黄，脉弦数。

证候分析：肝经郁火，值经前或经行之时，冲气夹肝火上逆，热伤阳络，血随气升，故吐血、衄血量较多而色红；热扰冲任，则经期亦超前；因吐血、衄血较多，故经行量少，甚至不行；肝气郁结，则两胁胀痛；肝郁化火，则心烦易怒、口苦咽干；肝火上扰则头晕耳鸣；舌红苔黄，脉弦数为肝热内盛之象。

治法：疏肝清热，降逆止血。

方药：清肝引经汤（《中医妇科学》四版教材）。

丹皮　栀子　当归　白芍　生地黄　黄芩　川楝子　茜草　牛膝　白茅根　甘草

方中当归、白芍养血柔肝；生地黄、丹皮清热凉血；栀子、黄芩清热泻火；川楝子疏肝理气；茜草、白茅根凉血止血；牛膝引血下行；甘草调和诸药。全方具清肝泻火，引血下行之功。

若兼小腹疼痛者，酌加三七、蒲黄、益母草以活血化瘀，止痛通经；若兼尿赤、便秘者，加大黄泄热通便。

2. 肺肾阴虚证

主要证候：经前或经期吐血、衄血，量少，色暗红，月经先期、量少，平素有头晕耳鸣，手足心热，两颧潮红，潮热咳嗽，咽干口渴，舌红或绛，苔花剥或无苔，脉细数。

证候分析：肺肾阴虚，虚火上炎，损伤肺络，故血上溢而为吐衄、量少、色鲜红；阴虚内热，故头晕耳鸣、手足心热、潮热颧红；热迫血行，故月经先期，血上溢故经行量少；灼肺伤津，则咽干口渴、咳嗽；舌红绛、苔黄剥或无苔，脉细数为阴虚内热之象。

治法：滋肾养肺，引血下行。

方药：顺经汤（《傅青主女科》）加牛膝。

当归　熟地黄　沙参　白芍　茯苓　黑荆芥　牡丹皮

方中当归、白芍养血调经，沙参润肺养阴，熟地黄滋肾养肝，牡丹皮清热凉血，茯苓健脾宁心，黑荆芥引血归经。加牛膝引血下行。

六、经行泄泻

每逢经期或经行前后大便溏薄，甚或清稀如水，日解数次者，称为"经行泄泻"。

【辨证论治】

1. 脾虚证

主要证候：月经将潮，或正值经期，大便溏泄，脘腹胀满，神疲肢软，或面浮肢肿，经行量多，色淡质薄，舌淡红苔白，脉濡缓。

证候分析：脾虚不能运化水湿，湿渗大肠，则大便泄泻、溏薄，脘腹胀满；水湿泛溢肌肤，则面浮肢肿；脾阳不振，则神疲肢软、经色淡红质稀薄；量多者，乃为气虚不能摄血所致；舌淡红苔白、脉濡缓均系脾虚之候。

治法：健脾渗湿，理气调经。

方药：参苓白术散（《太平惠民和剂局方》）。

人参　白术　扁豆　茯苓　甘草　山药　莲肉　桔梗　薏苡仁　砂仁

方中人参、白术、茯苓、甘草、山药健脾益气；扁豆、莲肉、薏苡仁健脾化湿；砂仁和胃理气；桔梗载药上行。

2. 肾虚证

主要证候：经行或经后大便泄泻，或五更泄泻，腰膝酸软，头晕耳鸣，畏寒肢冷，经色淡、质清稀，舌淡苔白，脉沉迟。

证候分析：肾阳虚衰，命火不足，不温脾土，水湿下注则泄泻，或黎明前作泻；阳虚失温，则畏寒肢冷；肾虚髓海空虚，故头晕耳鸣；舌淡苔白、脉沉迟均为肾阳虚衰之候。

治法：温阳补肾，健脾止泻。

方药：健固汤（《傅青主女科》）合四神丸（《证治准绳》）。

党参　白术　茯苓　薏苡仁　巴戟天　补骨脂　吴茱萸　肉豆蔻　五味子

方中党参、白术、茯苓、薏苡仁健脾渗湿；巴戟天、补骨脂温肾扶阳；吴茱萸温中和胃；肉豆蔻、五味子固涩止泻。

七、经行浮肿

每逢经行前后，或正值经期头面四肢浮肿者，称为"经行浮肿"。

【辨证论治】

本病重在辨虚实。若经行面浮肢肿，按之没指，为脾肾阳虚之征；若经行肢体肿胀，按之随手而起，则为肝郁气滞。临床以虚证多见，治疗以温补为主。

1. 脾肾阳虚证

主要证候：经行面浮肢肿，按之没指，晨起头面肿甚；腹胀纳减，腰膝酸软，大便溏薄；月经推迟，经行量多、色淡质薄，舌淡苔白腻，脉沉缓或濡细。

证候分析：脾肾阳虚，经前及经期气血下注冲任，脾肾愈虚，水湿不化，泛溢于肌肤，则面浮肢肿；脾虚失运，则纳减腹胀、大便溏薄；脾肾虚损，经血失固，则经行量多、色淡质薄；腰为肾府，肾虚则腰膝酸软；舌淡苔白腻、脉沉缓或濡细为阳虚不足之候。

治法：温肾化气，健脾利水。

方药：肾气丸（《金匮要略》）合苓桂术甘汤（《伤寒论》）。

桂枝　附子　熟地黄　山茱萸　山药　茯苓　牡丹皮　泽泻　茯苓　白术　甘草

方中肾气丸温肾化气行水，苓桂术甘汤健脾利水，两方合用，共奏温肾健脾、化气利水之功。临证时，适当加活血调经之品如当归、丹参、益母草，气血水同治，使经调肿消。

2. 气滞湿瘀证

主要证候：经行肢体肿胀，按之随手而起；胸闷胁胀，善叹息，经色暗而有块，舌紫暗苔薄白，脉弦涩。

证候分析：平素气滞不行，经前、经期气血下注，冲任气血壅盛，气滞益甚，水湿运化不利，泛滥肌肤则肢体肿胀；肝郁气滞，故胸闷胁胀、善叹息；气滞血瘀，经血运行不畅，则色暗有块；舌紫暗、苔薄白、脉弦滑均为气滞湿瘀之征。

治法：理气行滞，化湿消肿。

方药：八物汤（《济阴纲目》）加泽泻、益母草。

当归　川芎　芍药　熟地黄　延胡索　川楝子　炒木香　槟榔

方药解析：四物汤以养血活血，延胡索行血中之滞，川楝子、木香、槟榔疏肝理气，加泽泻、益母草利湿。

八、经行情志异常

每逢行经前后，或正值经期，出现烦躁易怒，悲伤啼哭，或情志抑郁，喃喃自语，或彻夜不眠，甚或狂躁不安，经后复如常人，称为"经行情志异常"。

【辨证论治】

1. 肝气郁结证

主要证候：经前抑郁不乐，情绪不宁，烦躁易怒，甚至怒而发狂，经后渐轻，复如常人；胸闷胁胀，不思饮食，彻夜不眠，经期提前，月经量多、色红，苔薄腻，脉弦细。

证候分析：肝气郁结，经前冲气旺盛，夹肝气上逆，扰乱心神而见精神抑郁、情绪不宁、烦躁易怒，甚至怒而发狂，经后冲气渐平，不再上逆，故经净复如常人；经气不畅，则胸闷胁胀；克伐脾土，故不思饮食；肝郁化热，热迫血妄行则经期提前，月经量多、色红；苔薄腻、脉弦均为肝郁之象。

治法：疏肝解郁，养血调经。

方药：逍遥散（见月先后无定期）。

肝郁化火，心烦易怒，狂躁不安者，可加牡丹皮、栀子、夏枯草以清肝火，散郁结。

2. 痰火上扰证

主要证候：经行狂躁不安，头痛失眠，平时带下量多、色黄、质稠，心胸烦闷，面红目赤，舌红苔黄厚或腻，脉弦滑而数。

证候分析：痰火内盛，经前冲气旺盛，夹痰火上逆，扰乱神明，蒙蔽心窍，则狂躁不安、头痛失眠；痰湿下注，则带下量多、色黄、质稠；痰火结于胸中，则心胸烦闷；面红目赤、舌红苔黄厚或腻、脉弦滑而数均属痰火内盛之象。

治法：清热化痰，宁心安神。

方药：温胆汤（《三因极一病证方论》）加郁金、黄芩、胆南星。

枳实　竹茹　陈皮　半夏　茯苓　生姜　甘草　大枣

方中枳实、竹茹、黄芩、胆南星清热涤痰；二陈汤和生姜、大枣健脾祛湿，行气化痰；郁金疏肝理气，化瘀安神。

【预防与调摄】

1. 注意调畅情志，避免恼怒忧思。

2. 经前期注意劳逸结合，避免剧烈运动。

3. 注意经期卫生，保持阴部清洁，禁房事，忌冒雨涉水、盆浴。

4. 饮食宜清淡，忌食辛辣香燥，或生冷寒凉之品。

考纲摘要

1. 月经前后诸证的定义。

2. 月经前后诸证的辨证论治。

复习思考

1. 何谓月经前后诸证？

2. 试述经行乳房胀痛各证型的辨证论治。

扫一扫，知答案

项目七　绝经前后诸证

扫一扫，看课件

【学习目标】

1. 掌握绝经前后诸证的定义，各型的辨证要点及治法方药。

2. 熟悉绝经前后诸证的病因病机和治疗原则。

3. 了解绝经前后诸证的预防与调摄。

妇女在绝经期前后，围绕月经紊乱或绝经出现烘热汗出、烦躁易怒、潮热面红、眩晕耳鸣、心悸失眠、腰背酸楚、面浮肢肿、皮肤蚁行感、情志不宁等症状，称为"绝经前后诸证"，亦称"经断前后诸证"。

西医学的绝经综合征可参照本病论治。

【病因病机】

本病病机是以肾虚为本，累及心、肝、脾。

1. 肾阴虚 绝经前后，天癸渐竭，若素体阴虚，或房劳多产数伤于血，复加忧思失眠，营阴暗耗，肾阴益亏，致脏腑失养、肝阳上亢、心肾不交，遂发绝经前后诸证。

2. 肾阳虚 绝经前后，肾气渐衰，若素体阳虚，或寒伤阳气，可致肾阳虚惫，命门火衰，脏腑、冲任失于温养而发生绝经前后诸证。

3. 肾阴阳俱虚 肾藏元阴而寓元阳，若阴损及阳，或阳损及阴，真阴真阳不足，不能温煦、濡养脏腑，冲任失调，遂致绝经前后诸证。

【诊断】

1. 病史 年龄多在 45～55 岁，注意有无工作和生活的特殊改变史，或卵巢早衰及卵巢切除或损伤或放射治疗史。

2. 临床表现 妇女月经紊乱或停闭后出现烘热汗出、潮热面红、烦躁易怒、头晕耳鸣、心悸失眠、腰背酸楚、面浮肢肿、皮肤蚁行感、情志不宁等症状。

3. 检查

（1）妇科检查：子宫大小正常或偏小。晚期可有阴道、子宫不同程度的萎缩，宫颈及阴道分泌物减少。

（2）实验室检查：血清 FSH 值升高而雌二醇（E_2）值水平下降对本病诊断有意义。

【鉴别诊断】

本病表现为眩晕、心悸、水肿症状者，应与内科相关疾病相鉴别；如出现月经过多或经断复来，或有下腹疼痛、浮肿，或白带五色杂下、气味臭秽，或身体明显消瘦等，应结合 B 超、分段诊断性刮宫、磁共振等辅助检查以排除妇科肿瘤及恶性病变。

【辨证论治】

1. 肾阴虚证

主要证候：经断前后月经紊乱，量少或多，或崩或漏，血色鲜红；头晕耳鸣，烘热汗出，五心烦热，腰膝酸软，皮肤干燥瘙痒，口干，尿少便结，舌红少苔，脉细数。

证候分析：绝经前后肾阴亏虚，冲任失调，则月经紊乱、量多少不定；肾阴虚衰，不能上荣脑窍，故头晕耳鸣；阴不维阳，虚阳上越，故烘热汗出、五心烦热；肾虚则腰膝酸软；阴虚血燥生风，故皮肤干燥瘙痒；阴虚内热，故口干、尿少便结；舌红少苔、脉细数均为阴虚之象。

治法：滋肾育阴，佐以潜阳。

方药：左归丸合二至丸（见崩漏），加制首乌、生龙骨、生牡蛎。

若头痛、眩晕较甚者，加天麻、钩藤，增强平肝息风之效；若并见心烦不宁，失眠多梦，心悸易惊，属心肾不交，治宜滋肾宁心安神，方用天王补心丹；若头晕目眩，口苦咽干，心烦易怒明显，宜先疏肝解郁清热，方用丹栀逍遥散。

2. 肾阳虚证

主要证候：绝经前后经行量多，经色淡暗，或崩中漏下；精神萎靡，面色晦暗，腰背冷痛，小便清长，夜尿频数，或面浮肢肿，舌淡胖边有齿印，苔薄白，脉沉细弱。

证候分析：肾虚失于封藏，冲任不固，不能制约经血则月经量多、经色淡暗、或崩中漏下；肾阳虚亏，命门火衰，阳气不能外达，故面色晦暗、精神委靡、腰背冷痛；肾阳虚，膀胱气化失职，则小便清长、夜尿频数；水湿内停，泛溢肌肤，则面浮肢肿；舌淡胖边有齿印、苔薄白、脉沉细弱皆肾阳虚衰之象。

治法：温肾扶阳。

方药：右归丸（见崩漏）加减。

腰背冷痛明显者，可加川椒、鹿角片等补肾扶阳，温补督脉；肌肤、面目浮肿者，酌加茯苓、泽泻、冬瓜皮等健脾利水。

3. 肾阴阳俱虚证

主要证候：绝经前后月经紊乱，量或少或多，乍寒乍热，烘热汗出；头晕耳鸣，健忘，腰背冷痛，舌淡苔薄，脉沉弱。

证候分析：肾阴阳两虚，冲任失调，故月经紊乱、量或少或多；阴阳失衡，营卫不和，则乍寒乍热、烘热汗出；肾虚精亏，脑髓失养，则头晕耳鸣、健忘；肾阳不足，失于温煦，则腰背冷痛；舌淡苔薄、脉沉弱均为肾阴阳俱虚之征。

治法：阴阳双补。

方药：二仙汤（《中医方剂临床手册》）合二至丸（《医方集解》）加菟丝子、制首乌、生龙骨、生牡蛎。

仙茅　淫羊藿　巴戟天　当归　盐知母　盐黄柏　女贞子　旱莲草

方中仙茅、淫羊藿、巴戟天、菟丝子温补肾阳；旱莲草、女贞子、制首乌补肾育阴；生龙骨、生牡蛎滋阴潜阳敛汗；盐知母、盐黄柏滋肾坚阴；当归养血和血。

【其他疗法】

1. 中成药

（1）六味地黄丸、杞菊地黄丸、知柏地黄丸、麦味地黄丸适用于治疗肾阴虚证。

（2）金匮肾气丸、理中丸适用于治疗脾肾阳虚证。

2. 针灸

（1）针刺：取肾俞、足三里、三阴交、太冲、百会、膻中等穴。

（2）艾灸：取神门、足三里、三阴交等穴。

（3）耳针：取子宫、内分泌、皮质下、交感、神门、心、肝、脾等穴。

【预后与转归】

本病持续时间长短不一，短则数月，长则数年，甚者可达 5 ～ 10 年。

【预防与调摄】

绝经前后应起居有常，劳逸适度，调摄膳食，调畅情志，适度锻炼，生活充实，富有情趣；定期体检和进行防癌筛查。

考纲摘要

1. 绝经前后诸证的定义。

2. 绝经前后诸证的病因病机。

3. 绝经前后诸证的辨证论治。

复习思考

1. 何谓绝经前后诸证？

2. 如何诊断绝经前后诸证？

3. 试述绝经前后诸证的辨证论治。

扫一扫，知答案

附：经断复来

绝经期妇女月经停止 1 年或 1 年以上，又出现子宫出血者，称为"经断复来"。
西医学绝经后出血可参照本病辨证论治。

【病因病机】

绝经后肾气虚，若素体肾阴亏虚、脾虚肝郁、血热、湿毒瘀结，均可致冲任不固而见本病。

1. 脾虚肝郁　素体脾虚，或思虑劳倦伤脾，中气不足，脾失统摄，复因伤于情志，肝郁疏泄失常，使冲任失固而致经断复来。

2. 肾阴虚　素体肾阴不足，久病大病伤肾，致阴虚血热，热扰冲任，迫血妄行而致经断复来。

3. 血热　素体阳盛，感受热邪，过食温燥，或肝郁化火，火热内蕴，损伤冲任致经断复来。

4. 湿毒瘀结　素体虚弱，或多产房劳，或经期、产后感受湿毒之邪，邪与血结，瘀血瘀结阻滞，血不归经而致经断复来。

【诊断要点】

1. 临床表现　自然绝经 1 年后发生阴道出血，量多少不一，持续时间长短不定，部分患者白带增多，呈血性或脓血样，有臭味，或伴有下腹痛、下腹部包块、低热等。如出血反复发作，或经久不止，或伴腹胀、消瘦等，要注意恶性病变的可能。

2. 妇科检查　有助于了解分泌物的性状、阴道出血的来源及阴道、子宫和附件是否有病变。

3. 辅助检查　怀疑宫颈病变者，可行宫颈细胞学检查，疑似子宫内膜病变者应分段诊断性刮宫术，也可借助 B 超、宫腔镜、CT、MRI 等检查以协助诊断。

【鉴别诊断】

经断复来应注意与宫颈癌、宫颈糜烂或息肉等引起的接触性出血及子宫肉瘤或子宫内膜癌等引起的反复子宫出血相鉴别。

【辨证论治】

本病主要根据出血的色、质，结合全身症状及舌脉辨其寒热虚实，并注意参考各种检查结果，首辨善恶。恶性病变者应中西医结合治疗。

1. 脾虚肝郁证

主要证候：经断 1 年后阴道出血、量少，色淡质稀；气短懒言，神疲肢倦，食少腹胀，胁肋胀满，情志抑郁，苔薄白，脉弦或缓弱。

证候分析：脾气不足，统摄无权，肝郁疏泄失常，冲任不固，故经断复来；脾气虚，化源不足，故量少、色淡质稀；气虚阳气不布，故气短懒言、神疲肢倦；脾失健运，故食少腹胀；肝失条达，气机不畅，故胁肋胀满、情志抑郁；苔薄白、脉弦或缓弱为脾虚肝郁之征。

治法：健脾调肝，安冲止血。

方药：安老汤（《傅青主女科》）。

党参　黄芪　白术　熟地黄　山茱萸　当归　阿胶　制香附　木耳炭　黑芥穗　甘草

方中党参、黄芪、白术健脾益气摄血；熟地黄、当归、山茱萸、阿胶滋补阴血，固冲止血；制香附疏肝理气；木耳炭固涩止血；黑芥穗疏风止血；甘草调和诸药。

2. 肾阴虚证

主要证候：经断1年后阴道出血，量少，色鲜红质稠；腰膝酸软，潮热盗汗，头晕耳鸣，口干咽燥，舌红少苔，脉细数。

证候分析：肾阴不足，虚热内生，热扰冲任，故经断复来；阴虚热灼，故出血量少、色鲜质稠；肾虚腰失所养，故腰膝酸软；虚热外浮，故潮热盗汗；阴虚髓海空虚，清窍失养，故头晕耳鸣；阴虚津不上承，故口干咽燥；舌红少苔、脉细数均为阴虚有热之征。

治法：滋阴清热，安冲止血。

方药：知柏地黄汤（见经行口糜）加阿胶、生龟板、旱莲草。

知柏地黄汤滋阴清热，加阿胶养血止血；旱莲草凉血止血；生龟板育阴潜阳。全方共奏滋阴清热，固冲止血之效。

若夜尿频者，加菟丝子、覆盆子、益智仁补肾固精缩尿；若兼大便燥结者，加玄参、生地黄以润肠通便；兼五心烦热者，加生牡蛎、地骨皮、白薇滋阴清虚热。

3. 血热证

主要证候：绝经1年后阴道出血，色深红质稠；带下增多，色黄有味；口苦咽干，尿赤便秘，舌红苔黄，脉滑数。

证候分析：热伏冲任，迫血妄行，致经断复行；血为热灼，故色深红质稠；热邪伤及任、带，故带下增多、色黄有味；热盛伤津，故口苦咽干、尿赤便秘；舌红苔黄、脉滑数均为血热之征。

治法：清热凉血，固冲止血。

方药举例：益阴煎（《医宗金鉴》）加茜草、地榆。

生地黄　知母　黄柏　生龟甲　砂仁　炙甘草

方中知母、黄柏滋阴降火，生地黄、龟甲育阴止血，茜草、地榆清热凉血止血，砂仁养胃醒脾、滋而不腻，炙甘草调和诸药。

4. 湿毒瘀结证

主要证候：绝经1年后复见阴道出血，量少，淋沥不断，或伴杂色带下且恶臭，小腹疼痛；舌质暗或有瘀斑，苔腻，脉细弱。

证候分析：湿毒侵犯冲任、胞宫，日久瘀结，胞宫、胞络损伤，血不归经，故经断复行；瘀滞内阻，故出血量少、淋沥不断；湿毒下注，故带下恶臭；湿毒瘀结，阻滞气机，不通则痛，故小腹疼痛；舌质暗或有瘀斑、苔腻、脉细弱为湿毒瘀阻，邪盛正虚之征。

治法：利湿解毒，化瘀散结。

方药：萆薢渗湿汤（《疡科心得集》）合桂枝茯苓丸（《金匮要略》）加黄芪、三七。

萆薢　生薏苡仁　黄柏　牡丹皮　泽泻　通草　滑石　桂枝　赤芍　桃仁　茯苓　牡丹皮

方中萆薢、泽泻、通草、滑石淡渗利湿，黄柏清下焦湿热且能解毒，生薏苡仁健脾利湿，桂枝温经通阳以行滞，牡丹皮、赤芍、桃仁活血化瘀散结。加黄芪健脾益气且可利水祛湿，三七化瘀止血。

出血量多，或反复发作，气味臭秽者，酌加白花蛇舌草、七叶一枝花、半枝莲等清热解毒之品。

【预防与调摄】

注意绝经期的卫生保健；定期进行妇科检查；慎起居，节饮食，忌房事过度，不妄作劳。若发现阴道出血、带下量多、下腹部包块等应及时就诊。

扫一扫，看课件

模 块 八

带下病

【学习目标】

1. 掌握带下病的定义、病因病机及治疗原则。

2. 掌握带下过多的定义、各证型的主要证候、治法方药。

3. 熟悉带下过少的定义、病因病机和治疗原则。

4. 了解带下过多、带下过少的预防与调摄。

带下量明显增多或减少，色、质、气味异常，或伴局部、全身症状者，称为"带下病"。

带下病的病因病机是湿邪伤及任带，致任脉不固，带脉失约，则带下过多；阴血亏少，任带失养，则带下过少。

带下病的治疗原则是调理任带二脉。带下过多者，治疗以除湿为主；带下过少，治疗以滋补阴血为主。

项目一　带下过多

带下量明显增多，色、质、气味异常，或伴有局部、全身症状者，称"带下过多"。

西医学的阴道炎、宫颈炎、盆腔炎性疾病、生殖器肿瘤、内分泌功能失调等疾病均可见带下量多，可参考本病辨证论治。

【病因病机】

带下过多是湿邪伤及任带二脉，使任脉不固，带脉失约所致。

1.脾虚湿困　素体脾虚，或饮食所伤，或劳倦过度，或忧思气结，损伤脾气，脾虚运化失司，水湿内生，流注下焦，伤及任带而致带下过多。

2. 肾阳虚　素体肾虚，或房劳多产，或年老体虚，或久病伤肾，致肾阳亏虚，命门火衰，寒湿下注，伤及任带而致带下过多；或因肾气不固，封藏失职，任带失约，阴液滑脱而致带下过多。

3. 阴虚夹湿　素体阴虚，或年老亏阴，或久病伤阴，阴虚内热，复感湿邪，湿郁化热，伤及任带而致带下过多。

4. 湿热下注　经行产后，摄生不洁，湿热内犯；或淋雨涉水，或久居湿地，外感湿邪，蕴而化热；或脾虚生湿，湿蕴化热；或肝郁乘脾，脾虚失运，肝火夹脾湿流注下焦，损伤任带而致带下过多。

5. 热毒蕴结　经期、产后摄生不洁，或阴部手术不慎（消毒不严，或手术损伤），热毒乘虚直犯阴器、胞宫；或因热甚化火成毒，或湿热蕴久成毒，热毒损伤任带二脉而致带下过多。

【诊断要点】

1. 病史　有经期、产后摄生不慎史，或不洁性交史，或妇科手术后感染邪毒病史。

2. 症状　带下增多，伴有带下的色、质、气味异常；或伴有阴部瘙痒、灼热、疼痛；或兼有尿频、尿痛、小腹痛、腰骶痛等局部及全身症状。

3. 检查

（1）妇科检查：可见各类阴道炎、宫颈炎、盆腔炎性疾病的体征。

（2）辅助检查：阴道分泌物涂片、宫颈刮片、B超及血常规等检查以明确诊断。

【鉴别诊断】

1. 带下呈赤色时应与漏下鉴别　漏下是指经血非时而下，量少淋沥不尽，无正常月经周期可言，赤带有正常月经周期。

2. 带下呈赤白带或黄带淋漓时，应与阴疮、子宫黏膜下肌瘤鉴别　妇科检查及B超检查可以鉴别。

3. 带下呈白色时应与白浊鉴别　白浊是指尿窍流出混浊如米泔样物的液体，多随小便排出，可伴有小便淋沥涩痛，而带下过多出自阴道。

此外，若出现大量黄水样、或脓样、或米汤样、或五色间杂、或如脓似血、恶臭难闻之带下时，需警惕宫颈癌、宫体癌或输卵管癌等，可通过相应的检查做出鉴别。

【辨证论治】

本病的辨证要点是根据带下的量、色、质、气味的异常，结合全身证候、舌脉来辨别寒热虚实。一般而论，带下量多、色淡、质稀者，多属虚证属寒证；量多、色黄、质稠、秽臭者，多属实证热证。

本病治疗以除湿为主。一般治脾宜运、宜升、宜燥；治肾宜补、宜固、宜涩；湿热和热毒宜清、宜利。还可配合外治法以提高疗效。

1. 脾虚湿困证

主要证候：带下量多，色白或淡黄，质稀薄，或如涕如唾，绵绵不断，无臭；面色无华或萎黄，四肢倦怠，纳少便溏或四肢浮肿，舌淡胖，苔白或腻，脉细缓。

证候分析：脾虚湿盛，使任脉不固，带脉失约致带下量多、色白或淡黄、质稀薄，或如涕如唾、绵绵不断；脾虚中阳不振，则见面白无华、四肢倦怠；脾虚则纳少，湿盛则便溏或四肢浮肿；舌淡胖、苔白或腻、脉细缓，均为脾虚湿盛之征。

治法：健脾益气，升阳除湿。

方药：完带汤（《傅青主女科》）。

人参 白术 白芍 山药 苍术 陈皮 柴胡 黑芥穗 车前子 甘草

方中重用白术、山药以健脾益气止带；人参、甘草补气；苍术健脾燥湿；白芍、柴胡、陈皮疏肝解郁，理气升阳；车前子利水除湿；黑芥穗入血分，祛风胜湿。全方脾、胃、肝三经同治，寓补于散之内，寄消于升之中，补虚而不滞邪，以达健脾升阳、除湿止带之效。

若兼肾虚腰痛者加杜仲、续断、菟丝子温肾强腰止痛；若兼见四肢不温、畏寒腹痛者，加香附、艾叶、小茴香以温阳益气，散寒止痛；若带多日久、滑脱不止者，加金樱子、芡实、乌贼骨、白果之类以固涩止带。

若脾虚湿蕴化热，症见带下量多、色黄、黏稠、有臭味者，宜健脾祛湿、清热止带，方用易黄汤（《傅青主女科》）。

2. 肾阳虚证

主要证候：带下量多，质清稀如水，绵绵不断；腰膝酸软，形寒肢冷，小腹冷感，面色晦暗，小便清长，或夜尿增多，大便溏薄，舌质淡，苔白润，脉沉弱，两尺尤甚。

证候分析：肾阳不足，命门火衰，气化失司，寒湿内生，任带不固，阴液滑脱而下，故带下量多、质清稀如水；腰为肾之府，肾阳虚腰膝失于温养则腰膝酸软；阳虚寒盛，则形寒肢冷；胞宫居于小腹，胞脉系于肾，肾阳虚致胞宫失于温煦，故小腹冷痛；肾阳虚不能上温脾阳，下暖膀胱，故大便溏薄、小便清长、或夜尿增多；面色晦暗、舌淡、苔白润、脉沉弱两尺尤甚，亦为肾阳不足之征。

治法：温肾助阳，固任止带。

方药：内补丸（《女科切要》）。

鹿茸　菟丝子　潼蒺藜　黄芪　肉桂　桑螵蛸　肉苁蓉　制附子　白蒺藜　紫菀茸

方中鹿茸、菟丝子、肉苁蓉温肾阳，益精髓，固任止带；黄芪益气固摄；潼蒺藜、桑螵蛸涩精止带；肉桂、制附子温肾壮阳；白蒺藜疏肝祛风；紫菀茸温肺益肾。全方共奏温补肾阳，涩精止带之效。

若便溏者去肉苁蓉，加补骨脂、肉豆蔻涩肠止泻；小便清长或夜尿增多者，加益智仁、乌药、覆盆子以温肾缩尿；若带下如崩，加人参、鹿角霜、金樱子、巴戟天、煅牡蛎以补肾益气，涩精止带。

3. 阴虚夹湿证

主要证候：带下量或多或少，色黄或赤白相兼，质黏稠，或有臭气；阴部干涩，有灼热感或瘙痒，腰膝酸软，头晕耳鸣，五心烦热，咽干口燥，失眠多梦，或面部烘热，舌质红，苔少或黄腻，脉细数。

证候分析：肾阴不足，虚火内生，复感湿邪，损伤任带二脉，故致带下量多、色黄或赤白相兼、质黏稠、或有臭气；阴精亏虚，阴部失荣，则阴部干涩、有灼热感或瘙痒；肾为腰之府，脑为髓海，肾阴虚致腰膝、清窍失养，则腰膝酸软、头晕耳鸣；肾阴不足，虚热内生，故见五心烦热、咽干口燥；虚热扰乱心神，则见失眠多梦；阴虚不能制阳，虚阳上扰，则见面部烘热；舌质红、苔少或黄腻、脉细数，均为阴虚夹湿之征。

治法：滋阴益肾，清热止带。

方药：知柏地黄丸（见经行口糜）加芡实、金樱子。

知柏地黄丸滋阴降火，再加芡实益肾固精，健脾祛湿；金樱子固涩止带。诸药合用，共奏滋肾清热、除湿止带之功。

若带下较多者加乌贼骨、桑螵蛸固涩止带；若兼心烦失眠者，加柏子仁、酸枣仁、远志、麦冬以养心安神；若咽干口燥甚者，加沙参、玄参、麦冬养阴生津；兼头晕目眩者，加女贞子、旱莲草、龙骨、白菊花以滋阴清热，平肝潜阳。

4. 湿热下注证

主要证候：带下量多，色黄或呈脓性，质黏稠，有臭气，或带下色白质黏，呈豆渣样；外阴瘙痒，小腹作痛，脘闷纳呆，口苦口腻，小便短赤，舌质红，苔黄腻，脉滑数。

证候分析：湿热蕴结于下，或湿毒之邪直犯阴器胞宫，损伤任带二脉，故带下量多、色黄或呈脓性、质黏稠、有臭气，或带下色白、质黏、如豆渣样、阴痒；湿热阻遏下焦气机，故小腹作痛；湿热阻于中焦，见脘闷纳呆、口苦口腻；湿热郁于膀胱，则小便短赤；舌红、苔黄腻、脉滑数，均为湿热之征。

治法：清热利湿止带。

方药：止带方（《世补斋不谢方》）。

猪苓　茯苓　车前子　泽泻　茵陈　赤芍　丹皮　黄柏　栀子　牛膝

方中茯苓、猪苓、泽泻利水渗湿止带；赤芍、丹皮凉血活血；车前子、茵陈清热利水，使湿热之邪从小便而泄；黄柏、栀子泻热解毒，燥湿止带；牛膝引诸药下行，直达病所，以除下焦湿热。

若带下有臭味者，加土茯苓、苦参以清热燥湿；兼阴部瘙痒者，加苦参、蛇床子、黄柏清热杀虫止痒；腹痛者，加川楝子、延胡索以理气活血止痛。

若肝经湿热下注，带下量多，色黄或黄绿，质黏稠，呈泡沫状，有臭气，阴痒；烦躁易怒，口苦咽干，头晕头痛；舌边红，苔黄腻，脉弦滑。治宜清肝利湿止带，方用龙胆泻肝汤（《医宗金鉴》）。

5. 热毒蕴结

主要证候：带下量多，黄绿如脓，或赤白相兼，或五色杂下，质黏腻，臭秽难闻；小腹疼痛拒按，腰骶酸痛，口苦咽干，大便干结，小便短赤，舌质红，苔黄或黄腻，脉滑数。

证候分析：热毒损伤任带二脉，故带下量多、赤白相兼、或五色杂下；热毒蕴蒸，则带下质黏如脓、臭秽难闻；热毒蕴结，瘀阻胞脉，则小腹疼痛拒按、腰骶酸痛；热毒伤津，则见口苦咽干、尿黄便秘；舌红、苔黄或黄腻、脉滑数，均为热毒内蕴之象。

方药：五味消毒饮（《医宗金鉴》）加半枝莲、土茯苓、白花蛇舌草、败酱草、薏苡仁。

蒲公英　金银花　野菊花　紫花地丁　天葵子

方中蒲公英、金银花、野菊花、紫花地丁、天葵子清热解毒；加半枝莲、白花蛇舌草、土茯苓、薏苡仁、败酱草既能清热解毒，又可利水除湿。全方合用，共奏清热解毒、除湿止带之功。

若热毒盛者，可酌加丹皮、赤芍以凉血化瘀；小便淋痛兼有白浊者，加土牛膝、虎杖、车前子、甘草梢以清热解毒，利尿通淋。必要时，应中西医结合治疗。

【其他疗法】

1. **外洗法**　酌情选用洁尔阴、白黄苦参洗剂等。

2. **阴道纳药法**　洁尔阴泡腾片、甲硝唑栓、保妇康栓等，适用于各类阴道炎。

3. **热熨法**　用电灼、激光等作用于宫颈病变局部，使病变组织凝固、坏死、脱落、修复、愈合而达到治疗目的。适用于因宫颈炎而致带下者。

4. 中成药

（1）乌鸡白凤丸，适用于脾肾虚弱者。

（2）康妇炎胶囊，适用于湿热下注、湿毒蕴结者。

（3）参苓白术散，适用于脾虚湿盛者。

（4）金匮肾气丸，适用于肾阳虚者。

【预后与转归】

带下过多只要及时治疗，多可痊愈。若延误治疗，反复发作，可继发月经异常、癥瘕、不孕等。带下属生殖器官恶性肿瘤所致者，预后不良。

【预防与调摄】

1. 保持外阴清洁干燥，注意经期卫生，避盆浴、游泳，防止交叉感染。

2. 避免房劳多产及多次人工流产。

3. 饮食有节，调畅情志。

4. 定期进行妇科普查，发现病变及时治疗。

项目二　带下过少

带下量少，甚或全无，阴中干涩，伴有局部、全身症状者，称为"带下过少"。

妇女在绝经前后带下减少而无明显不适者，为生理现象，不作疾病讨论。

西医学的卵巢早衰、手术切除卵巢后、盆腔放疗后、严重卵巢炎、席汉综合征，以及长期服用某些药物等导致雌激素水平低落而见带下量少者，可参考本节论治。

【病因病机】

本病的主要病机是阴液不足，不能润泽阴户。

1. 肝肾亏损　先天禀赋不足，或房劳多产，或大病久病，或年老体弱，或七情内伤，均可致肝肾亏损，精亏血少，任带失养，不能滋润阴窍，发为带下过少。

2. 血枯瘀阻　素体脾胃虚弱，或产乳众多，或大病久病，或产后大出血，或经产感寒，均可致精亏血枯，瘀血内阻，阴精不得敷布胞宫、阴窍，发为带下过少。

【诊断要点】

1. 病史 有卵巢早衰、手术切除卵巢、盆腔放疗、盆腔炎症、反复流产、产后大出血或长期服用某些药物抑制卵巢功能等病史。

2. 症状 带下过少，甚至全无，阴道干涩、痒痛，甚至阴部萎缩；或伴性欲低下，性交疼痛，烘热汗出，月经错后、稀发，经量偏少、闭经，不孕等。

3. 检查

（1）妇科检查：阴道黏膜皱折明显减少或消失，或阴道壁变薄充血，分泌物极少，宫颈、宫体或有萎缩。

（2）辅助检查：阴道脱落细胞涂片、内分泌激素测定有助于诊断。

【辨证论治】

带下过少的治疗重在滋补肝肾之阴精，佐以养血、化瘀等。

1. 肝肾亏损证

主要证候：带下过少，甚至全无，阴部干涩灼痛，或伴阴痒，阴部萎缩，性交疼痛，甚则性交干涩困难；头晕耳鸣，腰膝酸软，烘热汗出，烦热胸闷，夜寐不安，小便黄，大便干结，舌红少苔，脉细数或沉弦细。

证候分析：肝肾亏损，精亏血少，不能润泽阴窍，发为带下过少；阴虚内热，灼津耗液，则带下更少、阴部萎缩、干涩灼痛、阴痒，伴见烘热汗出、烦热胸闷、夜寐不安、小便黄、大便干结；精血两亏，清窍、肾府失养，则头晕耳鸣、腰膝酸软；舌红少苔，脉细数或沉弦细等均为肝肾亏损之征。

治法：滋补肝肾，养精益血。

方药：左归丸（见崩漏）加紫河车、麦冬、知母。

若阴虚阳亢，头痛甚者，加天麻、钩藤、石决明以平肝潜阳；心火偏盛者，加黄连、青龙齿以清心安神；大便干结者，加玄参、何首乌以润肠通便。

2. 血枯瘀阻证

主要证候：带下过少，甚至全无，阴中干涩，阴痒；或面色无华，头晕眼花，心悸失眠，神疲乏力；或经行腹痛，经色紫暗，有血块，肌肤甲错，或下腹有包块，舌质暗，边有瘀点瘀斑；脉细涩。

证候分析：精亏血枯，瘀血内阻，阴津不得敷布，则带下过少甚至全无、阴中干涩、阴痒；血虚不能荣养头面心神，则头晕眼花、面色无华、心悸失眠、神疲乏力；瘀血内阻，气机不畅，则经行腹痛、经色紫暗，伴有血块；瘀血内阻，肌肤失养，则肌肤甲错；

舌质淡暗，边有瘀点瘀斑，脉细涩均为血枯瘀阻之象。

治法：补血益精，活血化瘀。

方药：小营煎（《景岳全书·新方八阵》）加丹参、桃仁、牛膝。

当归　白芍　熟地黄　山药　枸杞子　炙甘草

方中当归、白芍养血润燥；熟地、枸杞子滋阴养血填精；山药健脾滋肾；炙甘草益气健脾。加丹参、桃仁活血祛瘀；牛膝引药下行。全方共奏补血益精，活血行气之功。

大便干结者，加火麻仁、制首乌以润肠通便；小腹疼痛甚者，加五灵脂、延胡索以活血化瘀止痛；下腹有包块者，加鸡血藤、三棱、莪术以活血消癥。

【预后与转归】

带下过少属于内分泌功能低下引起者，经治疗多可好转，因卵巢器质性损伤所致者疗效较差。

【预防与调摄】

1.及早预防、诊断和治疗可导致卵巢功能减退的原发病。

2.调节情志，保持心情愉悦。

3.重视饮食调理，可适当增加豆制品、瘦肉等的摄入。

【病案举例】

张某，女，37岁。2010年1月11日初诊。

患者近3个月因工作繁忙，饮食不规律自感白带明显增多、色白、质稀、绵绵不断、无臭味，伴小腹坠胀不适、腰骶酸困、易感疲倦、纳少、睡眠可、大便不爽。平素月经周期为23～24天，6天干净，量中等、色暗红，末次月经为2010年1月3日。孕4产2人流2。舌质淡，苔白，脉缓弱。

妇科检查未见异常。配偶精液检查正常。

诊断：带下病。

辨证：脾虚肾亏，任带失固。

治法：健脾固肾，升阳除湿。

处方：陈皮　狗脊各15g　党参　黄芪　苍术　茯苓　车前子（另包）　金樱子　海螵蛸各15g　白术20g　山药30g　炙甘草6g

每日1剂，服7剂。

2010年1月18日二诊：带下量有所减少，近几日白带清亮有拉丝，自觉精力稍好，大便较前畅，但仍感小腹坠胀、腰酸。守上方加杜仲 15g，强腰固肾；黄芪加至 30g，以增升阳举陷之力。每日 1 剂，服 7 剂。

2010 年 1 月 26 日三诊：带下已基本正常，小腹坠胀不适及腰酸症状消失，守上方继续巩固治疗 1 周。嘱平时勿过劳累，慎戒房事，忌食生冷肥甘，保持心情舒畅，以防病情复发。(《胡玉荃妇科临证精粹》)

考纲摘要

1. 带下过多的定义，病因病机，辨证要点及治法方药。
2. 带下过多的外治法及预防与调摄。
3. 带下过少的定义，病因病机及辨证论治。

复习思考

1. 什么是带下病？如何区分生理性带下和病理性带下？
2. 带下过多的病因病机特点是什么？
3. 带下过多分哪几型？各型的治法方药是什么？
4. 带下过少的主要病机和治疗原则是什么？

扫一扫，知答案

扫一扫，看课件

模 块 九

妊娠病

【学习目标】

1. 熟悉妊娠病的定义、治疗原则和用药宜忌。

2. 了解妊娠病的病因病机。

妊娠期间发生与妊娠有关的疾病，称"妊娠病"。临床常见的妊娠病有妊娠恶阻、妊娠腹痛、胎漏、胎动不安、堕胎、小产、滑胎、胎萎不长、异位妊娠、子满、子肿、子晕、子痫、子淋等。

妊娠病的常见病因有外感六淫、情志内伤、房事不节、劳逸过度、跌仆闪挫及体质因素等，其发病机理有四：一是阴虚阳亢：孕后阴血下聚冲任养胎，孕妇机体处于阴血偏虚、阳气偏亢的生理状态，易致妊娠恶阻、子晕、子痫等症；二是肾虚不固：胞脉系于肾，肾气亏损，无力系胞，则胎元不固，易致胎漏、胎动不安、堕胎、小产、滑胎等；三是脾虚血少：脾胃为后天之本，气血生化之源，而胎赖血养气载，若气血虚弱，胎失载养，可致胎漏、胎动不安、堕胎、小产、滑胎、胎萎不长等；四是胎阻气机：由于胎体渐大，影响气机的升降，使气机阻滞，气滞则痰湿内停，可致妊娠心烦、子满、子肿、子晕等。

妊娠病在运用中医的四诊八纲进行诊断同时，还应结合现代医学的检查方法，动态观察胎儿的发育情况。

妊娠病的治疗原则是治病与安胎并举，若因母病而致胎动不安者，重在治疗母病，病去则胎自安；因胎不安而致母病者，重在安胎，胎安则母病自愈。安胎之法以补肾健脾，清热养血为主；补肾为固胎之本，使胎有所系；健脾乃益气血之源，则胎有所养，本固血足则胎自安；孕后易生热，热清则胎安。

妊娠期间用药宜慎重，凡峻下、滑利、祛瘀、破血、耗气、散气以及一切有毒药品，均宜慎用或禁用。如病情需要可适当选用，但须严格掌握剂量，"衰其大半而止"，以免伤胎。

若胎元不正、胎殒难留、胎死不下或孕妇病情不适合继续妊娠者，宜速下胎以益母。

项目一　妊娠恶阻

扫一扫，看课件

【学习目标】

1. 掌握妊娠恶阻的定义、各证型的辨证要点和治法方药。

2. 熟悉妊娠恶阻的病因病机、治疗原则。

3. 了解妊娠恶阻的预防与调摄。

妊娠期间出现严重的恶心呕吐，头晕厌食，甚则食入即吐者，称为"妊娠恶阻"，又称"妊娠呕吐""阻病"等。

西医学的妊娠剧吐可参照本病辨证治疗。

【病因病机】

本病的主要病机是冲气上逆，胃失和降。常由脾胃虚弱，肝胃不和所致。

1. 脾胃虚弱　素体脾胃虚弱，或饮食不节、或忧思过度等损伤脾胃。孕后血聚冲任养胎，冲脉气盛，而冲脉隶于阳明，若脾胃素虚，冲气乘虚上逆犯胃，胃失和降，则致恶阻。

2. 肝胃不和　平素性躁多怒，肝火偏旺；孕后血聚养胎，肝血不足，肝火愈旺，且冲脉气盛，而冲脉附于肝，隶于阳明，冲气夹肝火上逆犯胃，胃失和降而发恶阻。

【诊断要点】

1. 病史　有停经史、早孕反应。

2. 症状　多见于初孕妇，呕吐逐渐加重，甚至食入即吐，不食也吐，重者呕吐物含胆汁、咖啡样物，精神萎靡，体重减轻，皮肤、黏膜干燥，双眼凹陷，体温升高，脉搏加快，甚至出现黄疸、血压下降、嗜睡或昏迷等。

3. 检查

（1）妇科检查：子宫增大变软呈妊娠子宫。

（2）辅助检查：尿妊娠试验阳性；为识别病情轻重和判断预后，还应酌情进行尿酮体、体温、脉搏、血压、电解质、肝肾功及心电图的检查。

【鉴别诊断】

与葡萄胎鉴别　葡萄胎者出现剧烈呕吐的同时，可伴有不规则阴道出血或有腹痛；妇科检查子宫增大超出停经月份；血 β-HCG 异常升高，B 超显示宫腔内充满雪片样影像，无妊娠囊或胎儿影像，无胎心搏动。

本病还需与妊娠期合并病毒性肝炎、妊娠合并急性阑尾炎相鉴别。

【辨证论治】

本病的辨证主要根据呕吐物的性状（色、质、气味），结合全身证候、舌脉进行综合分析。

本病的治疗以调气和中，降逆止呕为主。用药当兼固胎元，并应注意饮食和情志的调节。中、重度病人可采用中西医结合治疗，给予输液以纠正酸中毒及电解质紊乱。如病情仍不见好转，应考虑治疗性终止妊娠。

1. 脾胃虚弱证

主要证候：妊娠早期，恶心呕吐不食，甚则食入即吐，口淡无味，呕吐清涎；头晕体倦，神疲嗜睡，脘痞腹胀，舌淡，苔白，脉缓滑无力。

证候分析：脾胃素虚，升降失司，孕后阴血下聚养胎，冲气上逆犯胃，胃失和降，故恶心呕吐不食，甚或食入即吐；脾胃虚弱，运化失司，因而脘痞腹胀、口淡无味、呕吐清涎；中阳不振，清阳不升，则头晕体倦、神疲嗜睡；舌淡、苔白、脉缓滑无力均为脾胃虚弱之征。

治法：健脾和胃，降逆止呕。

方药：香砂六君子汤（《名医方论》）。

人参　白术　茯苓　甘草　半夏　陈皮　木香　砂仁　生姜　大枣

方中党参、白术、茯苓、甘草、大枣健脾养胃；半夏、砂仁、生姜温胃降逆止呕；木香、陈皮理气和中。全方补脾胃，降逆气，使呕吐得止。

方中半夏为妊娠禁忌药，使用时应特别慎重。若素有堕胎、小产、滑胎病史，或出现腰酸腹痛，阴道少量出血等胎动不安症状时，宜去半夏，加续断、桑寄生、杜仲、菟丝子等固肾安胎。

若脾胃虚寒，脘腹冷痛者，加丁香、白豆蔻以温胃止痛；若吐甚伤阴，口干便秘者，宜去木香、砂仁，酌加玉竹、麦门冬、石斛等养阴清热；若孕妇唾液分泌量异常增多，时时流涎者，古称"脾冷流涎"，可酌加益智仁、白豆蔻温脾化饮，摄涎止唾；胸中痞闷者，可酌加瓜蒌、枳壳。

2. 肝胃不和证

主要证候：妊娠呕吐酸水、苦水，甚则咖啡样物；胸胁满闷，嗳气叹息，头胀而晕，烦渴口苦，舌红，苔黄燥，脉弦滑数。

证候分析：孕后冲气夹肝火上逆犯胃，又肝胆相表里，则呕吐酸水、苦水，甚至咖啡样物；肝火上逆，上扰清窍，则头胀而晕、烦渴口苦；肝气郁结，则胸胁满闷、嗳气叹息；舌红，苔黄燥，脉弦滑数均为肝热内盛之征。

治法：清肝和胃，降逆止呕。

方药：苏叶黄连汤（《温热经纬》）酌加竹茹、陈皮、半夏、乌梅。

苏叶 黄连

方中苏叶理气和胃；黄连苦寒清热以降胃气。加竹茹、陈皮、半夏佐苏叶降逆止呕；乌梅生津抑肝。全方共奏清肝和胃，降逆止呕之效。

若呕甚伤津，五心烦热，舌红口干者，酌加石斛、玉竹、沙参以养阴清热；便秘者，酌加胡麻仁、瓜蒌仁润肠通便。若头晕头胀明显者，加菊花、钩藤、石决明、夏枯草以平肝清热。

若呕吐不止，出现气阴两亏重症，宜用生脉散（《内外伤辨惑论》）合增液汤（《温病条辨》）以益气养阴，和胃止呕，并配合西医输液治疗。

【其他疗法】

1. 穴位吸引法 用穴位吸引器或中号火罐，吸住患者中脘穴后，再进食或服药，食后15～30分钟放去负压，能防止呕吐。

2. 敷脐疗法 丁香、半夏加生姜汁熬膏敷脐能防止呕吐。

【预后与转归】

本病大多预后良好，若体温升高达38℃以上，心率超过120次/分，持续出现黄疸、蛋白尿、精神萎靡时，应考虑终止妊娠。

【预防与调摄】

1.饮食宜清淡而富有营养，少吃多餐；汤药宜浓煎，少量频服；禁辛辣、油腻及生冷之品；勿空腹或过饱。

2.解除思想顾虑，保持心情愉快。

3.妊娠剧吐，尿酮体阳性者，宜卧床休息，暂禁食，给予输液，记液体出入量，呕吐好转后改少量流质。

考纲摘要

1. 妊娠病的定义、发病机理、治疗原则及用药的注意事项。

2. 妊娠恶阻的定义及辨证论治。

复习思考

1. 简述妊娠病的治疗原则及用药禁忌。

2. 妊娠恶阻分哪几型？各型的主要证候、治法和方药是什么？

扫一扫，知答案

扫一扫，看课件

项目二　妊娠腹痛

【学习目标】

1. 掌握妊娠腹痛的定义、各证型的辨证要点和代表方剂。

2. 熟悉妊娠腹痛的病因病机、鉴别诊断。

3. 了解妊娠腹痛的预防与调摄。

妊娠期间，因胞脉阻滞或失养，气血运行不畅而发生小腹疼痛者，称为"妊娠腹痛"，亦称"胞阻"。

妊娠腹痛属于西医学"先兆流产"的症状之一。

【病因病机】

本病发病机理主要是胞脉阻滞，气血运行不畅，不通则痛；或胞脉失养，不荣而痛。

1. 血虚　孕妇素体血虚，或失血过多，或脾虚化源不足。孕后血聚养胎，血虚益甚，胞脉失养而致腹痛。

2. 虚寒　孕妇素体阳虚，阴寒内生，凝滞气血，胞脉受阻，不通则痛；或胞脉失于温煦濡养，不荣而痛。

3. 气滞　孕妇素性抑郁，或为情志所伤，使肝失条达，气血不畅，胞脉不畅，不通而痛。

【诊断要点】

1. 病史　有停经史及早孕反应。

2. 症状 妊娠期间出现小腹部绵绵作痛，或冷痛不适，或小腹连及胁肋胀痛。无阴道流血、小腹下坠等现象。

3. 检查

（1）孕期检查：妊娠子宫，大小与停经月份相符，腹部柔软不拒按。

（2）辅助检查：做血常规、B 超等检查，以排除其他疾病引起的腹痛。

【鉴别诊断】

1. 异位妊娠 异位妊娠未破损前，也会出现一侧下腹隐痛，行阴道 B 超，结合血 β –HCG 检查等，可协助鉴别诊断；若已破损，则伴有阴道出血。

2. 胎动不安 胎动不安之腹痛常伴有腰酸、小腹坠胀，或伴少量阴道出血。

【辨证论治】

本病应根据腹痛的性质，结合兼证及舌脉辨其寒热虚实。治疗应本着"虚则补之，实则行之"的原则，以调理气血、止痛安胎为主。

1. 血虚证

主要证候：妊娠小腹绵绵作痛，按之痛减，头晕目眩，心悸怔忡，失眠多梦，面色萎黄，舌淡，苔薄白，脉细滑。

证候分析：素体血虚，孕后血聚胞宫养胎而愈虚，胞脉失养则小腹绵绵作痛；血虚髓海失养则头晕目眩；血不养心则心悸怔忡；心神失养则少寐多梦；血虚不能上荣于面，故面色萎黄。舌淡、苔薄白、脉细滑为血虚有孕之象。

治法：补血养血，止痛安胎。

方药：当归芍药散（《金匮要略》）去泽泻，加制首乌、桑寄生。

当归 白芍 川芎 白术 茯苓 泽泻

方中当归、川芎养血和血；白芍养血敛阴；茯苓、白术健脾以益气血生化之源；泽泻因渗利伤津，故不用。加制首乌、桑寄生养血滋肾固胎。全方共奏补血养血，止痛安胎之效。

若血虚甚者，加枸杞子、制首乌、阿胶以滋补精血，濡养胞脉；心悸失眠甚者，酌加酸枣仁、龙眼肉、五味子养血安神。

2. 虚寒证

主要证候：孕后小腹冷痛，喜温喜按，得热痛减。形寒肢冷，面色㿠白，倦怠乏力，纳少便溏，舌淡，苔白滑，脉沉细滑。

证候分析：素体阳虚，阴寒内盛，孕后胞脉失于温煦濡养，气血运行受阻，故小腹冷痛、喜温喜按、得热痛减；阳气不能外达，故形寒肢冷，面色㿠白，中阳不振，则倦怠乏力、纳少便溏。舌淡，苔白滑，脉沉细滑均为虚寒之征。

治法：暖宫止痛，养血安胎。

方药：胶艾汤（《金匮要略》）。

阿胶 艾叶 当归 川芎 白芍 干地黄 甘草

方中艾叶暖宫止痛；阿胶、地黄、当归、川芎养血滋阴；白芍、甘草缓急止痛。全方具养血温经，缓急止痛之功。

若肾阳虚，兼腰膝酸痛者，加杜仲、巴戟天、补骨脂以温肾助阳；若食少便溏者，加白术、砂仁以健脾除湿。

3. 气滞证

主要证候：妊娠后小腹胸胁胀痛，或少腹胀痛，情志抑郁，嗳气吐酸，或烦躁易怒，舌红，苔薄黄，脉弦滑。

证候分析：素性忧郁，孕后肝血不足，肝失条达，气机不畅，胞脉气血阻滞，故小腹胸胁胀痛，或少腹胀痛；气郁无以宣达，气机不畅，故情志抑郁；肝郁化火，则烦躁易怒、嗳气吐酸。舌红，苔薄黄，脉弦滑均为肝郁气滞之征。

治法：疏肝解郁，止痛安胎。

方药：逍遥散（见"月经先后无定期"）加苏梗、陈皮。

方中逍遥散疏肝健脾，加苏梗、陈皮理气和中。全方共奏疏肝解郁，理气止痛之效。

若郁而化热者，出现口苦、咽干者，加栀子、黄芩以清肝泻火；若小腹胀甚者，加香附、乌药、陈皮疏肝理气止痛。

【预后与转归】

妊娠腹痛经过适当的治疗和调护多可缓解。若治疗后腹痛不减轻者，可发展为胎动不安或堕胎、小产。

【预防与调摄】

1. 保持心情舒畅，避免精神刺激。

2. 慎起居，注意保暖防寒，禁房事。避免过劳、持重、登高、剧烈运动。

3. 饮食宜清淡、易消化且富于营养，忌辛辣、生冷之品。

4. 保持大便通畅。若大便秘结者，每日早晚服蜂蜜1匙，或用麻仁丸润肠通便，禁用攻泻药。

5. 注意观察病情发展。若腹痛加剧，腰酸腹坠，阴道流血时，需防流产。

妊娠腹痛的定义、病因病机、鉴别诊断及辨证论治。

复习思考

何谓妊娠腹痛？分哪几型？各型的治法和代表方剂是什么？

扫一扫，知答案

扫一扫，看课件

项目三　异位妊娠

【学习目标】

1. 掌握异位妊娠的定义、诊断与鉴别诊断。

2. 熟悉异位妊娠各型主要证候、治法和代表方剂。

3. 了解异位妊娠的预后转归、预防与调摄。

受精卵在子宫体腔以外着床发育者，称为"异位妊娠"，俗称"宫外孕"，但两者含义有所不同。宫外孕是指子宫以外的妊娠，如输卵管妊娠、卵巢妊娠、腹腔妊娠、阔韧带妊娠；异位妊娠包括宫颈妊娠、间质部妊娠及子宫残角妊娠。

输卵管妊娠最常见，约占异位妊娠的95%。本项目主要讨论输卵管妊娠。

【病因病理】

1. 西医病因病理

凡可使受精卵运行至宫腔受阻或延迟的因素，均能引起异位妊娠。慢性输卵管炎症是输卵管妊娠最常见的病因，其他如输卵管发育不良或功能异常、宫内节育器避孕失败、受精卵游走、输卵管周围肿瘤、子宫内膜异位症等也可导致异位妊娠。

输卵管妊娠进一步发展可有以下病理表现：

（1）输卵管妊娠流产：多见于输卵管壶腹部妊娠，流产多在妊娠8～12周。受精卵种植在输卵管黏膜皱襞内，由于输卵管妊娠时管壁形成的蜕膜不完整，常易发生流产。

（2）输卵管妊娠破裂：多见于输卵管峡部妊娠，破裂多在妊娠6周左右。当囊胚生长最后穿破浆膜，导致了输卵管妊娠破裂。短期内因大量内出血可导致休克，亦可因反复出血，在盆腔和腹腔内形成血肿。若血肿不能及时消散而机化粘连，临床上常称为"陈旧性宫外孕"。

（3）继发性腹腔妊娠：输卵管妊娠流产或破裂，偶尔可有存活者。若附着于原位或排至腹腔后重新种植而获得营养，可继续生长发育，形成继发腹腔妊娠。

2. 中医病因病机

异位妊娠的病因病机为气虚血瘀，或气滞血瘀，或湿热瘀结，导致冲任、胞脉不畅，使孕卵异位着床，以致脉络破损，血溢少腹。

【诊断】

1. 病史 有停经史及早孕反应。但临床上约有 20% 的患者无明显停经史。

2. 临床表现

（1）腹痛：输卵管妊娠未发生流产或破裂前，常表现为一侧下腹部隐痛或酸胀感。当其流产或破裂时，患者可突感一侧下腹部撕裂样剧痛，或很快波及全腹。

（2）不规则阴道流血：胚胎死亡后，常有不规则阴道流血，量少，色深褐，有的可伴有蜕膜管型或蜕膜碎片排出。

（3）晕厥与休克：若腹腔内急性大出血和剧烈疼痛，可引起晕厥与休克。若腹腔内血肿吸收不全，则可形成腹部包块。

3. 检查

（1）妇科检查：输卵管妊娠流产或破裂者，阴道后穹隆饱满、触痛。宫颈有明显抬举痛和摇摆痛。子宫稍大而软。内出血多时，子宫有漂浮感。子宫一侧或后方可触及肿块，大小不定，边缘不清，触痛明显。

（2）腹部检查：下腹部可有压痛及反跳痛，患侧更明显。内出血量多时，腹部叩诊有移动性浊音。有些可在下腹部触及包块。

（3）实验室检查：胚胎存活时，β-HCG 可为阳性，但较宫内妊娠水平低，β-HCG 阴性不能完全排除异位妊娠。

（4）超声检查：未破损前，B 超检查宫腔内空虚，而宫旁出现孕囊。破损后，B 超显示腹腔内存在无回声暗区、或直肠子宫陷凹处积液暗区像。

（5）其他检查：阴道后穹隆穿刺术、子宫内膜病理检查、腹腔镜检查等可协助诊断。

【鉴别诊断】

1. 黄体破裂 多发生于排卵后期，一般无停经史。子宫大小正常，一侧附件压痛，但无肿块，β-HCG 阴性，与异位妊娠可鉴别。

2. 宫内妊娠流产 流产之腹痛系下腹中央阵发性坠痛，腹部无压痛、反跳痛；可有胚胎组织排出，B 超检查或可见宫内妊娠囊。

输卵管妊娠还应与妊娠合并卵巢囊肿蒂扭转、子宫内膜异位症、盆腔炎症、急性阑尾

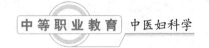

炎等引起的腹痛鉴别。

【辨证论治】

药物保守治疗需在有输液、输血及手术准备的条件下才能进行，且治疗过程中随时关注杀胚效果。中医辨证多属少腹血瘀，治法以活血化瘀为主。

1. 未破损期

主要证候：患者停经后可有早孕反应，或有一侧下腹隐痛，舌质正常，苔薄白，脉弦滑。妇科检查可触及一侧附件有软性包块、压痛。妊娠试验阳性。B超检查宫腔内空虚，而宫旁出现孕囊。

证候分析：患者妊娠，故有早孕反应，妊娠试验阳性；孕卵于输卵管内着床发育，尚未破裂，胞络阻滞，故患侧附件有包块、压痛；脉弦滑为妊娠瘀阻之征。

治法：活血化瘀，消癥杀胚。

方药：宫外孕Ⅱ号方（山西医学院附属第一医院）。

丹参　赤芍　桃仁　三棱　莪术

方中丹参、赤芍、桃仁活血化瘀；三棱、莪术行气破血，消癥散结。可同时用天花粉蛋白注射液，但必须严格遵守使用程序，防止过敏反应。可加蜈蚣、全蝎、紫草、三七化瘀杀胚。

2. 已破损期　早期输卵管妊娠破损后时间不长，内出血不多，可在严密观察下药物保守治疗，其指征是：①破损后24～48小时血压、脉搏稳定。②B超检测直肠子宫陷凹可见不规则液性暗区，最深不超过20mm，估计出血量在200mL以下。

主要证候：腹痛拒按，腹部有压痛及反跳痛，未见进行性加重，或逐渐减轻，或兼有少量阴道流血，舌红苔薄，脉细滑。

证候分析：脉络破损，络伤血溢，血不循经而成瘀，瘀血阻滞不通，则腹痛拒按；瘀血内阻，新血不得归经，故有少量阴道流血；气血未见大伤，脉道不充，故脉细滑。

治法：化瘀止血，杀胚消癥。

方药：宫外孕Ⅰ号方（山西医学院附属第一医院）。

丹参　赤芍　桃仁

丹参、赤芍、桃仁活血化瘀以消积血，可酌情加炒蒲黄、三七、茜草化瘀止血；蜈蚣、紫草杀胚消积。若兼气血两虚，心悸气短者，酌加党参、黄芪、当归以益气养血。若瘀久化热，可加银花、连翘、黄芩等清解郁热。

在治疗过程中应严密观察病情变化，注意再次发生内出血的可能，做好抢救休克及手术准备。一旦输卵管妊娠流产或破损后引起大出血而致休克时，应立即抢救休克和进行手术。抗休克可配合中药治疗，如生脉注射液、参麦注射液、参附注射液等益气养阴、回阳救逆。

3. 包块期 指输卵管妊娠流产或破损后，腹腔内出血较少，或出血速度减慢，杀胚成功，病人无休克表现，内出血积于盆腔一周以上，已形成血肿包块，妊娠试验阴性。

主要证候：腹痛逐渐减轻，可有下腹胀痛或坠胀，腹腔血肿包块形成，阴道出血逐渐停止或已经停止，舌暗，苔薄，脉细涩或弦涩。

证候分析：异位妊娠流产或破裂，络伤血溢少腹，日久瘀积而形成腹腔血肿包块。癥瘕阻滞，气机不畅，则下腹胀痛或坠胀。舌暗，苔薄，脉细涩或弦涩均为瘀血内阻之征。

治法：活血化瘀，消癥散结。

方药：宫外孕Ⅱ号方（见未破损期）。

日久积块坚牢，酌加穿山甲、鳖甲、牡蛎、水蛭、䗪虫、海藻、昆布等增强破瘀活络、软坚散结之力。

【其他疗法】

1. 中成药 可选用血府逐瘀口服液、大黄䗪虫丸口服，按照说明应用。

2. 外敷法 消癥散外敷：千年健60g，川断120g，追地风、花椒各60g，五加皮、白芷、桑寄生各120g，艾叶500g，透骨草250g，羌活、独活各60g，赤芍、归尾各120g，血竭、乳香、没药各60g。上药共为末，每250g为一份，纱布包，蒸15分钟，趁热外敷，每日1～2次，10天为1个疗程，可促进包块吸收。

3. 中药保留灌肠 紫草30g，蜈蚣2g，怀牛膝10g，丹参15g，赤芍12g，桃仁10g，当归10g，天药粉30g，三棱10g，胆南星30g。水煎150mL保留灌肠，每日1次，有活血化瘀、消癥杀胚、散结止痛的作用。

【预后与转归】

异位妊娠的预后常因发生的部位、诊治早晚而不同。及早诊治预后较好，尚可保留生育能力。若腹腔内出血严重，治疗抢救不及时，则可危及生命。此外，约有10%的患者可再次发生异位妊娠，50%～60%的患者可继发不孕。

【预防与调摄】

1. 积极预防和治疗输卵管炎症、盆腔炎症、盆腔肿瘤、子宫内膜异位症等疾病。

2. 保守治疗过程中要绝对卧床休息，稳定情绪，保持大便通畅，避免突然变换体位。异位妊娠术后或保守治疗后应积极控制炎症，以防再次发生本病。

扫一扫，知答案

扫一扫，看课件

考纲摘要

1. 异位妊娠的定义。

2. 异位妊娠的诊断及治疗。

复习思考

1. 什么叫异位妊娠？

2. 异位妊娠的临床表现有哪些？

3. 异位妊娠各证型的主要证候、治法和方药分别是什么？

项目四 胎漏、胎动不安

【学习目标】

1. 掌握胎漏、胎动不安的定义、各型的辨证要点、治法方药。

2. 熟悉胎漏、胎动不安的病因病机、诊断与鉴别诊断。

3. 了解胎漏、胎动不安的预后转归、预防与调摄。

妊娠期阴道少量出血，时下时止，或淋漓不断，而无腰酸腹痛者，称为"胎漏"，亦称"胞漏"或"漏胎"。妊娠期出现腰酸腹痛，胎动下坠，或伴阴道少量流血者，称为"胎动不安"，又称"胎气不安"。

西医学先兆流产和前置胎盘的出血，可参照本病辨证论治。

【病因病机】

本病主要机理是冲任气血失调，胎元不固。

1. 肾虚 素体肾虚，或久病大病，或孕后房事不节，或惊恐伤肾，或产乳众多，损伤肾气，肾虚则封藏失职，导致冲任不固，不能系胎、养胎、摄血，以致胎漏、胎动不安。

2. 气血虚弱 素体气血虚弱，或饮食不节，或思虑劳倦太过，或大病久病，使脾气损伤，气血化源不足，气虚则冲任不固，胎失所载，血虚则胎失所养，以致胎漏、胎动不安。

3. 血热 素体阳盛，或七情郁结化热，或外感邪热，或过食辛燥助阳之品，或阴虚生内热，热扰冲任，迫血妄行，损伤胎气，以致胎漏、胎动不安。

4.外伤 孕后起居不慎，跌仆闪挫，或登高持重，或劳力过度，使气血逆乱，冲任失调，不能载胎养胎，以致胎漏、胎动不安。

5.癥瘕伤胎 素有癥瘕之疾，瘀阻胞脉，孕后冲任气血瘀滞，胞脉、胎元受损，血不归经，胎失载养，以致胎漏、胎动不安。

此外，某些药物或手术所伤，导致冲任气血失调，胎元不固，亦可引起胎漏、胎动不安。

【诊断】

1.病史 有停经史，可有早孕反应。或孕前有月经不调、堕胎、小产、人工流产、癥瘕等病史，或孕后有外伤、负重史。

2.临床表现 妊娠期间，出现阴道少量出血，时下时止，而无明显的腰酸、腹痛者，为胎漏。腰酸、下腹坠胀隐痛，或伴有阴道不规则少量出血者，为胎动不安。

3.检查 宫口闭，胎膜未破，子宫大小与停经月份相符。尿妊娠试验阳性；B超检查提示宫内胚胎或胎儿存活（即同宫内孕活胎表现）。

【鉴别诊断】

1.妊娠腹痛 有小腹疼痛、下坠，阴道出血，无腰酸。

2.堕胎、小产 有胚胎组织死亡或排除，B超有助于诊断。

3.葡萄胎 葡萄胎可有水泡状物随血排出，B超有助于诊断。

4.异位妊娠 异位妊娠一旦破损时，常伴有一侧下腹部剧烈的撕裂样疼痛，或伴有晕厥和休克。妇科检查、B超检查及后穹隆穿刺术等有助于诊断。

此外，本病阴道出血还应与宫颈息肉、宫颈柱状上皮异位等宫颈原因引起的出血相鉴别。

【辨证论治】

本病在辨证论治时，应首先确诊胚胎是否存活，然后根据阴道流血的量、色、质和腰酸腹痛的性质、程度，结合兼症、舌脉等进行综合分析辨证。

治疗大法以补肾固冲、安胎止血为主，辅以益气、养血、清热等法。遣方用药不宜过用滋腻、温燥、苦寒之品，以免有碍胎元。

1.肾虚证

主要证候：妊娠期间，腰酸腹痛，胎动下坠，或伴阴道少量流血，色暗淡；头晕耳鸣，小便频数，或曾屡有堕胎，舌淡暗，苔薄白，脉沉细而滑。

证候分析：肾虚冲任不固，不能系胎摄血，故见腰酸腹痛、胎动下坠，或有阴道少量流血、色暗淡；肾虚髓海不足，故头晕耳鸣；肾虚气化不利，膀胱失约，故小便频数；肾虚冲任不固，无力系胎，故屡有堕胎；舌淡暗，苔薄白，脉沉细而滑均为肾虚之征。

治法：补肾固冲，养血安胎。

方药：寿胎丸（《医学衷中参西录》）加党参、白术。

菟丝子　桑寄生　续断　阿胶

方中菟丝子补肾益精，固冲安胎，桑寄生、续断固肾强腰，安胎止血，阿胶养血止血。加党参、白术健脾益气，固冲安胎。

若阴道出血较多或时间较长者，加旱莲草、白及、乌贼骨止血安胎；若小腹下坠明显者，加黄芪、升麻益气安胎；若腹痛明显加白芍、甘草以缓急止痛；若腰痛明显加杜仲、狗脊强腰壮骨；若夜尿多者，加益智仁、覆盆子温肾固摄。

若肾阴虚者，兼有手足心热、面赤唇红、口燥咽干、舌红、少苔、脉细滑而数等症，治宜滋阴补肾、固冲安胎，方用寿胎丸加熟地黄、山茱萸、地骨皮。若肾阳虚者，兼有腰痛如折、畏寒肢冷、小便清长、面色晦暗等症，治宜补肾助阳、固冲安胎，方用补肾安胎饮（《中医妇科治疗学》：人参、白术、杜仲、续断、益智仁、阿胶、艾叶、菟丝子、补骨脂、狗脊）。

2.气血虚弱证

主要证候：妊娠期间，阴道少量流血，色淡红，质清稀；或腰酸腹痛，胎动下坠，精神倦怠，气短懒言，面色㿠白，头晕眼花，心悸失眠，舌淡，苔薄白，脉细滑或缓滑。

证候分析：气虚冲任不固，胎失所载所养，故孕后腰酸腹痛、阴道少量流血；气虚生化不足，故血色淡红、质清稀；气虚升举无力，故胎动下坠；气虚中阳不振，故精神倦怠、气短懒言；血虚不能上荣清窍，故头晕眼花；血虚心神失养，故心悸失眠；血虚不能充养肌肤，故面色㿠白；舌淡，苔薄白，脉细滑或缓滑均为气血虚弱之征。

治法：益气养血，固肾安胎。

方药：胎元饮（《景岳全书》）去当归，加黄芪、阿胶。

人参　当归　杜仲　白芍　熟地黄　白术　陈皮　炙甘草

方中人参、黄芪、白术、炙甘草健脾益气安胎，白芍、熟地黄、阿胶滋阴养血止血，杜仲补肾安胎；陈皮理气和中，使熟地黄、阿胶补而不滞。

3.血热证

主要证候：妊娠期间，阴道下血，色鲜红或紫红，质稠；或腰酸腹痛，胎动下坠，心烦少寐，面红唇赤，渴喜冷饮，便秘溲赤，舌红，苔黄，脉滑数。

证候分析：邪热内盛，热扰冲任，迫血妄行，损伤胎气，故阴道下血、色鲜红或紫红、质稠、或腰酸腹痛、胎动下坠；热扰心神，故心烦少寐；热邪上扰，故面红唇赤；热伤津液，故渴喜冷饮、便秘溲赤；舌红，苔黄，脉滑数均为邪热内盛之征。

治法：清热凉血，固冲安胎。

方药：保阴煎（见"月经过多"）。

方中生地黄、熟地黄滋阴养血；白芍养血敛阴；黄芩、黄柏清热泻火安胎；山药益气养阴、补脾肺肾；续断固肾安胎。

若下血较多者，酌加旱莲草、苎麻根、阿胶养阴凉血止血；腰痛甚者，酌加菟丝子、桑寄生、杜仲固肾安胎。

4. 外伤证

主要证候：妊娠期间，跌仆闪挫，或劳力过度，继发腰腹疼痛，胎动下坠，或伴阴道流血，精神倦怠，脉滑无力。

证候分析：孕后起居不慎，或跌仆闪挫，或过劳所伤，以致气血失调，冲任失调，胞脉、胎元损伤，胎元不固，故腰腹疼痛、胎动下坠；气血失调，冲任不固，故阴道流血；气耗血伤，则精神倦怠、脉滑无力。

治法：益气养血，固肾安胎。

方药：加味圣愈汤（《医宗金鉴》）。

人参　黄芪　当归　白芍　川芎　熟地黄　杜仲　续断　砂仁

方中四物汤养血和血；人参、黄芪补中益气，使气充血足，胎元自固；杜仲、续断固肾安胎；砂仁理气安胎。

若阴道流血量多者，去当归、川芎之辛窜动血，酌加阿胶、艾叶炭养血止血安胎。

5. 癥瘕伤胎证

主要证候：宿有癥瘕，孕后阴道不时少量下血，色红或暗红；胸腹胀满，少腹拘急，甚则腰酸，胎动下坠，舌暗红或边尖有瘀斑，苔白，脉沉弦或沉涩。

证候分析：妇人宿有癥瘕，瘀血阻滞胞脉，孕后冲任气血瘀滞，血不归经，故阴道不时少量下血、色红或暗红；冲任气血瘀滞，胞脉胎元受损，故腰酸胎动下坠；瘀血内阻，气机不畅，故胸腹胀满、少腹拘急；舌暗红或边尖有瘀斑、苔白、脉沉弦或沉涩均为瘀血阻滞之征。

治法：祛瘀消癥，固冲安胎。

方药：桂枝茯苓丸（《金匮要略》）加续断、杜仲。

桂枝　茯苓　赤芍　丹皮　桃仁

方中桂枝温通血脉，温助阳气；茯苓健脾渗湿以行瘀，丹皮、赤芍、桃仁活血祛瘀。加续断、杜仲固肾安胎。

【其他疗法】

1. 中成药 滋肾育胎丸适用于脾肾两虚者。

2. 经验方

（1）艾叶 6g，鸡蛋 2 个同煮服。养血安胎，温经止痛。

（2）菟丝子炖鸡肉汤，鸡肉 60g，菟丝子 30g 同炖服。补肾养胎。

（3）苎麻根 30g，旱莲草 30g，仙鹤草 30g，水煎服。清热安胎。

【预后与转归】

胎漏、胎动不安及时治疗后，可转为正常妊娠；病情亦可进一步发展为堕胎、小产或胎死不下等。

【预防与调摄】

1. 孕前及时诊治相关疾病，避免接触有害物质。

2. 受孕后避免劳累，慎戒房事，加强营养，避免情志刺激，避免跌仆外伤等。

3. 保胎治疗时卧床休息，出血停止 3～5 天后，方可下床适当活动，避免便秘、剧烈咳嗽、呕吐、负重努责等一切增加腹压的因素。

【病案举例】

李某，女，27 岁，初诊日期：1978 年 10 月 20 日。

主诉：停经 72 天，近 3 天腰酸、腹痛、下坠，阴道有少量流血。

现病史：末次月经 8 月 10 日，停经 40 天后出现恶心、呕吐、尿妊娠试验阳性，门诊诊断为早孕。10 月 18 日阴道流血，同时伴有腰酸，于某市医院每日注射黄体酮，口服鲁米那治疗，昨晚腰酸加重，又增小腹下坠明显，头晕，食少，尿频，特来要求用中药治疗。

月经史：18 岁初潮，平素月经正常。

婚育史：去年 5 月 1 日结婚，婚后曾孕 1，妊娠近 3 个月后于今年 4 月 3 日流产。

既往史：否认其他病史。

舌脉：舌淡，苔薄白，脉虚尺无力。

诊断：胎动不安，脾肾两虚证。

治则：补肾健脾，益气安胎。

桑寄生 15g　川断 15g　菟丝子 25g　阿胶 25g（烊化）　党参 25g　山药 25g　白术 15g　艾叶炭 15g

上药水煎服，每日 1 剂，分 3 次服。休息治疗，禁房事。

二诊：10 月 27 日服 6 剂后，腰酸、下坠感减轻。上方加杜仲炭 15g，继服。

三诊：11 月 1 日，服上药 3 剂后，腰酸、下坠感、流血缓解，唯尿频，上方加益智仁 20g。

四诊：11 月 4 日，服 3 剂，诸症缓解，以后又继服 10 月 20 日方 6 剂，以巩固疗效。

按语：脉症合参，本病系脾肾两虚，气血虚弱，不能养胎载胎。治以补肾健脾，益气安胎，方用寿胎丸加味。（袁家麟 . 中医妇科纲要 . 北京：中国中医药出版社，2004.）

考纲摘要

1. 胎漏、胎动不安的定义。

2. 胎漏、胎动不安各证型的辨证要点及治法、方药。

复习思考

1. 什么叫胎漏、胎动不安？

2. 胎漏、胎动不安的辨证要点有哪些？

3. 胎漏、胎动不安各型的治法和方药分别是什么？

扫一扫，知答案

项目五 堕胎、小产、滑胎

扫一扫，看课件

【学习目标】

1. 掌握堕胎、小产、滑胎的定义、滑胎的分型及治法方药。

2. 熟悉堕胎、小产、滑胎的病因病机和治疗原则。

3. 了解堕胎、小产、滑胎的预防与调摄。

妊娠 12 周内，胚胎自然殒堕者，称为"堕胎"；妊娠 12～28 周内，胎儿已成形而自然殒堕者，称为"小产"。前者属西医学的"早期流产"，后者属西医学的"晚期流产"。

堕胎或小产连续发生 3 次或 3 次以上者，称为"滑胎"，亦称"屡孕屡堕"或"数堕胎"。滑胎属西医学的"习惯性流产"。

【病因病机】

堕胎、小产的病因病机与胎漏、胎动不安基本相同。滑胎病机以肾气亏损和气血两虚为主。

【诊断】

1.病史 患者有停经史，可有早孕反应，或有胎漏、胎动不安、堕胎、小产病史，或有癥瘕、外伤、负重史及有毒物质接触史等。

2.临床表现 主要表现为妊娠后阴道流血和腹痛逐渐加重，或有胚胎组织排出。

3.检查

（1）妇科检查

①若阴道流血增多，阵发性腹痛加重，或胎膜已破出现阴道流水，检查见子宫颈口已开，有时宫口可见胚胎组织或羊膜囊堵塞。此属胎殒难留，相当于西医学的"难免流产"。

②若部分妊娠物已排出体外，尚有部分残留在子宫腔内，或阴道流血不止，甚至可发生休克。此属胎堕不全，相当于西医学的不全流产。

③若妊娠物已全部排出宫腔，则阴道流血逐渐减少或停止，腹痛明显减轻。检查见子宫颈口关闭。此属堕胎、小产完全，相当于西医学的完全流产。

（2）实验室检查：尿妊娠试验阳性或阴性。大量出血者，血常规检查示贫血象。

（3）B超检查：可见宫内胎囊变形或位置下移，胎心搏动、胎动消失。或宫腔内已无妊娠物，或宫腔内见部分妊娠残留组织。

【辨证论治】

胎殒难留、胎堕不全者的治法是活血祛瘀，下胎益母，且应配合西医治疗，尽快清除子宫妊娠物或抢救休克。堕胎、小产完全，无需特殊治疗，按产后护理即可。

滑胎应避孕一年，在孕前即对夫妇双方进行相应的检查，并进行针对性调治。孕后即按胎漏、胎动不安进行保胎治疗和调护，直至超过以往流产时间的2周以上，且无胎漏、胎动不安征象时，方可逐渐停药观察。

1.堕胎、小产

主要证候：妊娠早期出现阴道流血量多、色红有块、小腹坠胀或阵阵作痛，或有胎块排出症状，为堕胎之象。妊娠3～7个月，出现小腹疼痛、阵阵紧逼、会阴窘迫下坠，或有羊水溢出，继而阴道出血量多，甚至大出血症状，为小产之兆。或伴心悸气短，面色苍白，头晕烦闷，汗出肢冷，头晕耳鸣，两膝酸软，小便频数，或曾屡有堕胎、小产，脉弦滑或涩或细数。

证候分析：因各种致病因素伤胎，胎元不固，坠胎难留，殒胎阻滞胞中，血不循经，则流血量多；阻滞胞中欲出，故腹痛阵作、会阴窘迫下坠；胎下不全，瘀滞胞中，新血难安，故出血不止，甚或大出血。心悸气短、面色苍白、头晕烦闷、汗出肢冷、脉弦滑或涩细数均为失血过多，气血两虚之象。

治法：活血逐瘀，养血止血。

方药：生化汤（《傅青主女科》）加川牛膝、红花、车前子。

当归　川芎　桃仁　炮姜　炙甘草

方中桃仁、红花活血祛瘀，当归、川芎养血活血，炮姜温经止血，川牛膝、车前子引血下行，利水行瘀，炙甘草和中调药。堕胎、小产在严密观察下可用此方加减，以促使殒胎或瘀血排出。

如出血过多，残留胎块排出不尽，当结合西医尽快清除宫内残留物。

若发热、腹痛拒按、阴道溢血臭秽，为复感邪毒之象，当配以西医的清宫和抗感染治疗，并用中药活血逐瘀、清热解毒，上方加益母草、败酱草、红藤、蒲公英、丹皮等。

2. 滑胎

（1）肾气亏虚证

主要证候：屡孕屡堕，甚或如期而堕，头晕耳鸣，腰膝酸软，神疲体倦，夜尿频多，目眶暗黑，或面色晦暗，舌淡，苔薄白，脉沉弱。

证候分析：肾虚冲任不固，胎失系载，故屡孕屡堕；肾虚髓海不足，空窍失养，故头晕耳鸣；肾虚精亏失养，故神疲体倦、目眶暗黑，或面色晦暗；肾虚膀胱失约，故小便频数、夜尿尤多；腰为肾府，肾虚则腰酸膝软。舌淡，苔薄白，脉沉弱均为肾虚之征。

治法：补肾益精，固冲安胎。

方药：补肾固冲丸（《中医学新编》）。

菟丝子　续断　巴戟天　杜仲　鹿角霜　枸杞　当归　熟地黄　阿胶　党参　白术　砂仁　大枣

方中菟丝子、续断、巴戟天、杜仲、鹿角霜补肾益精，固冲安胎；当归、熟地黄、枸杞、阿胶滋肾填精养血以安胎；党参、白术、大枣健脾益气以资化源；砂仁理气和胃安胎，使补而不滞。

（2）气血虚弱证

主要证候：屡孕屡堕，头晕眼花，肢软倦怠，心悸气短，失眠多梦，面白无华，舌淡，苔薄白，脉细弱。

证候分析：气血虚弱，冲任气血不足，不能养胎载胎，故屡孕屡堕；气血不荣清窍，故头晕眼花；肌肤、四肢失养，故面白无华、肢软倦怠；心神失养，故心悸气短、失眠多梦。舌淡，苔薄，脉细弱均为气血虚弱之征。

治法：益气养血，固冲安胎。

方药：泰山盘石散（《景岳全书》）。

人参　白术　炙甘草　黄芪　续断　黄芩　当归　川芎　白芍　熟地黄　砂仁　糯米

方中人参、黄芪、白术、炙甘草补中益气；当归、白芍、川芎、熟地黄补血以养胎；续断补肾强腰以固胎；黄芩清热安胎；砂仁、糯米调养脾胃，理气安胎。

【预后与转归】

堕胎、小产不全者，只要胚胎组织完全排出则可痊愈。若治疗不及时，可因出血过多而危及生命。滑胎对因治疗后多可痊愈，但因染色体异常所致者难以治愈。

【预防与调摄】

堕胎、小产出现先兆时，应立即就医，进行中西医结合治疗，防止大出血。堕胎、小产发生后，按产后处理，可取半卧位，以有利于宫腔内容物排出；保持外阴清洁，使用无菌卫生垫，以防感染；饮食宜清淡而富有营养，忌辛辣刺激之品。

考纲摘要

1. 堕胎、小产、滑胎的定义。
2. 堕胎、小产的治疗原则。
3. 滑胎的治疗原则、各证型辨证要点及治法、方药。

复习思考

1. 什么叫堕胎、小产、滑胎？
2. 堕胎、小产的治疗原则是什么？
3. 滑胎各证型的治法和方药分别是什么？

扫一扫，知答案

项目六　胎萎不长

扫一扫，看课件

【学习目标】

1. 熟悉胎萎不长的定义、分型、治法方药。
2. 熟悉胎萎不长的病因病机和治疗原则。
3. 了解胎萎不长的预防与调摄。

妊娠后腹形小于相应妊娠月份，胎儿存活而生长迟缓者，称为"胎萎不长"，亦称"胎不长""妊娠胎萎"。

西医学的胎儿宫内生长受限可参照本病辨证论治。

【病因病机】

本病的主要病机是胞脏虚损，胎失所养，则胎儿生长迟缓。

1. 肾气亏损 素禀肾虚，或孕后房事不节，或大病久病，损伤肾气，肾精不足，冲任精血虚亏，胎失所养而致胎萎不长。

2. 气血虚弱 素体气血不足，或孕后恶阻较重，或素体脾虚，或思虑劳倦太过，或饮食所伤，脾虚气血化源不足，或胎漏下血日久耗伤气血等，使冲任气血不足，胎失所养而致胎萎不长。

3. 阴虚血热 素体阴虚，或久病失血伤阴，或孕后过食辛热暖宫之品、感受热邪等耗伤阴液，致冲任阴血不足，虚热内生，使胎为邪热所伤，又失阴血濡养而致胎萎不长。

【诊断】

1. 病史 有胎漏、胎动不安病史，或有妊娠并发症、合并症病史，或有宫内感染、接触放射线或有毒物质等情况。

2. 临床表现 妊娠4～5月后，孕妇腹形小于相应妊娠月份，胎心、胎动存在。

3. 检查

（1）产科检查：定期测量宫底高度、腹围和体重，若增长缓慢或停滞，应考虑本病。若胎儿发育指数在 –3 和 +3 之间为正常，小于 –3 则提示有胎萎不长的可能；妊娠晚期，孕妇体重每周应增长 0.5 kg，若连续两周以上增长 <0.5 kg，也应考虑本病。

（2）超声检查：B超通过测量胎儿头围与腹围的比值小于正常平均值的第 10 百分位。彩超通过测量胎儿脐动脉和血流信号，可预测或了解胎儿是否有宫内缺氧等。

（3）生化检查：血甲胎蛋白、胎盘生乳素、绒毛膜促性腺激素、脐血染色体核型分析等有助于诊断。

【鉴别诊断】

1. 胎死不下 通过胎心音、胎动监测及 B 超检查可资鉴别。

2. 羊水过少 羊水过少有宫体小于正常妊娠月份，但胎动时常感腹痛，B 超测定羊水暗区在 3cm 以下，羊水与胎儿交界不清，胎儿肢体发育正常。

【辨证论治】

本病主要根据全身症状、舌脉等进行辨证。治疗重在补肾健脾，益气养血。

1. 肾气亏损证

主要证候：妊娠腹形小于相应妊娠月份，胎儿存活，头晕耳鸣，腰膝酸软，神疲乏力，或形寒肢冷，手足不温，舌淡，苔白，脉沉细。

证候分析：先天禀赋不足，或孕后将养失宜，肾气虚弱，精血乏源，致冲任胞脉失养，胎养不足，故妊娠腹形小于相应妊娠月份；肾虚髓海不足，清窍失养，故头晕耳鸣；肾虚精血不足，筋骨失养，故腰酸膝软、神疲乏力；肾虚阳气不足，失于温煦。故形寒肢冷、手足不温。舌淡，苔白，脉沉细均为精气虚亏之征。

治法：补肾益气，填精养胎。

方药：寿胎丸（方见胎漏、胎动不安）加党参、覆盆子、桑椹。

寿胎丸方补肾安胎。加党参健脾益气；覆盆子、桑椹补肾固精，滋阴养血。

若伴见形寒肢冷，手足不温，可酌加杜仲、巴戟天、益智仁、艾叶温补肾阳，暖宫安胎。

2. 气血虚弱证

主要证候：妊娠腹形小于相应妊娠月份，胎儿存活，身体羸弱，头晕心悸，少气懒言，面色㿠白，舌淡，苔少，脉细弱。

证候分析：孕后冲任气血虚弱，胎元失于气血濡养而生长迟缓，故孕母腹形小于相应妊娠月份；气血亏虚，机体失养，故身体羸弱；血虚心脑失养，故头晕心悸；中气不足，故少气懒言；气血虚弱，肌肤不荣，故面色㿠白。舌淡，苔少，脉细弱均为气血不足之征。

治法：补益气血养胎。

方药：胎元饮（方见胎漏、胎动不安）加续断、枸杞子。

3. 阴虚血热证

主要证候：妊娠腹形小于相应妊娠月份，胎儿存活，潮热颧红，五心烦热，咽干口燥，舌红而干，少苔，脉细数。

证候分析：阴虚血热，孕后冲任阴血不足，热扰冲任，致胎为邪热所伤，又失阴血濡养，故腹形小于相应妊娠月份；虚热上浮，故潮热颧红；阴虚内热，热扰心神，故五心烦热；阴虚血热，津液不足，故咽干口燥。舌红而干，脉细数均为阴虚血热之征。

治法：滋阴清热，养血育胎。

方药：保阴煎（月经过多）加枸杞子、桑椹。

【预后与转归】

本病及时治疗后，可转为正常妊娠，至足月分娩健康婴儿。亦可进一步影响胎儿的生长发育，甚可致畸胎、死胎，或增加新生儿窒息、低体重儿、新生儿智力障碍的发生率，远期也可影响儿童期、青春期的体能与智力发育。

【预防与调摄】

1. 本病重在预防，应重视婚前、孕前检查，加强产前检查，定期测量宫高、腹围、体重等了解胎儿宫内发育情况，做到早诊断、早治疗。

2. 积极防治妊娠并发症和合并症。

3. 孕期加强营养、避免劳累、禁烟酒、避免接触放射线和有害毒物等，孕期用药需在医生指导下进行。

考纲摘要

1. 胎萎不长的治疗原则。

2. 胎萎不长各证型的辨证要点及治法、方药。

复习思考

1. 什么叫胎萎不长？

2. 胎萎不长各证型的治法和方药分别是什么？

扫一扫，知答案

扫一扫，看课件

项目七 子 满

【学习目标】

1. 掌握子满的定义、各型的辨证要点和治法方药。

2. 熟悉子满的病因病机、治疗原则。

3. 了解子满的预防与调摄。

妊娠中晚期出现胎水过多，腹大异常，胸膈胀满，甚或喘不得卧者，称为"子满"，亦称"胎水肿满"。

本病相当于西医学的羊水过多。

【病因病机】

本病的主要病机为脾失健运，水渍胞中。

1. 脾气虚弱 素体脾胃虚弱，或孕后饮食不节、劳累过度，损伤脾气，而孕后气血下聚冲任养胎，脾气益虚，致脾失健运，不能运化水湿，水湿渍于胞中，发为胎水肿满。

2. 气滞湿郁 素体抑郁，或孕后情志内伤，而孕后气血下聚冲任养胎，胎儿渐大，阻碍气机，气机不畅，气滞湿郁，蓄积于胞，以致胎水肿满。

【诊断】

1. 病史 本病常与胎儿畸形、巨大胎儿、多胎妊娠、母儿血型不合、妊娠合并糖尿病等因素有关。

2. 临床表现 孕妇腹大异常，多为逐渐发生，胸膈胀满，甚或喘促不得平卧，或伴有下肢及外阴浮肿。

3. 检查

（1）孕期检查：多在妊娠 5～6 个月后，腹型、子宫明显大于妊娠月份，胎位不清或易于变更，胎心音遥远或听不清。

（2）实验室检查：羊水甲胎蛋白含量显著增高时，提示胎儿严重畸形。孕妇血糖、血型及胎儿染色体检查等可有助于诊断。

（3）B 超检查：B 超检查不但可诊断羊水过多，而且可判断有无胎儿畸形、多胎妊娠等。

【鉴别诊断】

子满应通过 B 超与多胎妊娠、葡萄胎、巨大胎儿相鉴别。

【辨证论治】

本病多为本虚标实证。本着治病与安胎并举的原则，标本兼顾，治以健脾行气、利水除湿为主，佐以安胎。

1. 脾气虚弱证

主要证候：孕期胎水过多，腹大异常，胸膈满闷，甚或喘不得卧，腹皮绷急而发亮，或下肢及阴部水肿，甚或全身浮肿；食少腹胀，神疲肢软，面色淡黄，舌淡，苔白，脉沉滑无力。

证候分析：脾虚失运，水湿内停，下注渍于胞中，胎水过多，故腹大异常、腹皮绷急而发亮；水湿上迫胸膈，故胸膈满闷，甚或喘不得卧；水湿泛溢肌肤，故下肢及阴部水肿，甚或全身浮肿；脾虚运化不足，则食少腹胀、神疲肢软。面色淡黄、舌淡、苔白、脉沉滑无力为脾虚湿困之征。

治法：健脾渗湿，养血安胎。

方药：鲤鱼汤（《备急千金要方》）加陈皮。

鲤鱼　白术　白芍　当归　茯苓　生姜

方中鲤鱼善行胞中之水而消肿；白术、茯苓、生姜、陈皮健脾理气，除湿利水安胎；当归、白芍养血安胎，使水行而不伤胎。

若兼畏寒肢冷，酌加黄芪、桂枝以温阳化气行水；腰痛甚者，酌加杜仲、续断、菟丝子固肾安胎。

2. 气滞湿郁证

主要证候：孕期胎水过多，腹大异常，胸膈胀满，甚或喘不得卧，肢体肿胀，皮色不变，按之压痕不显，舌淡，苔薄腻，脉弦滑。

证候分析：气机郁滞，水湿停滞，蓄积胞中，胎水过多，故腹大异常；水湿上迫胸膈，则胸膈胀满，甚或喘不得卧；气滞湿郁，泛溢肌肤，故肢体肿胀、皮色不变、按之压痕不显。苔薄腻，脉弦滑为气滞湿郁之征。

治法：理气行滞，利水除湿。

方药：茯苓导水汤（《医宗金鉴》）去槟榔。

茯苓　槟榔　猪苓　缩砂　木香　陈皮　泽泻　白术　木瓜　大腹皮　桑白皮　苏叶

方中茯苓、猪苓、白术、泽泻健脾行水安胎；木香、砂仁、苏叶、木瓜醒脾和胃，理气化湿安胎；大腹皮、桑白皮、陈皮消胀行水。

【预后与转归】

本病的治疗主要取决于胎儿有无畸形及孕妇的自觉症状。若症状较轻，胎儿无明显畸形，胎儿存活者，可给予治疗，使其足月分娩。若合并胎儿畸形、胎死腹中，应立即终止妊娠。

【预防与调摄】

1. 定期产前检查，注意测量宫高、腹围、体重等情况，做到早诊断、早治疗。

2. 严密监测羊水量的变化，积极防治妊娠合并糖尿病等病证。

3. 本病宜低盐饮食，注意休息，睡姿宜左侧卧位。孕期用药需在医生指导下进行。

考纲摘要

1. 胎水肿满的诊断。

2. 胎水肿满各证型的辨证要点及治法、方药。

复习思考

1. 什么叫胎水肿满？
2. 胎水肿满各证型的主要证候、治法和方药分别是什么？

扫一扫，知答案

项目八　子肿、子晕、子痫

扫一扫，看课件

【学习目标】

1. 掌握水肿、子晕、子痫的定义，各证型的辨证要点及治法方药。
2. 熟悉水肿、子晕、子痫的病因病机、诊断要点、治疗原则。
3. 了解水肿、子晕、子痫的预后转归、预防与调摄。

一、子肿

妊娠中晚期，肢体面目发生肿胀者，称为"子肿"，亦称"妊娠肿胀"。妊娠肿胀是妊娠常见病。如在妊娠 7～8 个月后，只是足部轻度浮肿，无其他不适者，不作病论，产后自消。

西医学的妊娠期高血压疾病中引起的水肿等可参照本病辨证论治。

【病因病机】

子肿的主要机理不外虚实两个方面：虚者脾肾阳虚，水湿内停；实者气滞湿郁，泛溢肌肤，以致肿胀。

1.脾虚　脾气素虚，或孕后过食生冷，内伤脾阳，脾虚运化失职，水湿停滞，泛溢肌肤，遂为肿胀。

2.肾虚　素体肾虚，孕后精血聚于下养胎，肾阳布散无力，不能化气行水，水湿泛溢肌肤而肿胀。

3.气滞　素多忧郁，气机不畅，孕后胎体渐长，更碍气机升降，两因相感，气滞湿郁，泛溢肌肤，遂发肿胀。

【诊断】

1.病史　初产妇、孕妇年龄小于 18 岁或大于 40 岁者多见；多胎妊娠、羊水过多、葡萄胎的孕妇多见；营养不良、严重贫血、慢性肾炎、慢性高血压、糖尿病、心脏病合并妊娠者多见；有妊娠期高血压疾病史、家族史者多见。

2. 临床表现 妊娠 20 周后，出现以肢体、面目浮肿为主症。

3. 检查

（1）孕期检查：水肿分为 4 度：踝部及小腿有明显凹陷性水肿，休息后不消退，以（+）表示；水肿延及大腿，以（++）表示；水肿延及外阴和腹部，以（+++）表示；全身水肿或伴腹水，以（++++）表示。凡水肿延及大腿则需入院治疗。

（2）实验室检查：尿常规检查，尿液可正常或尿蛋白偏高。

（3）B 超检查：了解有无双胎、多胎、葡萄胎等情况，了解胎儿发育情况、羊水多少等。

【鉴别诊断】

应与妊娠合并慢性肾炎、心脏病、糖尿病、贫血等疾病，或妊娠期营养不良性水肿，或多胎妊娠、羊水过多、葡萄胎等相鉴别。

【辨证论治】

辨证首先要注意肿胀的特点和程度。一般水盛肿胀者，皮薄光亮，压痕明显；气滞湿郁肿胀者，皮肤粗厚，压痕不显。治疗应按照治病与安胎并举的原则，以利水化湿为主，佐以安胎。

1. 脾虚证

主要证候：妊娠数月，面浮肢肿，甚则遍身俱肿，皮薄光亮，按之凹陷；脘腹胀满，气短懒言，口中淡腻，食欲不振，小便短少，大便溏薄，舌体胖嫩、边有齿痕，苔薄白或薄腻，脉缓滑无力。

证候分析：脾虚不运，水湿停聚，泛溢肌肤四肢，故面浮肢肿、皮薄光亮、按之凹陷；脾虚运化不足，故食欲不振、脘腹胀满；脾虚中气不足，故气短懒言；脾虚不运，水湿内停，故口中淡腻；水湿下注，故大便溏薄；脾虚湿滞，水道不利，则小便短少。舌淡胖嫩，边有齿痕，苔薄白或者薄腻，脉缓滑无力均为脾虚湿盛之征。

治法：健脾除湿，行水消肿。

方药：白术散（《全生指迷方》）加砂仁。

白术　茯苓　大腹皮　生姜皮　橘皮

方中白术、茯苓健脾除湿行水；砂仁、生姜皮温中理气，化湿安胎；大腹皮下气宽中行水；橘皮理气和中燥湿。

若肿势明显、小便短少者，酌加猪苓、泽泻、防己利水消肿；肿甚以致胸闷而喘者，酌加葶苈子、杏仁、厚朴宽中行气，降逆平喘；气短懒言、神疲乏力者，酌加党参、黄芪补脾益气。

2. 肾虚证

主要证候：妊娠数月，面浮肢肿，下肢尤甚，按之没指，头晕耳鸣，腰酸无力，下肢逆冷，心悸气短，小便不利，面色晦暗，舌淡，苔白滑，脉沉迟。

证候分析：肾虚不能化气行水，水湿内停，泛溢肌肤，故面浮肢肿、按之没指；湿性下趋，故下肢肿甚；肾虚髓海不足，清窍失荣，故头晕耳鸣；腰为肾府，肾虚筋骨失养，故腰酸无力；肾虚膀胱气化失司，故小便不利；水气上凌心肺，则心悸气短；命火虚衰，不能温煦下元，故下肢逆冷。面色晦暗，舌淡，苔白滑，脉沉迟均为肾虚之征。

治法：补肾温阳，化气行水。

方药：五苓散（《伤寒论》）加白芍、山药、菟丝子。

桂枝　白术　茯苓　猪苓　泽泻

方中猪苓、茯苓、泽泻利水渗湿；白术健脾益气，燥湿利水安胎；桂枝温经助阳化气，以助行水。加白芍养血敛阴，柔肝平肝，以利安胎；山药、菟丝子补益脾肾，固冲安胎。

3. 气滞证

主要证候：妊娠数月，肢体肿胀，先由脚肿，渐及于腿，皮色不变，按之压痕不显，头晕胀痛，胸胁胀满，纳少腹胀，苔薄腻，脉弦滑。

证候分析：气滞湿郁，泛溢肌肤，故肢体肿胀，先由足肿，渐及于腿；病为气滞内郁，故皮色不变、压痕不显；清阳不升，浊阴上扰，故头晕胀痛；气滞不宣，故胸胁胀满；气机郁滞，升降失司，脾运失健，故纳少腹胀。苔薄腻，脉弦滑为妊娠气滞湿郁之征。

治法：理气行滞，化湿消肿。

方药：天仙藤散（《妇人大全良方》）合四苓散（《丹溪心法》）。

天仙藤　香附　陈皮　乌药　木瓜　紫苏叶　生姜　甘草　茯苓　猪苓　白术　泽泻

方中天仙藤、香附、陈皮理气行滞；白术、木瓜、生姜温中健脾温中，化湿和胃；茯苓、猪苓、泽泻利水渗湿；苏叶宣上焦之滞气；乌药开下焦之郁滞；甘草调和诸药。

【预后与转归】

妊娠肿胀轻者，小便检查正常，无头目眩晕和高血压等表现，预后良好。若伴有高血压、蛋白尿者，有发展为子晕、子痫的可能。

【预防与调摄】

1. 重视孕期保健，做好产前检查，做到早期诊断、及时治疗。

2. 加强营养，摄入足够的蛋白质、维生素，或低盐饮食等。

3. 注意适当休息，水肿严重者宜卧床休息，左侧卧位，住院治疗。

二、子晕

妊娠中晚期，出现头晕目眩，或伴面浮肢肿，甚或昏眩欲厥者，称为"子晕"，亦称"子眩""妊娠眩晕"。

西医学的妊娠期高血压疾病等引起的眩晕可参照本病辨证论治。

【病因病机】

本病的主要病机是阴虚阳亢，上扰清窍。亦可因气郁痰滞，清阳不升，浊阴上扰；或气血虚弱，清窍失养所致。

1. 阴虚肝旺　素体肝肾阴虚，孕后阴血下聚冲任养胎，肝阴益虚，阴不制阳，肝阳偏亢，上扰清窍而致眩晕。

2. 气郁痰滞　平素郁怒不解，肝失疏泄，肝郁脾虚，健失健运，水湿内生而致气郁痰滞；或素体脾虚，脾失健运，水湿停滞，孕后胎体渐大，阻滞气机而致气郁痰滞。加之孕后血聚养胎，机体阴血益虚，肝失濡养，肝阳偏亢。气郁痰滞夹肝阳上亢，上扰清窍，发为眩晕。

3. 气血虚弱　素体气血两虚，孕后气血聚于冲任养胎，故气血益虚，气虚则清气不升，血虚则髓海失养，故发为眩晕。

【诊断】

1. 病史　妊娠眩晕主要发生于妊娠中晚期，病史可参见"妊娠肿胀"。

2. 临床表现　以头晕目眩为主症，常伴有头痛、耳鸣、呕恶、胸闷、浮肿、小便短少等症状。

3. 检查

（1）孕期检查：孕妇在孕前或孕后20周前血压正常，至20周后血压升高到140/90mmHg以上，或较原来的收缩压超过30mmHg，舒张压超过15mmHg。伴有浮肿者，参见妊娠肿胀的临床水肿分度。

（2）实验室检查：尿常规检查可见蛋白尿，血液检查可见尿酸增高。

（3）其他检查：眼底检查可见视网膜小动脉痉挛，B超检查可了解胎儿情况。

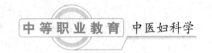

【辨证论治】

辨证时要首辨眩晕的特点和程度，结合水肿情况，以辨病情的轻重。子晕的治疗以平肝潜阳为主，佐以滋阴益肾、健脾理气、利湿化痰和安胎。

1.阴虚肝旺证

主要证候：妊娠中晚期，头晕目眩，心悸怔忡，多梦易惊，颜面潮红，舌红或绛，苔薄黄，脉弦细数。

证候分析：素体肝肾阴虚，孕后阴血下聚冲任养胎，致阴血益虚，肝阳上亢，扰乱清窍，故头晕目眩；心失所养，虚热内扰，故心悸怔忡、多梦易惊；虚火上炎，肝阳上亢，故颜面潮红；舌红或绛、苔薄黄、脉弦细数为阴虚阳亢之征。

治法：滋阴益肾，平肝潜阳。

方药：杞菊地黄丸（《医级》）加龟板、牡蛎、石决明。

熟地黄　山茱萸　山药　泽泻　茯苓　丹皮　枸杞　菊花

方中六味地黄丸滋肾壮水；枸杞、菊花养肝清肝，平肝明目。加龟板滋阴潜阳；牡蛎、石决明平肝潜阳。

2.气郁痰滞证

主要证候：妊娠中晚期，头晕目眩，胸胁胀满，脘闷纳差，大便溏薄，甚或视物昏花，不能站立，或倦怠嗜卧，面浮肢肿，苔白腻，脉弦滑而缓。

证候分析：气郁痰滞，清阳不升，浊阴上扰，脾虚肝旺，故妊娠头晕目眩，甚或视物昏花、不能站立；脾虚肝郁，故胸胁胀满、脘闷纳差、大便溏薄；脾虚水湿不化，泛溢肌肤，故面浮肢肿；痰浊困脾，阳气不振，故倦怠嗜卧。苔白腻、脉弦滑而缓，为气郁痰滞之征。

治法：健脾利湿，平肝潜阳。

方药：白术散（见子肿）加天麻、钩藤、石决明。

方中白术散健脾利湿，行水消肿；天麻、钩藤、石决明平肝潜阳。

3.气血虚弱证

主要证候：妊娠中晚期，头晕眼花，或头痛，心悸健忘，少寐多梦，神疲乏力，气短懒言，面色苍白或萎黄，舌淡，脉细弱。

证候分析：气血亏损，孕后气血聚于冲任养胎，气血愈虚，清气不升，髓海失养，故孕后头晕眼花，或伴头痛；血虚心神失养，故心悸健忘、少寐多梦；气虚中阳不振，则神疲乏力、气短懒言；肌肤不荣，故面色苍白或萎黄。舌淡、脉细弱为气血不足之征。

治法：调补气血，平肝潜阳。

方药：八珍汤（方见"经行头疼"）加制首乌、钩藤、石决明。

方中八珍汤调补气血，加制首乌补益精血，钩藤、石决明平肝潜阳。

【预后与转归】

本病属产科重症之一。眩晕轻者，相当于"妊娠高血压"；眩晕重者，血压升高，常伴面浮肢肿、心悸怔忡、小便短少等症状，则相当于"先兆子痫"，若能及时正确诊治，预后大多良好；否则病情加重，可发展为子痫。

【预防与调摄】

1. 做好孕期保健，定期产前检查。对存在好发因素者，加强监护与指导，做到早发现、早治疗。

2. 注意休息，保证睡眠，左侧卧位。饮食宜清淡而富于营养。

3. 对血压较高，水肿严重者，需住院中西医结合治疗，以防子痫的发生。

三、子痫

妊娠晚期，或临产时或新产后，眩晕头痛，突然昏不知人，两目上视，牙关紧闭，四肢抽搐，腰背反张，少顷可醒，醒后复发，甚或昏迷不醒者，称为"子痫"，亦称"妊娠痫证"。

本病相当于西医学中的重度妊娠期高血压疾病中的子痫。

【病因病机】

主要病机是肝阳上亢，肝风内动，或痰火上扰，蒙蔽清窍。

1. 肝风内动 素体肝肾阴虚，孕后阴血下聚冲任养胎，阴血益亏，肝血益虚，因肝阳上亢，阳亢化风，发为子痫。因水火不济，心火偏亢，风火相煽，扰乱神明，故神志昏冒。

2. 痰火上扰 素体阴虚，孕后阴血下聚冲任养胎，阴虚益甚，心肝热盛，灼津炼痰，痰热互结，蕴而化火，引动肝风；或脾虚肝旺，水湿停滞，痰湿郁久化热，蕴而化火。痰火上扰，蒙蔽清窍，发为子痫。

【诊断】

1. 病史 子痫常由子肿、子晕发展而来，也可不经子肿、子晕阶段而突发痫证，相关病史可参见子肿、子晕。

2. 临床表现 妊娠晚期，或临产时或新产后，眩晕头痛，突然昏不知人，两目上视，牙关紧闭，四肢抽搐，腰背反张，少顷可醒，醒后复发，甚或昏迷不醒。

3. 检查 子痫发作前血压可明显升高到 ≥ 160/110mmHg，尿检可见尿蛋白 ≥ 5g/24h，或随机尿蛋白（+++）以上；眼底检查可见小动脉痉挛、视网膜水肿、出血或有棉絮状渗出物；心电图、B超检查等可了解母体和胎儿情况。

【鉴别诊断】

与妊娠期癫痫鉴别 既往有反复发作史，一般无高血压、水肿、蛋白尿等表现，多为突然发作，出现意识丧失、强直抽搐、口吐涎沫、目睛上视、醒如常人等为特征。脑电图检查有特殊改变。

【辨证论治】

本病的治疗大法以平肝潜阳，息风止痉为主。

1. 肝风内动证

主要证候：妊娠晚期，或临产时或新产后，头痛眩晕，突然昏仆不知人，两目上视，牙关紧闭，四肢抽搐，腰背反张，少顷可醒，醒后复发，甚或昏迷不醒，颜面潮红，舌红或绛，苔无或花剥，脉弦细而数或弦劲有力。

证候分析：肝阳上亢，故头痛眩晕；肝风内动，故两目上视、牙关紧闭、四肢抽搐、腰背反张；风火相煽，扰乱神明，故昏仆不知人；虚火肝阳亢逆上扰，故颜面潮红。舌红或绛、苔无或花剥、脉弦细而数或弦劲有力为阴虚阳亢，肝风内动之征。

治法：养阴清热，平肝息风。

方药：羚角钩藤汤（《重订通俗伤寒论》）。

羚羊角 桑叶 川贝母 生地黄 钩藤 菊花 茯神 白芍 鲜竹茹 生甘草

方中羚羊角、钩藤平肝清热，息风镇痉；桑叶、菊花清肝明目；竹茹、贝母清热化痰；生地黄、白芍养阴清热；茯神宁心安神；甘草和中缓急。

2. 痰火上扰证

主要证候：妊娠晚期，或临产时或新产后，头晕头痛，突然昏仆不知人，两目上视，牙关紧闭，四肢抽搐，腰背反张，时作时止，气粗痰鸣，口流涎沫，面浮肢肿，舌红，苔黄腻，脉弦滑数。

证候分析：痰火上扰，蒙蔽清窍，故头晕头痛；痰火交炽，肝风内动，扰乱神明，故昏仆不知人；肝阳偏亢，火盛风动，则两目上视、牙关紧闭、四肢抽搐、腰背反张；痰湿壅盛，故口流涎沫、气粗痰鸣；湿浊泛溢肌肤，故面浮肢肿。舌红、苔黄腻、脉弦滑数为痰火内盛之征。

治法：清热开窍，豁痰息风。

方药：半夏白术天麻汤（《医学心悟》）送服安宫牛黄丸（《温病条辨》）。

半夏　白术　天麻　茯苓　橘红　甘草　生姜　大枣

方中半夏、天麻燥湿化痰，平肝息风；白术、茯苓健脾除湿；橘红理气化痰；甘草调和诸药。生姜、大枣调和脾胃，生姜兼制半夏之毒。安宫牛黄丸有清热开窍，豁痰解毒之功效。

【预后与转归】

子痫是产科急危重症之一，严重威胁母婴生命，应尽快中西医结合治疗。若治疗抢救及时，处理得当，能控制抽搐，则母子可保平安；若抽搐频繁，持续时间较长，母子可有生命危险。

【预防与调摄】

1. 做好孕期保健，预防子晕。

2. 患者置单人暗室，保持呼吸道通畅，保持绝对安静，避免声、光、触痛刺激；护理操作要轻、快、准，防止外伤，抽搐时放置开口器或压舌板，以免咬伤唇舌。

3. 严密监测生命体征、尿量、体重等病情变化，记录抽搐、昏迷的次数与时间等，做好各项护理和抢救准备。

【病案举例】

林某，34岁，教师，初诊：1986年5月9日。

妊娠7月余，头晕且痛，心悸烦躁，下肢浮肿，小便短频，口苦咽干，腰脊酸楚。血压150/98mmHg，尿蛋白（＋）。脉沉弦滑，苔薄腻质偏红，舌边有芒刺。乃血不养肝，肝火偏亢。故拟滋水养血，平肝泄火。

大生地黄12g　大白芍9g　炒当归9g　桑寄生12g　赤丹参4.5g　明天麻9g生石决明15g（先煎）　僵蚕9g　制首乌9g　双钩藤9g（后下）　夏枯草9g　泽泻9g

二诊：5月14日。头痛眩晕已减轻，血压128/83mmHg，下肢浮肿亦退，口苦溲勤，尿蛋白（±）。脉弦滑，苔薄质红。亢阳已敛，肝火未清，再以养血清肝、补肾安胎。

原方去明天麻、僵蚕、丹参，加淡子芩4.5g，料豆衣9g，猪苓9g，茯苓9g。

三诊：5月19日。血压恢复到120/75mmHg，诸证均好转，脉略弦滑，舌红苔薄。再续原法以巩固，上方加炒白术6g。

药后血压未明显升高，于7月2日剖腹产一男婴，母子平安。产后孕妇曾出血较多，但血压一直平稳，再予中药益气养血、清热固摄，5剂即好转。（蔡庄.蔡氏女科经验选集.上海：上海中医药大学出版社，1997.）

1. 子肿、子晕、子痫的定义。
2. 子肿、子晕、子痫的治疗原则。
3. 子肿、子晕、子痫各证型的辨证要点及治法方药。

复习思考

1. 子肿、子晕各证型的主要证候、治法和方药分别是什么？
2. 子痫治疗原则是什么？

扫一扫，知答案

项目九　子　淋

扫一扫，看课件

【学习目标】

1. 掌握子淋的定义、各型的辨证要点和治法方药。
2. 熟悉子淋的病因病机、治疗原则。
3. 了解子淋的预防与调摄。

妊娠期间，出现尿频、尿急、淋漓涩痛者，称为"子淋"，亦称"妊娠小便淋痛"。

西医学的妊娠合并尿道炎、膀胱炎、肾盂肾炎等泌尿系统感染者，可参照本病辨证论治。

【病因病机】

本病的主要病机是膀胱有热，气化失司。

1. 阴虚津亏　素体阴虚，孕后阴血愈亏，虚热内生，热积膀胱，灼伤津液，气化不行，水道不利，发为子淋。

2. 心火偏亢　素体阳盛，或孕后嗜食辛辣，热蕴于内，引动心火，心火偏亢，移热于小肠，传入膀胱，灼伤津液，水道不利，发为子淋。

3. 下焦湿热　孕期摄生不慎，感受湿热之邪，湿热蕴结下焦，灼伤膀胱津液，水道不利，发为子淋。

【诊断】

1. 病史 孕前可有尿频、尿急、淋漓涩痛的病史。

2. 临床表现 妊娠期间出现小便频数、尿急、淋漓涩痛甚或点滴而下，小腹拘急甚或腰痛等症。

3. 检查 尿常规检查可见白细胞、红细胞或少量蛋白，中段尿培养检查细菌数可增多。

【鉴别诊断】

1. 妊娠小便不通 小便不通或频数，少而不痛。

2. 妊娠合并淋病 淋病者妇科检查可见宫颈充血、水肿、大量脓性分泌物，分泌物培养或涂片找到淋球菌。

【辨证论治】

本病多因热邪所致，治疗大法以清润为主，不宜过于通利，以免损伤胎元，可佐以安胎之品。

1. 阴虚津亏证

主要证候：妊娠期间，小便频数，淋漓涩痛，量少色黄，午后潮热，手足心热，颧赤唇红，大便干结，舌质红，少苔或无苔，脉细滑而数。

证候分析：阴虚内热，津液亏耗，膀胱气化不利，故小便频数、淋漓涩痛、量少色黄；阴虚内热，故手足心热、午后潮热；虚热上浮，则颧赤唇红；阴虚津液不足，故大便干结。舌质红、少苔或无苔、脉细滑而数均为阴虚内热之征。

治法：滋阴清热，润燥通淋。

方药：知柏地黄丸（见"带下过多"）加麦冬、五味子、车前子。

方中知柏地黄丸滋阴降火。加麦冬、五味子补肺滋肾，生津润燥；车前子增强利尿通淋之力。

若尿中带血者，酌加女贞子、旱莲草、小蓟养阴清热，凉血止血；大便干结者，酌加生首乌、火麻仁润肠通便。

2. 心火偏亢证

主要证候：妊娠期间，小便频数，艰涩而痛，尿量少，色深黄；面赤心烦，甚或口舌生疮，舌质红，苔薄黄，脉滑数。

证候分析：心火偏亢，移热小肠，传入膀胱，故小便频数、艰涩而痛、尿少色黄；心火上炎，灼伤苗窍，故面赤心烦、口舌生疮。舌质红、苔少、脉滑数，为心火偏旺所致。

治法：清心泻火，润燥通淋。

方药：导赤清心汤（《通俗伤寒论》）。

鲜生地黄　辰茯神　细木通　麦冬　粉丹皮　益元散　淡竹叶　辰灯心　莲子心　童便

方中生地黄、丹皮凉血润燥以清心热；通草、竹叶、灯心、益元散、童便利水通淋以泻心火；麦冬、莲心、茯神养心阴，清心火而宁心神。全方共奏清心泻火，润燥通淋之效。

小便热痛甚者，加山栀子、黄芩、连翘以清热解毒；热伤阴络，尿中带血者，加炒地榆、藕节、炒大小蓟以凉血止血。

3. 下焦湿热证

主要证候：妊娠期间，突感小便频急，尿色黄赤，艰涩不利，灼热刺痛，甚或腰痛，口苦咽干，渴喜冷饮，胸闷食少，面色垢黄，舌质红，苔黄腻，脉滑数。

证候分析：湿与热搏，蕴结膀胱，气化不行，故小便频急、尿色黄赤、艰涩不利、灼热刺痛；肾与膀胱相表里，湿热循经伤肾，故腰痛；湿热熏蒸于上，故口苦咽干、面色垢黄；湿困脾胃，故胸闷食少；热灼津液，故渴喜冷饮。舌质红，苔黄腻，脉滑数均为湿热内盛之征。

治法：清热利湿，润燥通淋。

方药：加味五淋散（《医宗金鉴·妇科心法要诀》）。

黑栀子　赤茯苓　当归　白芍　黄芩　甘草梢　生地黄　泽泻　车前子　木通　滑石

方中黑栀子、黄芩清热泻火；泽泻、木通、滑石、茯苓、车前子渗利湿热而通淋；白芍、甘草养阴缓急以止淋痛；生地黄、当归凉血补血润燥而养胎。方中滑石、木通、泽泻滑利较甚，当归活血易动胎气，尚须慎用或忌用。

【其他疗法】

经验方　鲜马齿苋250g，绞汁，口服，每日3次。用于湿热较盛者。

【预后与转归】

子淋属妊娠期泌尿系统感染所致，及时诊治则预后好。病重者，尤其在妊娠早期，可引起流产或早产等病。如反复发作，可发展为慢性肾盂肾炎等。

【预防与调摄】

1.孕期注意阴部卫生，节制房事。

2.多饮水，每日尿量保持在2000mL以上；饮食宜清淡，忌辛辣刺激之品。

3.卧床休息，左右轮流侧卧，以减轻子宫对输尿管的压迫。

4.调情志，忌恼怒，避免各种不良情志因素的刺激。

✎ **考纲摘要**

1.子淋的定义。

2.子淋的分型、辨证要点及治法方药。

复习思考

试述子淋各证型的主要证候、治法和方药。

扫一扫，知答案

模 块 十

产后病

【学习目标】

1. 熟悉产后病的定义、治疗原则和用药注意。
2. 了解产后病的病因病机。

产妇产褥期内发生与分娩或产褥有关的疾病，称为"产后病"。

常见的产后病有产后血晕、产后发热、产后腹痛、恶露不绝、产后身痛、产后大便难、产后情志异常、缺乳和产后乳汁自出等。古代医家把产后常见病和危急重症概括为产后"三病""三冲""三急"。产后"三病"是指痉、郁冒、大便难；产后"三冲"是指败血上冲，即冲心、冲肺、冲胃；产后"三急"为呕吐、盗汗、泄泻。其涉及范围较广，现今有些已不再属于妇产科范围，如产后"三急"之呕吐、泄泻等。

产后病的病因病机，可归纳为三个方面：一是亡血伤津，由于分娩用力、产时出汗和产伤出血，致阴血骤虚，阳气浮越，变生他病；二是瘀血内阻，产后余血浊液易于瘀滞，或因产后元气亏虚，运血无力，或胞衣残留，或感染邪毒，均可导致瘀血内阻；三是外感六淫或饮食房劳所伤，产后元气津血俱伤，腠理疏松，即所谓"产后百节空虚"，若调摄不当，可致气血不调，营卫失和，脏腑功能失常，变生产后诸病。

产后病的诊断，在运用四诊八纲的同时，还须根据产后特殊的生理变化和病理特点，注意"三审"，即先审小腹痛与不痛，以辨恶露有无停滞；次审大便通与不通，以验津液之盛衰；再审乳汁的行与不行和饮食多少，以察胃气的强弱。同时，还应参看分娩情况、产妇体质、症状、舌脉等，必要时配合妇科检查及辅助检查，进行全面分析以做出正确的诊断。

产后病的治疗，应根据产后亡血伤津、瘀血内阻、多虚多瘀的特点，本着"勿拘于产后，亦勿忘于产后"的原则，用药注意补虚不滞邪，攻邪勿伤正，祛寒勿过于温燥，清热勿过于苦寒，开郁勿过于耗散，消导必兼扶脾。此外，古人提出产后"三禁"，即禁大汗以防亡阳，禁峻下以防亡阴，禁通利小便以防亡津液。对产后病中的危急重症，如产后血晕、产后发热等，必要时应中西医结合救治。

项目一　产后血晕

扫一扫，看课件

【学习目标】

1. 掌握产后血晕的定义、分型及各型代表方剂。
2. 熟悉产后血晕的诊断要点与鉴别诊断、急症处理。
3. 了解产后血晕的预防与调摄。

产妇分娩后，突然头晕眼花，不能起坐，或心胸满闷，恶心呕吐，或痰涌气急，心烦不安，甚或神昏口噤，不省人事，称为"产后血晕"。产后血晕属危急重症之一，若救治不及时，可危及产妇性命。

本病相当于西医学产后出血引起的虚脱、休克，妊娠合并心脏病之产后心衰，或羊水栓塞等。

【病因病机】

产后血晕的病机不外虚、实两端。虚者，多由阴血暴亡，心神失养而发；实者，多因瘀血停滞，气逆攻心所致。

1.血虚气脱　产妇素体血虚，复因产时失血过多，以致营血下夺，气随血脱，心神失养而致血晕。

2.血瘀气逆　产后胞脉空虚，寒邪乘虚内侵，血为寒凝，或情志不遂，气滞血瘀，冲任瘀阻，恶露涩少，血瘀气逆，扰乱心神而致血晕。

【诊断要点】

1.病史　产妇既往患有严重的贫血、血小板减少症、凝血功能障碍，或产时失血过多、滞产，或有妊娠合并心脏病、妊娠高血压综合征等病史。

2.临床表现　发病多在分娩后数小时内，产妇突然出现头晕眼花，不能起坐，或心胸烦闷，恶心呕吐，或痰涌气急，心烦不安，甚或神昏口噤，不省人事。伴阴道出血过多，或恶露甚少。

3.检查

（1）产科检查：了解胎盘、胎膜是否完整，子宫收缩情况，子宫有无内伤及软产道有无损伤，观察阴道流血量。

（2）实验室检查：血常规、血小板计数、凝血酶原时间、纤维蛋白原定量等有关凝血功能的实验室检查，有助于诊断。

（3）其他检查：心电图、心脏功能检测、肾功能检测、血压测量等可辅助诊断。

【鉴别诊断】

与产后痉病、产后子痫、产后癫痫鉴别　三者除口噤神昏外，均有强直抽搐症状，产后血晕无抽搐症状。

【辨证论治】

产后血晕应根据眩晕的特点、恶露的多少、有无胸腹胀满等分辨虚实。虚者为脱证，实者为闭证。本病病情急重，其治疗原则是中西医结合进行抢救。

1.血虚气脱证

主要证候：产时或产后失血过多，突然晕眩，面色苍白，心悸愦闷，甚则昏不知人，目闭口开，手撒肢冷，冷汗淋漓，舌淡，苔少，脉微欲绝或浮大而虚。

证候分析：失血过多，心失所养，神明不守，则令晕眩、心悸愦闷，甚则昏不知人；阴血暴脱，不能上荣于目则目闭；气随血脱，脾阳衰微，故面色苍白、口开、手撒肢冷；营阴暴虚，孤阳外泄，则冷汗淋漓；舌淡、苔少、脉微欲绝或浮大而虚，为血虚气脱之征。

治法：益气固脱。

方药：清魂散（《丹溪心法》）。

人参　荆芥　泽兰叶　川芎　甘草

方中人参、甘草补气固脱；荆芥理血升散以达空窍；川芎活血，上行头目，合泽兰叶辛散芳香以醒神。全方共奏益气固脱醒神之效。

如汗出肢冷者，加制附子；阴道出血不止者，加附子炭、炮姜炭、鹿角胶。

2.血瘀气逆证

主要证候：产后恶露不下或量少，少腹阵痛拒按，突然头晕眼花，不能起坐，甚则心下急满，气粗喘促，神昏口噤，不省人事，两手握拳，牙关紧闭，面色青紫，唇舌紫暗，脉涩有力。

证候分析：血为寒凝，以致恶露不下或量极少；瘀血内阻，则少腹阵痛拒按；败血停滞，气机不畅，上攻于心肺，故心下急满、气粗喘促，甚则神昏口噤、不省人事；瘀血内停，经络阻滞，筋脉拘急挛缩，故两手握拳、牙关紧闭；面色青紫、唇舌紫暗、脉涩有力为血瘀气滞之征。

治法：行血逐瘀。

方药：夺命散（《妇人大全良方》）加当归、川芎。

没药　血竭

方中没药、血竭活血理气，逐瘀止痛。加当归、川芎以增强活血行瘀之力。瘀去则气机调畅，逆气可平，晕厥除则神自清。

如便秘者，加大黄、枳实；胸满呕哕有痰涎者，加姜半夏、陈皮；偏于寒凝血瘀，腹冷痛者，加炮姜、姜黄；兼有气滞，胁腹胀满者，加郁金、川楝子。

【其他疗法】

1. 铁器烧红后，焠醋中，以气熏其鼻，促其清醒。

2. 醋韭煎熏鼻：韭菜切碎末入瓶中，注热醋，熏其鼻孔，促其苏醒。

3. 针刺人中、涌泉、印堂、十宣穴，强刺激以促其清醒。

4. 薤白适量，捣汁滴鼻中。

【急症处理】

产后血晕昏迷时应采取以下措施：

1. 立即将产妇置于头低脚高的仰卧位，同时予以保温。

2. 针刺印堂、人中、涌泉等穴，强刺激以促其苏醒。

3. 丽参注射液、参麦注射液、参附注射液静脉推注或点滴，益气养阴，回阳固脱，并迅速补充血容量以抗休克。

4. 结合西医有关病因，进行中西医结合治疗。

【预防与调摄】

1. 加强产前检查，做好孕期保健。对双胎、多胎、羊水过多、妊娠高血压综合征等有可能发生产后出血的孕妇，或有产后出血史、剖宫史的孕妇，应择期住院待产。

2. 正确处理分娩三个产程，防止滞产；认真检查胎盘、胎膜是否完整，有无残留；如发现软产道损伤等体征，应及时处理。

3. 胎盘娩出后，产妇应继续留在产房观察2小时，注意子宫收缩及阴道出血情况，同时观察血压、脉搏及全身情况。

考纲摘要

1. 产后的病理特点。

2. 产后三病、三冲、三急、三审、三禁。

3. 产后血晕的定义、治疗原则。

4. 产后血晕的分型辨证要点及治法、方药。

复习思考

1. 产后的病理特点是什么？产后病用药应注意些什么？

2. 何谓产后三病、三冲、三审、三禁？

3. 产后血晕分哪几型？各型的代表方剂是什么？

4. 产后血晕的急症处理方法是什么？

扫一扫，知答案

项目二　产后发热

扫一扫，看课件

【学习目标】

1. 掌握产后发热的定义、各型的主要证候、治法、方药。

2. 熟悉产后发热的病因病机及急症处理。

3. 了解产后发热的预防与调摄。

产褥期内，出现发热持续不退，或突然高热寒战，并伴有其他症状者，称为"产后发热"。本病感染邪毒证，与西医学中的"产褥感染"相似，若失治误治，可危及产妇生命，应予以重视。

产后1～2日内，由于产妇阴血骤虚，阳气外浮，见轻微发热，而无其他症状者，乃营卫暂时失调引起，一般可自行消退，属生理现象。亦有在产后3～4日泌乳期间有低热者，俗称"蒸乳"，也非病态，短时间内会自然消失。

【病因病机】

本病的主要病机有感染邪毒，正邪交争；外邪袭表，营卫不和；阴血骤虚，阳气浮散；败血停滞，营卫不通。

1. 感染邪毒　产后气血骤虚，血室正开，若产时接生不慎，或产后护理不洁，或不禁房事，致邪毒乘虚直犯胞宫，蔓延全身，正邪交争而发热。

2. 外感　产后体虚，腠理不密，卫阳不固，外邪乘虚侵袭肺卫，营卫不和，因而发热。

3. 血虚　产时、产后失血过多，阴血暴虚，阳无所附，虚阳浮越于外，而致发热。

4.血瘀　产后恶露排出不畅，余血浊液留滞胞宫，瘀血内停，阻滞气机，营卫不通，郁而发热。

【诊断要点】

1.病史　妊娠晚期不节房事，或产程不顺、接生不慎、产创护理不洁，或产后失血过多，或产后不禁房事，或当风感寒、冒暑受热，或有情志不遂史。

2.临床表现　发热出现在产褥期，尤以新产后多见。其热势可表现为高热寒战，或恶寒发热，或寒热时作，或低热不退。常伴有恶露异常及小腹疼痛等症状。

3.检查

（1）妇科检查：软产道损伤，局部可见红肿化脓，盆腔可呈炎性改变，恶露臭秽。

（2）辅助检查：血常规检查，白细胞计数及中性粒细胞比例可增高。血液及阴道或宫腔排出物培养可发现致病菌。对疑有盆腔脓肿者，应行 B 超检查。

【鉴别诊断】

1.乳痈　乳痈发热同时有乳房胀硬、红肿热痛，甚则溃腐化脓。

2.产后小便淋痛　小便淋痛伴有尿频、尿急、淋漓涩痛、尿黄或赤，尿常规检查可见红细胞、白细胞，尿培养可见致病菌。

【辨证论治】

本病病因不同，症状各异。应根据发热特点、恶露和小腹情况，结合伴随症状及舌脉综合分析，进行辨证。治疗以调气血、和营卫为主。感染邪毒者病情重、变化快，应中西医结合治疗。

1.感染邪毒证

主要证候：产后发热恶寒，甚至高热寒战，小腹疼痛拒按，恶露初时量多，续则量少，色紫暗，或如败酱，其气臭秽；烦躁口渴，尿少而赤，大便秘结；舌红，苔黄，脉弦数有力。

证候分析：新产血室正开，邪毒乘虚内侵，损及胞宫胞脉，正邪交争，致令发热恶寒，甚至高热寒战；邪毒与血搏结成瘀，胞脉阻痹，则小腹疼痛拒按，恶露色紫暗；热迫血妄行则量多，热与血结则量少；热毒熏蒸，故恶露质如败酱，其气臭秽；热扰心神，则心烦不宁；热为阳邪，灼伤津液，则口渴喜饮，尿少而赤，大便秘结；舌红，苔黄，脉弦数有力，为热毒内盛之征。

治法：清热解毒，凉血化瘀。

方药：解毒活血汤（《医林改错》）加金银花、黄芩。

连翘　葛根　柴胡　枳壳　当归　赤芍　生地黄　桃仁　红花　甘草

方中连翘、葛根、柴胡、甘草清热解毒；生地黄、赤芍清热凉血；当归补血和血；桃仁、红花活血行瘀；枳壳理气行滞，加金银花、黄芩增强解毒之力。全方共奏清热解毒，凉血化瘀之功。

如高热不退，大汗出，烦渴引饮，脉虚大而数，为气分热盛。治宜清热除烦，益气生津。方用白虎加人参汤（《伤寒论》）。

如发热，腹痛拒按，大便不通，恶露不畅，为实热瘀血内结阳明。用大黄牡丹皮汤（《金匮要略》）加败酱草、红藤、生薏苡仁、益母草以清热逐瘀，排脓通腑。

若热入营血，甚则逆传心包，当参照"急症处理"，迅速救治。

2. 外感证

主要证候：产后恶寒发热，鼻流清涕，头痛，肢体疼痛，无汗，舌苔薄白，浮紧。

证候分析：产后元气虚弱，卫阳不固，腠理不密，风寒袭表，正邪交争，则发热恶寒、头痛、身痛；肺与皮毛相表里，肺气失宣，则鼻塞流涕；风寒束表，则无汗；舌苔薄白、脉浮紧，为风寒袭表之征。

治法：养血祛风，散寒解表。

方药：荆防四物汤（《医宗金鉴》）加紫苏叶。

荆芥　防风　川芎　当归　白芍　地黄

方中四物汤养血扶正；荆芥、防风、紫苏叶祛风散寒解表。

若症见发热，微恶风寒，头痛身痛，咽喉肿痛，口渴引饮，咳嗽，痰黄，苔薄白，脉浮数，此为外感风热之邪。治宜辛凉解表，疏风清热。方用银翘散（《温病条辨》）。

若邪入少阳，症见寒热往来，口苦，咽干，目眩，默默不欲食，脉弦。治宜和解少阳，方用小柴胡汤（《伤寒论》）加味。

若时值盛夏，症见身热多汗，口渴心烦，倦怠乏力，舌红少津，脉虚数，为外感暑热，气津两伤。首先应改善暑热环境，降温通风。治宜清暑益气，养阴生津。方用清暑益气汤（《温热经纬》）。

3. 血虚证

主要证候：产后低热不退，腹痛绵绵，喜按，恶露量或多或少，色淡质稀，自汗，头晕心悸，舌质淡，脉细数。

证候分析：产时产后失血伤津，阴血骤虚，阴不敛阳，虚阳外浮，故低热缠绵，自汗；血虚胞脉失养，故腹痛绵绵、喜按；气随血耗，冲任不固，故恶露量多；血虚冲任不足则量少，色淡质稀；血虚心脑失养，故头晕心悸；舌淡、脉细为血虚之征。

治法：补血益气，和营退热。

方药：八珍汤（见经行头痛）加黄芪、地骨皮。

方中四物汤补血和血；四君子汤健脾益气，加黄芪益气和营，甘温除热；地骨皮以退虚热。诸药合用，气血充足，营卫调和，其热自退。

若阴虚火旺者，症见午后热甚，颧红，口渴，大便干结，小便短赤，舌质红、苔少，脉细数。治宜滋阴清热。方用加减一阴煎（见闭经）加白薇、青蒿、鳖甲。

4. 血瘀证

主要证候：产后寒热时作，恶露不下，或下之甚少，色紫暗有块，小腹疼痛拒按，舌紫暗或有瘀点，脉弦涩。

证候分析：新产后恶露排出不畅，瘀血停滞胞宫，阻碍气机，营卫失调，阴阳失和，则寒热时作；气机不畅，瘀血内停，故恶露紫暗有块；胞宫、胞脉阻滞，不通则痛，故小腹疼痛拒按；舌紫暗或有瘀点，脉弦涩，为血瘀之征。

治法：活血化瘀，和营退热。

方药：生化汤（《傅青主女科》）加丹参、丹皮、益母草。

当归 川芎 桃仁 炮姜 炙甘草

方中重用当归补血活血；川芎活血行气；桃仁活血化瘀；炮姜温经散寒，止血止痛；炙甘草调和诸药；加丹参、丹皮、益母草可加强化瘀清热之功。全方共具温经散寒，养血化瘀，和营除热之效。

若腹痛加剧，恶露有臭气，体温升高超过38℃，为败血未尽，复感邪毒所致，当参照感染邪毒型处理。

【急症处理】

感染邪毒所致的产后发热，是产科的危急重症，应参照西医"产褥感染"的治疗方法进行中西医救治。

1. 西医治疗 加强营养，病情严重者或贫血者，可多次少量输血或血浆。同时给予敏感、高效、足量的抗生素，或配皮质激素，纠正电解质紊乱，抗休克，及时处理伤口。若有盆腔脓肿，应切开引流。

2. 中医急救 热入营血，高热汗出，心烦不安，斑疹隐隐，舌红绛，苔少或花剥，脉弦细数者，治宜清营解毒，凉血养阴。可服用清营汤加味（《温病条辨》），或用清开灵注射液静脉滴注，以清热解毒，醒神开窍。热入心包，壮热不退，神昏谵语，面色苍白，四肢厥冷，脉细微而数，治宜凉血托毒，清心开窍。予以清营汤送服安宫牛黄丸或紫雪丹。或醒脑静注射液肌注，或静脉点滴；若出现亡阳证候者，当用独参汤、生脉饮或参附汤注射液肌内注射，以回阳救逆，益气固脱。

【预后与转归】

产后发热只要积极合理治疗，即可痊愈。其中中暑发热和感染邪毒若治不及时，可危及生命。

【预防与调摄】

1. 孕期有慢性病者，如营养不良、贫血或全身感染性疾病，应及时治疗；嘱妊娠 7 个月后禁房事、盆浴等；尽量避免不必要的阴道检查。

2. 产程中严格无菌操作，尽量避免滞产、产道损伤及产后出血。有损伤者应及时仔细缝合；对可能发生感染者，应做预防性治疗。

3. 分娩后室内空气要新鲜，但需注意保暖；应保持外阴及卫生垫、衣被的清洁；产褥期严禁盆浴。

4. 发热期间要注意水和营养的补充，高热期间应给予流质或半流质饮食，也可配合物理降温。体温超过 38℃时，暂停哺乳，并定时吸空乳汁，保持乳头清洁。

5. 保持心情舒畅，饮食宜易消化而富于营养，忌辛辣油腻之品。

考纲摘要

1. 产后发热的定义。
2. 产后发热的分型、辨证要点及治法方药。

复习思考

1. 何谓产后发热？
2. 产后发热分哪几型？各型的代表方剂是什么？

扫一扫，知答案

项目三 产后腹痛

扫一扫，看课件

【学习目标】

1. 掌握产后腹痛的定义、常见证型的主要证候、治法方药。
2. 熟悉产后腹痛的病因病机、诊断要点及鉴别诊断。
3. 了解产后腹痛的转归与调摄。

产妇在产褥期内发生与分娩或产褥有关的小腹疼痛，称为"产后腹痛"。其中因瘀血引起者，称"儿枕痛"。

分娩后 1～2 天内出现小腹阵阵作痛，不伴有其他症状，持续 2～3 天自然消失，西医学称"宫缩痛""产后痛"，轻者为子宫缩复的生理现象。若腹痛阵阵加剧，难以忍受，或腹痛绵绵不止者则为病理现象，应予治疗。

西医学的产后宫缩痛可参照本病辨证治疗。

【病因病机】

1. 血虚　素体气血虚弱，复因产时失血过多，冲任血虚，胞脉失养，不荣则痛；或血少气弱，运行无力，胞脉血行迟滞，不通则痛。

2. 血瘀　产后血室正开，起居不慎，感受寒邪，血为寒凝；或情志不畅，肝气郁结，疏泄失常，气滞血瘀；或元气亏损，无力行血，恶露不下而留瘀。瘀血内停，阻滞冲任、胞脉，不通则痛。

【诊断要点】

1. 临床表现　产后一周以上小腹疼痛仍不消失，或产后不足一周，但小腹阵发性疼痛加剧，可伴有恶露的异常。

2. 产科检查　腹痛发作时，可扪及变硬的子宫。

3. 辅助检查　血象检查可有轻度贫血，B超检查可了解宫内有无胎盘、胎衣残留。

【鉴别诊断】

1. 产后伤食腹痛　多有伤食史，疼痛部位在脘腹，伴有胃脘满闷、嗳腐吞酸、呕吐腹泻、大便臭秽等伤食的症状。

2. 产褥感染邪毒腹痛　腹痛剧烈且持续不减，可见恶寒发热或高热寒战、恶露色紫暗如败酱、气臭秽。

3. 产后痢疾腹痛　产后腹痛泄泻，里急后重，大便呈赤白脓血样。

【辨证论治】

本病辨证以腹痛的性质及恶露的量、色、质、气味为主要依据，结合全身症状、舌脉以察虚实。治疗重在调畅气血，用药宜平和。若胎盘胎膜残留者，亦可手术清除宫腔内容物。

1. 血虚证

主要证候：产后小腹隐隐作痛，数日不止，喜揉喜按，恶露量少、色淡红、质稀无块；面色苍白，头晕眼花，心悸怔忡，大便干结，舌淡红，苔薄白，脉细弱。

证候分析：血虚胞脉失养，或血少气弱，运行无力，血行迟滞，故小腹隐隐作痛、喜揉喜按；冲任血少，故恶露量少、色淡红、质稀无块；血不上荣于面，故面色苍白；血虚心脑失养，故头晕眼花、心悸怔忡；血虚肠失濡润，故大便干结；舌淡红、苔薄白、脉细弱均为血虚之征。

治法：补血益气，缓急止痛。

方药：肠宁汤（《傅青主女科》）。

当归　阿胶　熟地黄　麦冬　人参　山药　续断　肉桂　甘草

方中当归、阿胶养血益阴为君；熟地黄、麦冬滋阴润燥为臣；人参、山药、甘草益气健脾和中，续断补肾养肝，为佐；肉桂温通血脉为使。全方共奏养血益阴，补气生津之效。

若血虚兼寒，证见面色青白、腹痛得热则减、手足逆冷、脉细而迟者，宜养血散寒，方用当归建中汤（《千金翼方》）或当归生姜羊肉汤（《备急千金要方》）。

2. 血瘀证

主要证候：产后小腹疼痛，拒按喜暖，恶露量少、色紫暗、有块，块下痛减；面色青白，四肢不温，或伴胸胁胀痛，色质紫暗，脉沉紧或弦涩。

证候分析：瘀血内停，阻滞胞脉，不通则痛，故小腹疼痛拒按；血得热则行，瘀滞稍通而痛缓，故喜暖；瘀血阻滞，故恶露量少、色紫暗、有块；块下瘀滞减轻故痛减；面色青白、四肢不温、脉沉紧为寒凝瘀阻之征；胸胁胀痛、色质紫暗，或脉弦涩为气滞血瘀之征。

治法：活血祛瘀，温经止痛。

方药：生化汤（见产后发热）加益母草。

生化汤活血化瘀，加益母草以增强化瘀之力，使恶露畅行，腹痛亦愈。

若小腹冷痛、绞痛较甚者，加小茴香、吴茱萸、肉桂以增温经散寒之功；若瘀滞较甚，恶露有块，块出痛减，加五灵脂、炒蒲黄、延胡索以增强化瘀止痛之效；若小腹胀痛，加香附、乌药、枳壳理气行滞；若伴胸胁胀痛者，加郁金、柴胡疏肝理气止痛；若伴气短乏力、神疲肢倦者，加黄芪、党参益气补虚。

【其他疗法】

1. 经验方

（1）艾叶 15g，生姜 9g，红糖 30g，水煎顿服。适用于产后虚寒腹痛。

（2）益母草 30g，红糖 30g，水煎顿服。适用于产后血瘀腹痛。

2. 针灸疗法

血虚腹痛取气海、中极、关元、足三里温针，或先针后灸。血瘀腹痛选三阴交、血海、地机，针刺用泻法。耳针取子宫、神门、交感针刺。

【预后与转归】

产后腹痛经积极治疗大多能痊愈，若失治、误治则可导致瘀血日久化热或瘀血阻滞新血不能归经而出现恶漏不绝，或变生他病。

【预防与调摄】

1. 正确处理每个产程，防止失血过多。

2. 做好产褥期卫生保健，谨避风寒，勿食生冷，保持会阴部清洁卫生，预防感染。调畅情志，避免精神刺激。

【病案举例】

许某，女，28岁，已婚，农民。患者于1960年夏季，产后4天时，暑天贪凉，晚间未盖好腹部，以致感受风寒，翌晨小腹疼痛，痛势剧烈，恶露骤止，腰酸肢软，头晕眼花，家人抬来门诊。

初诊：8月15日。产后感寒，头痛畏寒，胸闷腰酸，恶露阻滞，腹痛殊甚，脉象细迟而涩，舌苔薄白。证属寒邪侵袭，瘀滞内留。治以温宫祛瘀。

炒荆防各4.5g 炮姜4.5g 焦楂炭9g 生蒲黄9g 五灵脂9g 川芎4.5g 当归9g 川牛膝9g 大熟地黄9g 制香附9g 乌药9g

二诊：8月17日。服药后头眩腹痛略瘥，刻感腰酸不舒，肢节疼痛。治拟固肾养血，健脾温络。

防风 防己各6g 陈艾6g 当归9g 熟地黄9g 白术6g 茯苓9g 陈皮6g 杜仲9g 续断9g 狗脊9g 牛膝9g

三诊：8月19日。经调治后腹痛停止，恶露已行，唯量不多，腰酸肢软，精神疲惫，脉象细迟，舌淡苔薄。治拟养血温中，祛瘀生新。

当归9g 炮姜2.4g 炒川芎4.5g 牛膝9g 制香附9g 杜仲9g 续断9g 白术6g 炒枳壳4.5g 白及6g 陈皮6g

上方服2剂后，恶露正常，诸恙次第就愈。（《朱小南妇科经验选》）

考纲摘要

1. 产后腹痛分型及各型的辨证要点。

2. 生化汤和肠宁汤的适应证。

复习思考

1. 产后腹痛分哪几型？各型的代表方剂是什么？
2. 生化汤的组成和适应证是什么？

扫一扫，知答案

项目四　产后恶露不绝

扫一扫，看课件

【学习目标】

　　1. 掌握恶露不绝的定义、各型的主要证候、治法方药。

　　2. 熟悉产后恶露不绝的病因病机、鉴别诊断。

　　3. 了解产后恶露不绝的预防与调摄。

　　产后血性恶露持续10天以上仍淋漓不断者，称为"产后恶露不绝"，又称"恶露不净""恶露不尽"。

　　本病相当于西医的晚期产后出血，其中因产褥感染、胎盘胎膜残留、子宫复旧不良等引起者可参照本病治疗。

【病因病机】

　　本病的主要病机为冲任不固，常见证型有气虚、血热、血瘀。

　　1. 气虚　素体虚弱，正气不足，加之产时耗气伤血，正气愈虚；或因产后操劳伤气，气虚则冲任失固，血失统摄而致恶露不绝。

　　2. 血热　素体阴虚，复因产时伤血，阴血更虚，虚热内生；或因产后过食辛燥助阳；或肝郁化热，或邪毒内侵与血相搏，以致热伏冲任，迫血妄行致恶露不绝。

　　3. 血瘀　产后胞脉空虚，寒邪乘虚入侵，与血相搏，则寒凝血瘀；或胞衣残留，瘀血内阻，以致瘀血不去，新血难安，冲任不固，致恶露不绝。

【诊断要点】

　　1. 临床表现　产后血性恶露超过10天仍淋漓不断，色、质或气味异常，或伴有不同程度的腹痛。

　　2. 妇科检查　子宫复旧不良，可扪及子宫大而软，宫口松弛，胎盘残留者有时可见残留胎盘组织或血块堵塞于子宫颈口，伴有感染者子宫明显压痛。剖宫产子宫切口裂开或愈合不良者腹部切口部位压痛。

3. 辅助检查 血象可呈贫血或有炎性改变；盆腔 B 超检查，可了解子宫复旧及宫腔内是否有残留组织；将宫内刮出物送病理检查，可以明确诊断。血 β–HCG 测定有助于排除胎盘残留及绒毛膜癌。

【鉴别诊断】

1. 产后发热 若属产后邪毒感染发热，恶露不尽，其量或多或少，但气味臭秽，形如败酱，并伴有发热寒战、体温升高等症。

2. 子宫黏膜下肌瘤 产后阴道出血淋漓不尽，B 超提示黏膜下肌瘤，宫内无残留胎盘组织，可资鉴别。

3. 绒毛膜癌 本病除产后阴道出血淋漓不尽外，有时可见转移病灶，血 β–HCG、B 超及宫内刮出物做病理检查可明确诊断。

【辨证论治】

本病的辨证，应根据恶露的量、色、质、气味等辨别寒热虚实。

治疗应以调理气血，固摄冲任为主。如因宫腔内残存胎盘或胎膜所致的恶露量多，可中西医结合治疗。

1. 气虚证

主要证候：产后恶露过期不止，淋漓不断，量多，色淡质稀，无臭味；小腹空坠，头晕乏力，气短懒言，面色苍白，精神疲乏，舌淡苔白，脉缓弱。

证候分析：气虚血失统摄，故恶露过期不止而量多；气虚血少，血失温煦，故色淡质稀；内无瘀热，故无臭味；气虚下陷，故小腹空坠；气虚清阳不升，故头晕乏力、气短懒言、面色苍白、精神疲乏；舌淡苔白，脉缓弱均为气虚不足之征。

治法：健脾益气，固冲止血。

方药：补中益气汤（方见"月经先期"）加阿胶、艾叶炭、乌贼骨。

补中益气汤健脾益气，加阿胶、艾叶炭、乌贼骨补血温经止血。

若兼有血瘀者，加炒蒲黄、益母草；若头晕眼花，心悸怔忡，脉细无力者，酌加龙眼肉、炒枣仁、远志；若腰酸膝软，头晕耳鸣者，加川断、杜仲、金樱子、巴戟天。

2. 血热证

主要证候：恶露过期不止，量多，色红质稠，气味臭秽；面色潮红，心烦易怒，口燥咽干，或尿黄便秘，舌红苔黄，脉细数或滑数。

证候分析：热伏冲任，迫血妄行，故恶露过期不止而量多、色红质稠；热邪上扰，则面色潮红、心烦易怒；热伤津液，则口燥咽干、尿黄便秘。舌红苔黄，脉细数或滑数为血热之证。

治法：清热养阴，凉血止血。

方药：保阴煎（方见"月经过多"）加益母草。

保阴煎清热养阴，凉血止血。加益母草化瘀止血，以防血止留瘀。

若恶露不绝，量或多或少，色深红，两胁胀痛，心烦，舌红，苔薄黄，脉弦细数者，为肝郁化热，治宜疏肝解郁、清热凉血。方用丹栀逍遥散加生地黄、旱莲草、茜草根清热凉血止血。

3. 血瘀证

主要证候：产后恶露过期不止，淋漓不断，涩滞不爽，量少或多，色紫暗有块；小腹疼痛拒按，血块下后痛减，舌质紫暗，或边尖有瘀斑瘀点，脉弦涩有力。

证候分析：瘀血阻滞冲任，胞脉气血运行不畅，故恶露涩滞不爽、量少或多；恶血不去，新血难安，故淋漓不断；瘀血内阻，冲任胞脉气血不畅，不通则痛，故小腹疼痛拒按；瘀血下后，通则不痛，故血块下后痛减。舌质紫暗、边尖有瘀斑瘀点、脉弦涩有力亦为血瘀之征。

治法：活血化瘀，理血归经。

方药：生化汤（方见产后发热）加三七、茜草、益母草、乌贼骨。

方中当归、川芎活血化瘀，桃仁化瘀止痛，炮姜温经散寒，炙甘草和中缓痛。全方活血化瘀，瘀去则血自能归经。更加三七、茜草、益母草活血止血，理血归经；乌贼骨固摄冲任以止血，增强了祛瘀止血的功效。

若小腹冷痛者，加吴茱萸、艾叶以温经散寒；若瘀久化热，恶露臭秽，身热口渴，舌红脉数者，酌加炒地榆、黑黄柏、金银花、连翘清热解毒；若气虚夹瘀，伴小腹空坠者，加黄芪、党参补气摄血。

【其他疗法】

1. 加味生化颗粒，适用于血瘀证。

2. 保宫止血颗粒，适用于血热证。

3. 益母草 30g，红糖适量，煎服。适用于血瘀证。

4. 马齿苋 30g，水煎服。适用于血热证。

【预后与转归】

本病及时治疗多可痊愈。若治疗不当，日久可因失血致血虚阴竭；若复感病邪，可变生产后发热；若久治不愈时，应怀疑为滋养细胞疾病。

【预防与调摄】

1. 分娩时，应仔细检查胎膜、胎盘是否完整，如有缺损，应立即清理宫腔。

2. 产褥期要保持外阴清洁，忌房事及盆浴，避免或减少感染的可能。

3. 加强产后护理，注意腹部保暖，避免感受外邪，忌食辛辣或寒凉等食物，调畅情志。

4. 卧床休息，新产后可采取半卧位，有利于恶露排出。

【病案举例】

方某，女，32 岁，病历号 11941 号。初诊日期 1971 年 1 月 6 日。

主诉：产后 50 天，阴道流血淋漓不断。

病史：初产一女已 3 岁，今又足月产一女已 50 天，阴道出血时多时少，淋漓不断，血色黑红，少腹疼痛胀坠，身热汗出，食欲欠佳，大便正常，小便短赤。舌质暗红，苔薄白，脉沉弦。

诊断为恶露不绝的瘀血内阻证，治以行血祛瘀，方用生化汤合失笑散加减。

酒当归 13g   川芎 5g   大赤芍 7g   炒灵脂 7g   生蒲黄 10g   益母草 15g   焦山楂 9g   炙甘草 6g   姜炭 1g

水煎服，连服两剂。

复诊：1 月 9 日。药后 1 天，阴道出血量增多，从昨天下午始血量减少，腹痛减轻。今按上方去大赤芍、炒灵脂，加炒远志 9g，川续断 10g，连服两剂。

三诊：1 月 12 日。腹痛消失，阴道流血似有似无，食欲增加。改用当归丸内服，痊愈。(《妇科证治验录》)

✎ **考纲摘要**

1. 恶露不绝的定义。

2. 恶露不绝的分型，各型的辨证要点及治法方药。

复习思考

1. 何谓恶露不绝？

2. 恶露不绝分哪几型？各型的代表方剂是什么？

扫一扫，知答案

扫一扫，看课件

项目五 产后身痛

【学习目标】
1. 掌握产后身痛的定义、各证型辨证要点及治法方药。
2. 熟悉产后身痛的病因病机。
3. 了解产后身痛的其他疗法、转归及调摄。

女性在产褥期内，出现肢体关节酸痛、麻木、重着者，称为"产后身痛"，亦称"产后遍身痛""产后关节痛"，俗称"产后风"。

西医学产褥期因风湿或类风湿等引起的关节痛、产后坐骨神经痛、多发性肌炎等可参照本病辨证论治。

【病因病机】

本病的发病机理，主要是产后气血亏虚，经脉失养，不荣则痛；或风寒湿邪乘虚而入，留滞关节、经络导致不通则痛。

1. **风寒** 产后百脉空虚，卫表不固，腠理不密，起居不慎，风寒湿邪乘虚而入，留滞关节、经络使气血运行不畅，瘀阻经络而疼痛。

2. **血虚** 素体血虚，产后失血过多，阴血亏虚，四肢百骸、筋脉关节失养，则肢体麻木、酸痛。

3. **血瘀** 产后恶露未净，瘀血留滞于经络、筋骨之间，气血运行受阻，故使身痛。

4. **肾虚** 素体肾虚，因产伤动脏腑，气血俱虚，胞脉失养。腰为肾之府，肾精亏虚则足少阴肾经所循行的部位得不到濡养出现疼痛。

【诊断要点】

1. **病史** 产时产后失血过多，或产褥期起居不慎，感受风寒。

2. **症状** 产褥期间出现肢体关节酸痛、麻木、重着，关节活动不利，甚至关节肿胀。久病不愈者，可见肌肉萎缩、关节变形。

3. **辅助检查** 抗"O"、血沉、血钙、风湿、类风湿因子等检测有助于明确诊断。

【鉴别诊断】

1. **痹证** 本病外感型与痹证的发病机理相近，症状表现也相似，但本病发生于产褥期，若长期不愈，超出产褥期则属痹证。

2.痿证 痿证以肢体痿弱不用、肌肉消瘦为特点，肢体关节一般不痛。产后身痛以肢体关节酸痛重着、屈伸不利为特点，但无痿瘫的表现。

【辨证论治】

本病的辨证，重在辨别疼痛的性质：疼痛游走不定，多属风；疼痛得热减轻者，多属寒；肢体酸痛、麻木者，多属虚证；痛有定处，按之加重者，多属瘀证。此外，还应结合兼症和舌脉进行辨证。

治疗原则是养血活血，通络止痛。根据产后多虚多瘀的特点，在养血之中，佐以理气通络之品以标本兼顾。祛邪之时，配补虚之药以助祛邪而不伤正。

1.风寒证

主要证候：产褥期中肢体关节疼痛，屈伸不利，或痛处游走不定，或疼痛剧烈如针刺，或肢体关节肿胀、麻木重着，初期可有恶寒发热等表证；舌淡苔白，脉浮紧或细缓。

证候分析：产后风寒湿邪乘虚而入，留滞于肌肤、经络、关节，气血运行不畅，痹阻不通，故肢体关节疼痛、屈伸不利；风善行而数变，故风胜则痛处游走不定；寒性收引，寒胜则痛有定处，且疼痛剧烈；湿性黏滞、重着，湿胜则肢体关节肿胀、麻木；外邪束表，则有恶寒发热等表证；舌淡苔白、脉浮紧或细缓，均为外感邪气之征。

治法：养血祛风，散寒除湿。

方药：独活寄生汤（《备急千金要方》）。

独活　桑寄生　秦艽　防风　细辛　当归　川芎　白芍　熟地黄　桂心　茯苓　杜仲　人参　牛膝　甘草

方中独活、细辛发散风寒；秦艽、防风祛风除湿；桑寄生、杜仲、牛膝补肝肾，强筋骨，兼祛风湿；当归、川芎、白芍、熟地黄养血活血；茯苓、人参补气健脾；桂心温通血脉；甘草调和主药。全方具有祛风胜湿，养血益气，温经散寒，补益肝肾之功。

风邪偏盛者，加羌活祛风止痛；寒邪偏盛者，加草乌散寒止痛；湿邪偏盛者，加薏苡仁、木瓜、苍术祛湿止痛；关节疼痛，屈伸不利者，加伸筋草、青风藤通络止痛。

2.血虚证

主要证候：产褥期中，遍身关节疼痛，肢体酸楚、麻木；面色苍白或萎黄，头晕心悸，舌淡，苔少，脉细无力。

证候分析：素体气血亏虚，或产后失血过多，百脉空虚，筋脉失养，故遍身关节疼痛、肢体酸楚、麻木；血虚不能上荣于面则面色苍白或萎黄，不能濡养头目则头晕，不能养心则心悸；舌淡、苔少、脉细无力均为血虚之象。

治法：益气养血，温通经络。

方药：黄芪桂枝五物汤（《金匮要略》）加鸡血藤、当归。

黄芪　桂枝　芍药　生姜　大枣

方中黄芪合桂枝益气通阳，芍药养血和营，大枣、生姜调和营卫。加鸡血藤、当归补血活血通络。全方共奏益气养血，温通经络之效。

若头晕眼花，心悸明显者，加龙眼肉、何首乌、枸杞、阿胶补血养心；若关节疼痛较重，兼有外邪者，加羌活、独活、威灵仙以祛风活络止痛。

3. 血瘀证

主要证候：产后遍身疼痛，或肢体麻木、发硬、重着、肿胀、关节屈伸不利；恶露量少、色暗，小腹疼痛拒按，舌紫暗或边有瘀点瘀斑，苔薄白，脉弦涩。

证候分析：产后多瘀，瘀阻经脉、关节，气血运行不畅，故见产后遍身疼痛，或肢体麻木、发硬、重着、肿胀、关节屈伸不利；瘀血停滞皮肉之间，则肿胀；瘀阻胞脉，则恶露量少、色暗、小腹疼痛拒按；舌紫暗或边有瘀点瘀斑、苔薄白、脉弦涩均为瘀血阻滞之征。

治法：养血活血，化瘀祛湿。

方药：身痛逐瘀汤（《医林改错》）加苍术、木瓜、益母草。

桃仁　红花　当归　川芎　五灵脂　没药　牛膝　地龙　秦艽　羌活　香附　甘草

方中当归、川芎养血活血；桃仁、红花、五灵脂、没药、牛膝活血化瘀；秦艽、羌活、地龙祛风通络；香附行气止痛；甘草调和诸药。加益母草、木瓜、苍术增加化瘀除湿之力。全方共奏养血通络，化瘀止痛之功。

若痛处喜暖者，加桂枝、姜黄温经散寒；若小腹疼痛拒按明显者，加炮姜、益母草温通经络，化瘀止痛。

4. 肾虚证

主要证候：产后腰膝酸痛乏力，或足跟痛，舌淡红，苔薄白，脉沉细。

证候分析：素体肾虚，产后精血俱虚，胞脉失养，故产后腰膝酸痛乏力；足跟为足三阴经脉所经之处，肾精亏虚，经脉失养，故足跟痛。舌淡红、苔薄白、脉沉细均为肾虚之征。

治法：补肾填精，强腰壮骨。

方药：养荣壮肾汤（《叶氏女科证治》）加熟地黄。

当归　川芎　杜仲　桑寄生　续断　肉桂　独活　防风　生姜

肾虚证下：方中桑寄生、续断、杜仲补肾强腰壮筋骨为君；当归、川芎养血活血、熟地补肾填精养血为臣；独活、防风、肉桂、秦艽温经散寒，祛风通络为佐；生姜辛温，发散风寒为使。全方共奏补肾养血，强腰壮骨之效。

【其他疗法】

1. 中成药治疗　大活络丸：每次 1 丸，口服，每日 2 次，适用于风寒证。

再造丸：每次 1 丸，口服，每日 2 次，适用于血虚肾亏证。

2. 针灸治疗　针刺环跳、风市、足三里、阿是穴等。中等刺激，留针 15 ～ 20 分钟，每日 1 次。风、寒、湿邪所致者，可用温针灸。

3. 按摩治疗 局部按摩或加理疗以通络止痛。

【预后与转归】

本病的预后，与治疗是否及时和病情轻重程度有关；若辨证准确，及时治疗，可以治愈；若失治误治，则病情缠绵难愈，可形成痼疾。

【预防与调摄】

1. 做好产褥期卫生及产后护理，注意保暖，防止外邪侵袭，避免居处寒冷潮湿。
2. 加强营养，适当活动，避免劳累，增强体质。

【病案举例】

李某，女，28 岁，门诊病例。初诊日期：1974 年 10 月 12 日。

主诉：产后周身疼痛怕冷 3 月余。

现病史：7 月份正常分娩后，即出现周身疼痛怕冷，上肢与髋关节疼痛明显，局部无红肿，遇寒疼痛症状加重，自觉恶风怕冷；伴有心慌气短，纳食一般，大小便未见明显异常。舌质淡，苔薄白，脉细缓。

西医诊断：产后关节痛。中医辨证：血虚受寒。

治法：养血散寒。

黄芪 15g 党参 9g 当归 9g 白芍 9g 羌活 6g 独活 6g 鸡血藤 24g 秦艽 9g 防风 4.5g 桃仁 3g 红花 3g

二诊：服上方 6 剂后，周身疼痛减轻，心慌气短也见好转。继服上方 7 剂，症状皆除。

分析：本证系因产后血虚受寒，隶属"寒痹"范畴。治宜养血散寒，扶正与祛邪兼施，重点在于扶正。方中当归、白芍养血，黄芪、党参补气，羌活、独活、防风祛风湿，除寒邪，鸡血藤、桃仁、红花少用则养血活血。本病治疗遵循"治风先治血，血行风自灭"的原则而治愈。(《刘奉五妇科经验》)

📝 **考纲摘要**

1. 产后身痛的定义。
2. 产后身痛各型的辨证要点及治法方药。

复习思考

1 何谓产后身痛？
2. 产后身痛的分型及各型的首选方是什么？

扫一扫，知答案

扫一扫，看课件

项目六　产后大便难

【学习目标】
1. 掌握产后大便难的定义、各证型的治法方药。
2. 熟悉产后大便难的病因病机。
3. 了解产后大便难的其他疗法，预防与调摄。

产后饮食如常，大便数日不解，或艰涩难以解出者，称为"产后大便难"，又称"产后大便不通""产后大便秘涩"。

【病因病机】

由于分娩失血，津液亏耗，不能濡润肠道，导致肠燥便难；或阴虚火旺，肠道失于滋润，传导不利，则大便燥结；或脾肺气虚，无力行便，大便数日难解。

1. 血虚津亏　素体血虚，产时产后失血过多，或产后多汗，亡血伤津，肠道失于濡润，致肠燥便艰、难以解出。

2. 阴虚火旺　素体阴虚，产后亡血伤津，无以制火，火盛伤津，津液亏虚，大便结于肠道，难以排出。

3. 气虚失运　素体气虚，产时失血耗气，其气更虚。肺主宣发肃降，脾主升清降浊，气虚则肺失肃降，脾失降浊，肠失传导，故大便难解。

【诊断要点】

1. 病史　常有饮食不节、情志内伤和劳倦过度的病史。

2. 症状　产褥期或新产后，大便数日不解，排出困难；或虽大便不坚，但努则难出。

【鉴别诊断】

1. 痔疮、肛裂　孕前即有便秘症状，孕后或产后症状加重，肛门指诊可有相应的指征。

2. 肠梗阻　有腹痛、呕吐、饮食难入等症状，腹部听诊可闻及高调的肠鸣音。

【辨证论治】

本病治疗当以养血润燥为主，不可妄投峻泻通下之品，以免耗津伤气。

1. 血虚津亏证

主要证候：产后大便干燥，艰涩难解，或数日不解，一般无腹部胀痛；面色萎黄，皮肤不润，头晕心悸，舌淡红，苔薄，脉细。

证候分析：产后营血不足，津液亏耗，肠道失去濡润，故大便干燥、艰涩难解或数日不解；因非里实之证，故无腹部胀痛；血虚不能上濡于面则面色萎黄，不濡养肌肤则皮肤不润，不营养心脏则头晕心悸。舌淡红、苔薄、脉细均为血虚之征。

治法：养血润燥。

方药：四物汤（《太平惠民和剂局方》）加肉苁蓉、生何首乌、火麻仁。

白芍　当归　熟地黄　川芎

方中四物汤养血活血；加肉苁蓉、生何首乌、火麻仁滋阴补血，润肠通便。

若兼见口干，胸满腹胀，舌质红，苔薄黄，脉细数，属阴虚火旺；治宜滋阴清热，润肠通便。方用麻子仁丸（《证治准绳》）加生地黄、玄参、麦门冬。

2. 阴虚火旺证

主要证候：产后大便干结，数日不解；伴有五心烦热，两颧潮红，口燥咽干，舌红，少苔或苔薄黄，脉细数。

治法：滋阴降火，生津通便。

方药：两地汤（见"月经先期"）加火麻仁、瓜蒌仁。

两地汤滋阴降火，生津润肠；加火麻仁、瓜蒌仁润肠通便。全方共奏滋阴清热，养血生津，润肠通便之效。

若口燥咽干重者，加天花粉、玉竹润燥生津。

3. 气虚失运证

主要证候：产后大便，数日不解，或有便意，努责难出；伴有神倦乏力，气短，时时汗出，舌淡，苔薄白，脉细缓。

证候分析：产时气随血失，肺虚肃降失司，脾虚运化无力，大肠传导失职，故产后大便数日不解，努责难出；气虚下陷，中阳不振，故时有便意、神倦乏力；肺虚卫外不固，故气短、时时汗出；舌淡，苔薄白，脉细缓均为脾肺气虚之征。

治法：益气养血，润肠通便。

方药：圣愈汤（见"痛经"）加肉苁蓉、火麻仁、何首乌。

圣愈汤补气养血，润肠行便；加肉苁蓉、火麻仁、何首乌润肠通便。

若腹部痞满者，加木香、枳实行气宽中除满；心悸不寐者，加酸枣仁、柏子仁宁心安神。

【其他疗法】

1. 开塞露外用，便通即止。

2. 中药保留灌肠或清洁灌肠。

3. 穴位按压。用双手各一指以适当的压力揿按迎香穴 5 ～ 10 分钟，或将手指向四周移动扩大按摩面积，可促使排便。

【预后与转归】

本病为产后常见病症之一。若用药得当，同时配合调畅情志、合理饮食、适当锻炼，则预后较好。若失治误治，长期大便干结难出，轻则肛裂、痔疮，重则引起脱肛。

【预防与调摄】

1. 产妇多食新鲜蔬菜及含纤维素较多的食物，忌食辛辣刺激之品。

2. 顺产妇尽早下床活动，以促进肠蠕动，并养成定时排大便的习惯。

✎ 考纲摘要

1. 产后大便难的定义。

2. 产后大便难各型的辨证要点及治法方药。

复习思考

1. 产后大便难的病因病机是什么？

2. 产后大便难的分型及各型的治法、方药是什么？

扫一扫，知答案

项目七　缺　乳

扫一扫，看课件

【学习目标】

1. 掌握缺乳的定义、各型的辨证要点及方药。

2. 熟悉缺乳病因病机、其他疗法。

3. 了解缺乳的预防与调摄。

哺乳期乳汁甚少或全无，称为"缺乳"，亦称"乳汁不行"或"乳汁不足"。

【病因病机】

缺乳的主要病机是乳汁生化不足，无乳可下，或乳汁运行不畅，乳不得下。

1.气血虚弱　素体气血虚弱，或脾胃虚弱，复因产时失血耗气，气血亏虚，气血生化不足，无以化乳，则产后乳汁甚少或全无。

2.肝郁气滞　素体抑郁，或产后七情所伤，肝失条达，气机不畅，气血失调，以致经脉涩滞，阻碍乳汁运行，因而缺乳。

【诊断要点】

1.病史　可有产时失血过多、产后情志异常、或平素体质虚弱、有慢性消耗性疾病等病史。

2.症状　产妇在哺乳期，乳汁甚少，不足以喂养婴儿，或乳汁全无。

【鉴别诊断】

与乳痈鉴别　乳痈初期表现乳汁减少，乳房局部红、肿、热、痛，继而化脓成痈，同时伴全身发热恶寒等症。

【辨证论治】

缺乳首辨虚实。一般乳房柔软、乳汁清稀者，多为虚证；乳房胀硬而痛，乳汁浓稠者，多为实证。虚者补气养血，实者疏肝解郁，均佐以通乳之品。同时指导产妇正确哺乳，保证产妇充分休息，有足够的营养和水分。

1.气血虚弱证

主要证候：产后乳少，甚或全无，乳汁清稀，乳房柔软，无胀满感；神倦食少，面色无华，舌淡，苔少，脉细弱。

证候分析：气血虚弱，乳汁化源不足，无乳可下，故乳少或全无；乳腺空虚，故乳房柔软，无胀满感；脾失健运，故神倦食少；气虚血少，不能上荣，则面色无华。舌淡、苔少、脉细弱为气血不足之征。

治法：补气养血，佐以通乳。

方药：通乳丹（《傅青主女科》）。

人参　黄芪　当归　麦门冬　木通　桔梗　猪蹄

方中人参、黄芪大补元气；当归、麦门冬养血滋液；猪蹄补血通乳；木通宣络通乳；桔梗载药上行。全方共奏补气养血，宣络通乳之效。

若纳少便溏者，酌加炒白术、茯苓、山药以健脾止泻；头晕心悸者加阿胶、白芍、何首乌补血宁心；腰膝酸软者加紫河车、鹿角胶、熟地黄补肾填精。

2. 肝气郁滞证

主要证候：产后乳汁涩少，浓稠，或乳汁不下，乳房胀硬疼痛；情志抑郁，胸胁胀闷，食欲不振，或身有微热，舌质正常，苔薄黄，脉弦细或弦数。

证候分析：情志不舒，肝气郁结，气机不畅，乳脉郁滞，致令乳汁不得出而乳汁涩少；乳汁郁积，则乳房胀硬、疼痛，乳汁浓稠；肝脉布胁肋，肝气郁滞，失于宣达，则胸胁胀闷；肝气不舒，则情志抑郁；木郁克土，脾失健运，则食欲不振；乳郁日久化热，则身有微热。舌质正常、苔薄黄、脉弦细或弦数为肝郁气滞或化热之征。

治法：疏肝解郁，活络通乳。

方药：下乳涌泉散（《清太医院配方》）。

当归　川芎　天花粉　生地黄　柴胡　青皮　漏芦　王不留行　白芍　通草　桔梗　白芷　穿山甲　甘草

方中柴胡、青皮疏肝解郁；四物、天花粉养血滋液；穿山甲、王不留行、漏芦活络下乳；通草、桔梗宣络通乳；甘草调和诸药。全方共奏疏肝解郁，通络下乳之效。

若乳房胀痛甚者，加丝瓜络、橘络、香附理气通络；乳房胀硬热痛，触之有块者，加蒲公英、夏枯草、赤芍清热散结；若乳房掣痛，伴高热恶寒，或乳房结块有波动感者，按"乳痈"治疗。

【其他疗法】

1. 外治法　乳房有块者，可用热水或葱汤熏洗乳房，或用橘皮煎水热敷乳房，有宣统气血的作用，适用于肝郁气滞证。

2. 针灸治疗　主穴取膻中、乳根；配穴取少泽、天宗、合谷。血虚加膈俞、肝俞，气滞加内关、期门。得气后留针10～15分钟，每日1～2次。

3. 饮食疗法　猪蹄2只、通草24g同炖，食肉喝汤；或生黄芪30g，当归9g，炖猪蹄1只；或鸡血藤、桑寄生、红枣适量煎水代茶。

【预后与转归】

治疗产后缺乳的预后良好，若治不及时，易形成乳痈。若缺乳是由先天乳腺发育所造成的，则预后较差。

【预防与调摄】

1. 做好孕期乳头护理，及时纠正孕期贫血症状，预防产后失血过多。
2. 提倡早期哺乳，定时哺乳，采用正确的哺乳方法，促进乳汁的分泌。

3. 饮食宜清淡富含营养、多汤水，忌食辛辣刺激之品。

4. 保证睡眠充足、情志条畅。

✎ **考纲摘要**

1. 产后缺乳的定义。

2. 产后缺乳各型的辨证要点及治法方药。

复习思考

1. 何谓产后缺乳？

2. 产后缺乳的病因病机是什么？

3. 产后缺乳的分型及各型的首选方是什么？

扫一扫，知答案

项目八　乳汁自出

扫一扫，看课件

【学习目标】

1. 掌握乳汁自出的定义、各证型的辨证要点及方药。

2. 熟悉乳汁自出的病因病机。

3. 了解乳汁自出的预防与调摄。

哺乳期内，乳汁不经婴儿吮吸而不断自然流出者，称为"乳汁自出"，亦称"漏乳"。

若乳母身体健壮，气血旺盛，乳汁充沛，乳房饱满，由满而溢，或断乳之时乳汁难断而自出者，不作病论。

【病因病机】

乳汁自出的病机为气虚不能统摄乳汁，或热迫乳汁外溢。

1.气血虚弱　脾胃素虚，因产失血耗气；或饮食、劳倦损伤脾胃，导致胃气不固，摄纳无权，乳汁随化随出，致乳汁自流不止。

2.肝经郁热　素性抑郁，或产后情志不遂，肝郁化热；或因郁怒伤肝，肝火亢盛，疏泄太过，热迫乳溢，故乳汁自出。

【诊断要点】

1. 病史 注意了解患者体质情况、精神状态及有无贫血等慢性病史。

2. 症状 产妇在哺乳期内，乳汁不经婴儿吮吸而不断自然流出。

3. 辅助检查 血清催乳素测定可供参考。

【鉴别诊断】

1. 乳泣 乳泣发生在孕期，而乳汁自出发生在产后。

2. 闭经泌乳综合征 不在哺乳期，闭经的同时伴有溢乳。

【辨证论治】

本病首辨虚实，可根据乳汁量的多少、乳房的柔软或胀痛、乳汁的清稀或浓稠并结合全身兼症进行辨证论治。

治疗原则以敛乳为主。可适当选用收涩药，不宜选用辛温助阳之品。

1. 气血虚弱证

主要证候：产后乳汁自出，量少，质清稀，乳房柔软，无胀满感；神疲乏力，面色少华，舌淡，苔薄，脉细弱。

证候分析：产后失血耗气，中气不足，脾胃摄纳无权，乳汁自出；脾胃虚弱，乳汁化源不足，故乳汁量少，质清稀，乳房柔软，无胀满感；中气不足，则神疲乏力；气虚血少，不能上荣于面，故面色少华；舌淡、苔薄、脉细弱均为气虚血少之征。

治法：补益气血，佐以固摄。

方药：八珍汤（见经行头痛）去川芎，加黄芪、五味子、芡实。

方中四君子汤益气，四物汤养血活血。川芎辛温易迫乳外溢故去之，加黄芪增强益气之功；五味子、芡实收摄固涩。全方共奏补益气血，固摄敛乳之功。

2. 肝经郁热证

主要证候：产后乳汁自出，量多，质稠，乳房胀痛；情志抑郁，烦躁易怒，口苦咽干，便秘尿赤，舌红，苔黄，脉弦数。

证候分析：情志抑郁，郁久化热，迫乳汁外溢，故乳汁自出、量多、质稠；情志抑郁，气机阻滞，不通则痛，故乳房胀痛；热盛伤津扰神，故烦躁易怒、口苦咽干、便秘尿赤。舌红、苔黄、脉弦数均为肝经郁热之征。

治法：疏肝解郁，清热敛乳。

方药：丹栀逍遥散（见"月经先期"）去薄荷、煨生姜，加夏枯草、牡蛎、生地黄。

方中丹栀逍遥散疏肝清热。加夏枯草清肝热，牡蛎平肝敛乳，生地黄滋阴养血。全方共奏疏肝解郁，清热敛乳之功。

若心悸少寐、舌红少津者，可加麦门冬、五味子养阴敛乳；乳房胀痛有块者，加蒲公英、全瓜蒌、连翘清热散结。

【其他疗法】

1. 针灸　取膻中、气海、乳根、少泽、膈俞、行间。
2. 验方　黄芪 20g，五味子 15g，水煎服，用于气血虚弱证。

【预后与转归】

本病预后良好。肝经郁热型若治不及时，可发生乳痈。

【预防与调摄】

1. 乳母要加强营养，忌食辛辣刺激之品。
2. 乳母保持精神愉快。
3. 乳汁外溢时，及时用清洁毛巾擦干，保持乳头清洁。

考纲摘要

1. 产后乳汁自出的定义。
2. 产后乳汁自出各型的辨证要点及治法方药。

复习思考

1. 何谓产后乳汁自出？
2. 产后乳汁自出的分型及各型的首选方是什么？

扫一扫，知答案

附：回乳

产后不需哺乳，或因产妇有疾不宜授乳，或婴儿已届断奶之时者，可予回乳。

1. 若乳汁不多，可逐渐减少授乳次数，乳母少喝汤水，乳汁分泌就会逐渐减少，直至停止。

2. 麦芽 60g，水煎饮，每日 1 剂，连用 3 ~ 5 天。

3. 免怀散（《济阴纲目》）：红花 6g，赤芍 9g，当归尾 9g，牛膝 9g。水煎服，每日 1 剂，连用 3 剂。

4. 乳汁多的妇女在服用中药的同时，可用朴硝外敷。方法：朴硝 120g，分装纱布袋内，置两乳房外敷，待湿后更换之。

5. 针灸取光明、足临泣，用直刺 1 寸，用泻法，留针 10 ~ 15 分钟，每日 1 次，7 日为 1 个疗程。

扫一扫,看课件

项目九　产后情志异常

【学习目标】

1. 掌握产后情志异常的定义、各证型的辨证要点及治法方药。

2. 熟悉产后情志异常病因病机。

3. 了解产后情志异常的预防与调摄及预后与转归。

产褥期内出现以精神抑郁、情绪低落,或心烦不安,失眠多梦,或胡言乱语者称为"产后情志异常"。古代中医学对于本病尚无专门论述,但根据其临床表现当包括"脏躁""产后惊悸恍惚""产后不语""产后乍见鬼神"等病证。

西医学的"产褥期抑郁症"可参照本病辨证论治。

【病因病机】

本病主要的病机是血不养心,神明失守。

1. **心脾两虚**　产后思虑太过,所思不遂,心血暗耗,脾气受损,气血生化不足,气虚血弱,血不养心,心神失养,故产后抑郁。

2. **肝气郁结**　平素抑郁,又因产后情志不畅,肝藏魂,肝气郁结、肝血不足导致魂不守舍而出现抑郁。

3. **瘀血内阻**　产后元气亏虚,又因劳倦耗气,气虚血行不畅,导致瘀血形成;或产后胞宫瘀血停滞,上扰心神而发病。

【诊断要点】

1. **病史**　产时或产后失血过多,或产后忧愁思虑;平素抑郁,肝气郁结;既往有精神病史或难产史。

2. **症状**　一般在产后1周开始出现情绪低落、精神抑郁、伤心落泪、悲观厌世、失眠多梦、易感疲乏无力,或内疚、焦虑、易怒、默默不语等症状,产后4～6周症状逐渐明显。

【鉴别诊断】

本病需与产后神经衰弱相鉴别。后者主要表现为失眠多梦、记忆力下降及乏力等,经充分休息后可较快恢复。

【辨证论治】

本病的辨证应首辨虚实，其次应考虑产后多虚多瘀的特点，结合舌象、脉象综合分析。

治疗宜调理气血，安神定志，同时可配合适当的心理疗法。

1. 心脾两虚证

主要证候：产后神志恍惚，心神不安，悲伤厌世；面色萎黄，神疲倦怠乏力，胸脘痞闷，纳少便溏，舌淡，苔白，脉细弱。

证候分析：产后心脾两虚，血不养心则神志恍惚、心神不安、悲伤厌世；血虚不能上荣于面则面色萎黄；忧思伤脾，脾失健运则纳差；脾主升清，脾气虚则精微物质不升而下降，故见便溏；舌淡，苔白，脉细弱均为心脾两虚之征。

治法：补益心脾，养心安神。

方药：归脾汤（《济生方》）。

黄芪 人参 白术 茯苓 当归 龙眼肉 酸枣仁 木香 远志 甘草 生姜 大枣

方中黄芪、人参、白术益气健脾；当归、龙眼肉养血补血；茯苓、酸枣仁、远志宁心安神；木香理气，使补而不腻；甘草、生姜、大枣调和诸药。全方共奏补益心脾，养血安神之功。

若面色苍白者，加何首乌、阿胶；惊悸不安者，加龙骨、牡蛎、琥珀重镇安神。

2. 肝气郁结证

主要证候：产后情绪抑郁，心神不宁，或烦躁不安，易恼怒，失眠多梦，易惊醒，或胸胁胀痛，喜叹气，或恶露量多或少，色暗有块，舌淡，苔薄白，脉弦。

证候分析：肝藏魂，肝气郁结，气机不畅故产后情绪抑郁，心神不宁；肝郁化火，故见烦躁不安，易恼怒；血不养心，故失眠多梦；肝气郁结，气行受阻，不通则痛，故肝经循行的部位出现胀痛不适；气滞则血瘀导致恶露量多或少、色暗有块；舌淡，苔薄白，脉弦均为肝气郁结之征。

治法：疏肝理气，宁心安神。

方药：逍遥散（见月经先后无定期）加合欢皮、柏子仁、夜交藤。

逍遥散疏肝理气。加合欢皮、柏子仁、夜交藤宁心安神。全方共奏疏肝理气，宁心安神之功。

若五心烦热者，加丹皮、栀子泻热除烦；大便干结者，加郁李仁润肠通便；呕吐痰涎者，加姜半夏降逆止呕。

3. 瘀血内阻证

主要证候：产后抑郁，神志恍惚，失眠多梦，甚则神志错乱如见鬼状；面色晦暗，小腹疼痛，恶露淋漓不尽，舌暗，有瘀点，脉涩。

证候分析：产后多瘀，瘀阻胞宫，上扰清窍，故产后抑郁、神志恍惚、失眠多梦，甚则神志错乱如见鬼状；瘀血阻滞，不通则痛，故见小腹疼痛、恶露淋漓不尽；舌暗，有瘀点，脉涩均为瘀血内阻之征。

治法：活血化瘀，宁心安神。

方药：安神生化汤（《傅青主女科》）去益智仁，加合欢皮、琥珀。

人参　陈皮　当归　川芎　炮姜　桃仁　茯神　柏子仁　益智仁

方中人参益气，陈皮理气行气，茯神、柏子仁宁心安神，生化汤活血化瘀；益智仁温热敛神故去之，加合欢皮解郁安神，琥珀化瘀镇惊安神。全方共奏活血化瘀，宁心安神之功。

若恶露淋漓不尽，有血块者，加益母草、田三七活血化瘀；若胁肋部胀痛、口苦咽干者，加牡丹皮、栀子清除瘀热。

【其他疗法】

1. 中成药　柏子养心丸用于产后夜卧不安，失眠多梦者，每次 8 丸，每日 2 次。

2. 心理治疗　鼓励患者参加心理咨询，亲属应给予充分的关爱和照顾。

【预后与转归】

本病经过有效的药物或心理治疗后，有 70% 的患者在一年内可痊愈；再次妊娠者有 20% 的复发率。若不及时诊治，部分产妇可能会自杀或伤及婴儿。

【预防与调摄】

1. 加强妊娠期及产褥期的心理呵护。
2. 对有精神病家族史的患者，孕期应密切观察孕妇的情志变化，避免不良的精神刺激。
3. 保证产妇产后有充足的睡眠，避免劳累过度和过重的心理负担。

考纲摘要

1. 产后情志异常的定义。
2. 产后情志异常各型的辨证要点及治法方药。

复习思考

1. 何谓产后情志异常？
2. 产后情志异常的分型及各型的首选方是什么？

扫一扫，知答案

模块十一

妇科杂病

凡不属经、带、胎、产疾病范畴，而又与妇女解剖、生理特点密切相关的疾病，统称为"妇科杂病"。常见的妇科杂病有不孕症、癥瘕、妇人腹痛、阴挺、阴痒等。

项目一 不孕症

扫一扫，看课件

【学习目标】
1. 掌握不孕症的定义及各型的辨证要点、治法方药。
2. 熟悉不孕症的病因病机、预防与调摄。
3. 了解西医不孕症的诊治原则。

女子未避孕，性生活正常，与配偶同居 2 年而未孕者；或曾有过妊娠，未避孕而 2 年未受孕者，均称为"不孕症"。前者为原发性不孕，后者为继发性不孕。《备急千金要方》称前者为"全不产"，后者为"断绪"。夫妇一方有先天或后天解剖上或功能上的缺陷，因无法矫正而不能受孕者，称为"绝对不孕"；经过适当治疗仍可受孕者，称为"相对不孕"。本节主要讨论相对不孕。

西医学之不孕症女方因素由排卵障碍、输卵管因素、子宫、阴道、外阴及免疫因素等所致者，或者不明原因均可参照本病辨证论治。

【病因病机】

肾主生殖，不孕与肾的关系密切。

1. 肾虚 禀赋不足，或房劳多产、久病大病伤肾，或年逾五七，渐致肾虚。若肾气不足，冲任虚衰，不能成孕；若肾阳不足，冲任虚寒，胞宫失煦，致令不孕。若肾阴不足，冲任血海空虚，胞宫失养；或阴虚内热，热扰冲任，乃致不孕。

2. 肝郁　素性抑郁，情怀不畅；或盼子心切，肝郁气滞，疏泄失常，气血失调，冲任失和，以致不孕。

3. 血瘀　经行产后感邪，邪入胞宫致瘀；或寒凝血瘀，或热灼血瘀，或气虚运血无力致瘀，瘀滞冲任、胞宫，以致不孕。

4. 痰湿　素体肥胖，恣食肥甘，躯脂满溢，痰湿内盛，或思虑劳倦，肝木乘脾，伤及脾阳，运化失职，水湿下注，湿聚成痰，痰湿壅滞，冲任不畅，不能成孕。

【诊断要点】

1. 病史　注意询问患者有无月经失调、带下病、异常胎产史，年龄、婚史、性生活情况，有无结核、甲状腺疾病、糖尿病及盆腹腔手术史等；还要注意询问家族史等。

2. 症状　未避孕，性生活正常，同居 2 年或曾孕育后未避孕 2 年而未孕。

3. 检查

（1）体格检查：注意观察身高、体重、第二性征发育、体毛分布、乳房有无溢乳及甲状腺有无肿大等。

（2）妇科检查：注意内外生殖器官发育有无畸形、炎症及包块等。

（3）辅助检查

①卵巢功能检查：包括基础体温测定、B 超监测排卵、子宫颈黏液结晶检查、子宫内膜活检、血清生殖内分泌激素测定等。

②输卵管通畅试验：包括输卵管通液术、子宫输卵管碘液造影术、子宫输卵管超声造影术及核磁共振子宫输卵管影像术。

③免疫因素检查：包括生殖相关抗体，如抗精子抗体、抗子宫内膜抗体等。

④宫腔镜检查：了解宫腔情况，诊断宫腔粘连、黏膜下肌瘤、内膜息肉、子宫畸形等。

⑤腹腔镜检查：了解盆腔情况，直接观察子宫、输卵管、卵巢有无病变或粘连，直视下可行输卵管通液，确定输卵管是否通畅，且检查与治疗可同时进行。

⑥ CT、MRI 检查：当怀疑垂体病变时，应做 CT、MRI 检查，排除垂体病变。

⑦免疫因素检查：如抗精子抗体、抗子宫内膜抗体、抗卵巢抗体、抗心磷脂抗体、抗透明带抗体等。

【鉴别诊断】

不孕症应与暗产相鉴别。暗产指受孕早期，胚胎初结而自然流产者，通过早孕试验、基础体温测定及病理学检查，二者可以鉴别。

【辨证论治】

不孕症的辨证，主要依据月经、带下的异常，全身症状及舌脉，综合分析进行辨证。

治疗当辨证与辨病相结合。治法以温养肾气，调理气血为主。同时要注意调情志，择"的候"，合阴阳，以利受孕。

1. 肾虚证

（1）肾气虚证

主要证候：婚久不孕，初潮延迟，月经不调或停闭，量多或少，色淡暗质稀；腰酸腿软，头晕耳鸣，神疲肢倦，小便清长，舌淡暗，苔白润，脉沉弱。

证候分析：肾气不足，冲任虚衰，不能摄精成孕，故婚久不孕；肾气虚，天癸迟至，故初潮延迟；肾气虚冲任不调，血海失司，故月经不调或停闭、量多或少；腰为肾之外府，肾主骨生髓，脑为髓海，肾气虚则腰酸腿软、头晕耳鸣、神疲肢倦；肾气虚气化失常，故小便清长；经色淡暗质稀，舌淡暗，苔白润，脉沉弱均为肾气虚之征。

治法：补肾益气，温养冲任。

方药：毓麟珠（《景岳全书》）。

当归　熟地黄　白芍　川芎　人参　白术　茯苓　炙甘草　菟丝子　杜仲　鹿角霜　川椒

方中菟丝子、鹿角霜、杜仲补肾强腰膝而益精髓，四君子以补气，配四物以养血，佐川椒温督脉以扶阳。全方既养先天肾气以生髓，又补后天脾气以化血，使精充血足，冲任得养，胎孕乃成。

若腰酸腿软甚者，加续断、补骨脂补肾强腰；若头晕耳鸣甚者，加枸杞子、女贞子补肾益精血；若小便清长，夜尿多者，加益智仁、桑螵蛸补肾缩小便；若心烦少寐者，加夜交藤、酸枣仁养心安神；若经来量多者，加阿胶、炒艾叶固冲止血；若经来量少不畅者，加丹参、泽兰活血调经。

（2）肾阳虚

主要证候：婚久不孕，初潮延迟，月经推后，量少，色淡质稀，甚至闭经，带下量多，清稀如水；面色晦暗，腰膝酸冷，性欲淡漠，大便溏薄，小便清长，舌淡，苔白，脉沉细或沉迟。

证候分析：肾阳不足，冲任虚寒，胞宫失煦，故婚久不孕；阳虚内寒，天癸不充，冲任血海空虚，故初潮延迟、月经推后、量少色淡，甚至闭经；阳虚水泛，水湿下注任带，故带下量多、清稀如水；腰为肾之府，肾虚则腰膝酸软，火衰则性欲淡漠；火不暖土，脾阳不振，则大便溏薄；膀胱失约，则小便清长；面色晦暗，舌淡苔白，脉沉细或沉迟均为

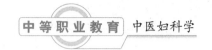

肾阳不足之征。

治法：温肾助阳，调补冲任。

方药：温胞饮（《傅青主女科》）。

巴戟天　补骨脂　菟丝子　肉桂　附子　杜仲　白术　山药　芡实　人参

方中巴戟天、补骨脂、菟丝子补肾助阳而益精气；杜仲补肾而止腰痛；肉桂、附子温肾助阳以化阴；人参、白术健脾益气而除湿；山药、芡实补肾涩精而止带。全方共奏温肾助阳，填精助孕之效。

若畏寒肢冷，腰痛如折，性欲淡漠，加紫石英、仙灵脾、肉苁蓉温肾助阳；若头晕耳鸣，失眠健忘，加枸杞子、酸枣仁养血安神；若经色暗、环唇口暗，加川芎、赤芍、丹参活血调经。此外，适时加入紫河车、龟板、鹿茸等血肉有情之品，调补肾阴阳，通补奇经以助孕。

（3）肾阴虚

主要证候：婚久不孕，月经提前，量少，色红质稠，甚或闭经，或带下量少，阴中干涩；腰酸腿软，头晕耳鸣，形体消瘦，失眠多梦，五心烦热，舌淡或舌红，少苔，脉细或细数。

证候分析：肾阴亏虚，天癸乏源，血海空虚，胞宫失养，故婚久不孕；阴虚火旺，热扰冲任，迫血妄行，故月经提前；阴虚血亏，则经量少，甚或闭经；血少精亏，任带失养，阴窍失濡，故带下量少、阴中干涩；腰为肾之府，肾虚精血不足，故形体消瘦、腰膝酸软；精亏血少，清窍失荣，血不养心，故头晕耳鸣、失眠多梦；阴虚火旺，故五心烦热、经色红、质稠；舌淡或舌红，少苔，脉细或细数均为肾阴虚之征。

治法：滋肾养阴，调补冲任。

方药：养精种玉汤（《傅青主女科》）。

熟地黄　山茱萸　白芍　当归

方中熟地黄、山萸肉滋肾而益精血，当归、白芍养血调经。全方共奏滋肾养血调经之效，精血充足，冲任得滋，自能受孕。

若五心烦热，午后潮热，加地骨皮、牡丹皮、龟板、知母滋阴清热；若面色萎黄，皮肤不润，头晕眼花，加鹿角胶、紫河车以填精养血；若头晕耳鸣，心烦少寐，为心肾不交，加枸杞子、酸枣仁滋肾养血，交通心肾。

2. 肝郁证

主要证候：婚久不孕，月经先后不定，量或多或少，经色暗，有血块，经行腹痛，经前胸胁、乳房胀痛；精神抑郁，或烦躁易怒，舌淡红，苔薄白，脉弦。

证候分析：情怀不畅，肝气郁结，疏泄失常，冲任失和，故婚久不孕；肝失条达，血海蓄溢失常，故月经先后不定、量或多或少；气郁血滞，则经色暗、有血块；肝脉循少腹布胁肋，肝失条达，经脉不利，故经行腹痛、经前胸胁、乳房胀痛；肝郁日久化火，则烦躁易怒；舌淡红，苔薄白，脉弦均为肝郁之征。

治法：疏肝解郁，理血调经。

方药：开郁种玉汤（《傅青主女科》）。

当归 白芍 牡丹皮 香附 白术 茯苓 天花粉

方中当归、白芍养血柔肝；白术健脾，茯苓健脾宁心；丹皮凉血活血；香附理气解郁调经；配花粉清热生津益血。全方共奏疏肝解郁，养血调经助孕之效。

若经量多，色红质稠，烦躁易怒者，去当归，加栀子、夏枯草以清泄肝热凉血；若经量少者，加川芎、赤芍、丹参活血调经；若经行腹痛较重者，加延胡索、生蒲黄、五灵脂祛瘀止痛；若胸胁胀满疼痛甚者，加柴胡、青皮、玫瑰花以理气行滞。

3. 血瘀证

主要证候：婚久不孕，月经推后，量或多或少，色紫黑，有血块，或经行腹痛；平素小腹或少腹疼痛，或肛门坠胀不适，舌质紫暗，边有瘀点，脉弦涩。

证候分析：瘀血内停，冲任、胞宫阻滞，故婚久不孕、月经推后；瘀血阻滞，血行不畅，故量少；瘀血阻滞，血不归经，故量多、色紫黑、有血块；血瘀气滞，不通则痛，故经行腹痛，或小腹、少腹疼痛，或肛门坠胀不适；舌质紫暗，边有瘀点，脉弦涩均为血瘀之征。

治法：活血化瘀，止痛调经。

方药：少腹逐瘀汤（《医林改错》）。

小茴香 干姜 延胡索 没药 当归 川芎 肉桂 赤芍 蒲黄 五灵脂

方中小茴香、干姜、肉桂温经散寒；当归、川芎、赤芍养血活血行瘀；没药、蒲黄、五灵脂、延胡索活血化瘀止痛。

若小腹结块者，加夏枯草、炮山甲散结消癥；若经血量少，色紫黑，有血块者，加丹参、桃仁、红花活血通经；若经血量多，色紫黑，有血块者，加血余炭、三七粉、益母草化瘀止血。

4. 痰湿证

主要证候：婚久不孕，月经推后，甚或闭经，带下量多，质黏稠；形体肥胖，头晕心悸，胸闷泛恶，舌淡胖，苔白腻，脉滑。

证候分析：肥胖之人多痰湿，或脾阳不振，湿聚成痰，壅滞冲任，故婚久不孕；痰阻冲任胞宫，气机不畅，则月经推后，甚或闭经；湿浊下注，则带下量多、质黏稠；痰湿中阻，清阳不升，则头晕心悸、胸闷泛恶；舌淡胖，苔白腻，脉滑均为痰湿内阻之征。

治法：燥湿化痰，理气调经。

方药：苍附导痰丸（方见"月经过少"）。

若腰膝冷痛者，加杜仲、菟丝子、续断温肾助阳；若食欲不振，带下量多，加怀山药、扁豆健脾燥湿；若胸闷气短，加瓜蒌、石菖蒲宽胸利气；若月经推后，甚或闭经，为痰瘀互结，加桃仁、红花、丹参、泽兰活血通经。

【西医治疗】

1.治疗生殖器器质性疾病 如输卵管慢性炎症及阻塞、卵巢肿瘤、子宫病变、阴道炎、子宫内膜异位症、生殖系统结核等。

2.诱发排卵 用于无排卵者，药物有氯米芬、绒促性素、尿促性素、促卵泡生成素、溴隐亭等。

3.补充黄体分泌功能 用于黄体功能不全者。

4.辅助生殖技术 如人工授精、体外受精－胚胎移植及其衍生技术。

5.其他 改善宫颈黏液；治疗免疫性不孕。

【其他疗法】

1.中成药治疗

（1）滋肾育胎丸，每次5g，每日3次，口服，用于脾肾两虚证。

（2）坤泰胶囊，每次6g，每日2次，口服，用于心肾不交证。

（3）五子衍宗丸，每次10粒，每日3次，口服，适用于肾虚不孕。

（4）乌鸡白凤丸，或定坤丹，或安坤赞育丸，每次1丸，每日2次，口服，适用于肾虚不孕。

2.针灸治疗 对排卵障碍所致的不孕症，应用针刺促进卵泡发育及排卵，体针取关元、中极、三阴交、气海为主穴，随证加减；灸法取神阙、关元为主穴，随证加减。

3.外治法 对于输卵管性不孕，可应用中药肛门导入、外敷热熨、穴位离子导入、导管介入配合中药灌注治疗。

4.心理治疗 针对不孕症的病因，应辅以心理咨询及心理治疗，以身心并治。

【预后与转归】

不孕症的预后与患者年龄、病因及病程关系最为密切。一般来说，年龄小，病因单一，病程短者疗效较好；年龄偏大，病因复杂，病程长者疗效欠佳。

【预防与调摄】

1.提倡婚前检查，尽早发现男女双方生殖器官的异常、畸形及其他影响受孕的因素，应尽早治疗。

2. 注意经期、产后卫生，预防感染；积极调治妇科疾病及全身慢性疾病。

3. 做好计划生育，尽量避免流产、引产等引发的继发不孕。

4. 加强营养，增强体质，调畅情志。

【病案举例】

饶某，女，36 岁，医生，于 1978 年 4 月 15 日初诊。患者婚后同居 5 年余，未有子嗣。丈夫检查正常。本人经全面检查亦大致正常，四处求医，未见疗效。今年初曾在广州某医院取子宫内膜（来经三小时）活检，病理报告为"分泌期子宫内膜，腺体分泌欠佳"。月经 15 岁初潮，周期尚准。但自 1973 年婚后出现月经先后不定，以后期为多，有时二、三月一潮，经量少，甚则点滴一天即净，色暗红，经前乳胀。曾用人工周期几个月，用时有效，但停药后依然如故。平素头晕，疲倦不耐劳，腰酸痛，尿清长，四肢不温，胃纳一般，白带较多；面色晦黄，有暗斑，舌淡暗苔白，脉沉细尺弱。

辨证：脾肾两虚兼肝郁。

治法：补肾健脾为主，佐以疏肝解郁。

菟丝子 25g　覆盆子 10g　枸杞子 15g　金樱子 25g　当归 12g　川芎 6g　何首乌 25g 党参 20g　香附 10g

每天 1 剂。

4 月 26 日二诊：自服上方加减 10 多剂，腰痛稍减，余症同前。处方：

菟丝子 25g　淫羊藿 10g　党参 20g　白术 15g　鸡血藤 30g　白芷 6g　香附 10g

每天 1 剂。

5 月 3 日三诊：药后经来无乳胀，精神较前好转。仍以补肾健脾养血治之。处方：

菟丝子 25g　淫羊藿 12g　续断 20g　狗脊 20g　党参 20g　白术 15g　何首乌 30g 白芷 10g

每天 1 剂。

6 月 25 日四诊：回单位自行照上方服用后月经较准，末次月经 6 月 3 日，1 天干净，量比前稍多，头晕腰痛减，四肢较暖，纳可，舌淡红苔白，脉沉细。处方：

菟丝子 25g　覆盆子 10g　党参 20g　枸杞子 15g　金樱子 25g　何首乌 25g　川芎 6g 当归 12g　香附 10g

嘱经净后每周服 4 剂，复查。连服二三月后复诊。

9 月 23 日五诊：遵医嘱服上方，诸症均见好转，月经准时于 7 月 23 日来潮，经量增多，4 天干净。经后仍依上方上法服药至 8 月 20 日。现停经两个月，头晕欲呕，纳差，疲乏，在当地查小便妊娠试验阳性。舌淡红，苔白略腻，脉沉细滑。

妇检：外阴、阴道正常，子宫颈软、着色，子宫体前倾、软、增大如孕两个月，双侧附件正常，诊为早孕。治宜补肾健脾安胎，拟寿胎丸合四君子汤加减。追踪至今，已妊娠6个月矣。（《罗元恺医著选》）

考纲摘要

1. 不孕症的定义。
2. 不孕症的病因病机。
3. 不孕症的辨证论治。

复习思考

1. 何谓不孕症？
2. 试述不孕症的辨证论治。

扫一扫，知答案

项目二 癥 瘕

扫一扫，看课件

【学习目标】

1. 掌握癥瘕的定义、分型及其代表方剂。
2. 熟悉癥瘕的病因病机、鉴别诊断。
3. 了解癥瘕的其他疗法、预防与调摄。

妇人下腹部结块，伴有或胀、或满、或痛、或异常出血者，称为"癥瘕"。癥者有形可征，固定不移，推揉不散，痛有定处，病属血分；瘕者，假聚无形，时聚时散，推之可移，痛无定处，病属气分。因二者不能截然分开，故癥瘕并称。

本病相当于西医学的生殖系统肿瘤、盆腔炎性包块、子宫内膜异位症等。

【病因病机】

1. 气滞血瘀　素性抑郁，或忿怒过度，以致肝气郁结，血行受阻，气聚血凝，滞于冲任胞宫，结块积于小腹；或经期产后，血室正开之时，房事不节或风寒之邪侵袭，邪气与余血相搏结，以致血脉凝滞不通，积结成块，渐成癥瘕。

2. 痰湿瘀结　素体脾阳不振，或饮食不节，或劳倦过度，损伤脾胃，健运失职，水湿不化，湿浊内停，聚而为痰。痰湿之邪下注冲任，凝滞气血，阻滞胞宫胞络，痰湿瘀血搏结，渐积成癥。

3.湿热瘀结　经期产后，外阴不洁，或房事不禁，湿热之邪内侵，与余血搏结，瘀阻冲任，结于胞脉，湿热瘀结，久而渐生癥瘕。

4.肾虚血瘀　若先天肾气不足或后天肾气损伤，精气虚亏，无力行血，或肾阳虚不能温血，血行迟滞，阻滞冲任胞宫，日久渐成癥瘕。

【诊断要点】

1.病史　有情志抑郁、经行产后感受外邪，或经、带异常等病史。

2.症状　妇人下腹有结块，可伴有胀、痛、满，或月经不调，或带下异常等症状者，即可诊为癥瘕。

3.检查

（1）妇科检查：若包块较大者，可见小腹部隆起，或可于腹壁上触及包块，包块较小者可在盆腔触及包块。

（2）辅助检查：B超、CT等影像学检查，或腹腔镜检查对盆腔肿块的诊断有重要意义。此外，宫颈活组织检查、诊断性刮宫、甲胎蛋白、碱性磷酸酶等检查，有助于明确肿块的良、恶性质。

【鉴别诊断】

与妊娠子宫鉴别　有停经史，多数有早孕反应史，妊娠试验呈阳性，B超可见孕囊、胎心搏动等。

【辨证论治】

癥瘕首辨善恶：发展缓慢，按之柔软活动，精神如常，面色有泽者多善证；若癥瘕日益增大，按之坚硬如石，疼痛甚剧，伴有崩漏，或五色带下，形瘦面暗者，多为恶证，预后不良。

再辨虚实：病之初期，肿块胀痛明显者，乃邪实为主；中期包块增大，质地较硬，隐隐作痛，月经异常，面色欠润者，多邪实正虚；后期胀痛剧烈，肿块坚硬如石，全身羸弱者，以正虚为主。

本病以活血化瘀、软坚散结为治疗原则，佐以行气化痰，又须根据患者体质之强弱，病之久暂，酌用攻补。新病体质较强者，宜攻宜破；久病体质较弱者，可攻补兼施，或先攻后补，或先补后攻，随证施治。并需遵循"衰其大半而止"的原则，不可猛攻、峻伐，以免损伤元气。

1. 气滞血瘀证

主要证候：小腹有包块，触之有形，按之疼痛或无痛，小腹胀满不适，或有月经先后不定，经血量多有血块，色暗，经行难净，或有经行腹痛；胸闷不舒，精神抑郁，肌肤少泽，面色晦暗，舌质紫暗，或有瘀斑，脉沉弦涩。

证候分析：气血不畅，瘀血积结，阻于冲任胞宫，积结日久，发为肿块。气机不畅，经脉气血循行受阻，月经先后不定、经行难净。瘀血阻滞，不通则痛，故经行腹痛。肝失条达，故胸闷不舒、精神抑郁。瘀阻脉络，肌肤失养，则肌肤少泽且面色晦暗；舌紫暗，或有瘀斑，脉沉弦涩，为气滞血瘀之征。

治法：理气活血，化瘀消癥。

方药：桂枝茯苓丸（《金匮要略》）合香棱丸（《济生方》）。

桂枝　茯苓　丹皮　桃仁　赤芍　木香　丁香　三棱　莪术　枳壳　青皮　川楝子　小茴香

方中桂枝温通血脉、行气温阳，芍药行血中之滞以开郁结，茯苓淡渗以利行血，与桂枝同用能入阴通阳；丹皮、桃仁、三棱、莪术活血破瘀，散结消癥。木香、丁香、小茴香温经行气导滞；青皮疏肝解郁，消积行滞；川楝子、枳壳除下焦之郁结，有行气止痛之效。两方合用，共奏理气活血、化瘀消癥、散结止痛之效。

若积块坚硬者，可酌加鳖甲、穿山甲以软坚散结，化瘀消癥；疼痛剧烈者，酌加延胡索、川楝子、姜黄以行气活血止痛；小腹冷痛者，酌加小茴香、炮姜以温经散寒；月经过多，崩漏不止者，酌加三七粉、炒蒲黄、血余炭等化瘀止血。若伴有月经后期量少者，可酌加香附、丹参以理气行血；若经行腹痛剧烈者，可加延胡索以增强理气止痛之效。

若邪实正盛，血瘀甚者，见肌肤甲错、两目暗黑，可用大黄䗪虫丸（《金匮要略》）。

2. 痰湿瘀结证

主要证候：小腹有包块，按之不坚，固定不移，胸脘痞闷，时欲呕恶，腰腹疼痛，经期错后或经行淋沥难净，甚或闭而不行，带下量多，色白黏稠，舌体胖大，紫暗，有瘀斑、瘀点，苔白腻，脉弦滑或沉涩。

证候分析：痰湿内结于冲任，阻滞胞络，血行受阻，痰湿瘀血结于下腹，积而成形，则小腹有包块、按之不坚、固定不移；痰饮内阻中焦，则胸脘痞闷、时欲呕恶；痰湿阻滞气血，不通则痛，故见腰腹疼痛；痰湿瘀血阻于冲任胞脉，冲任失司，则月经错后或经行淋沥难净，甚或经闭不行；痰湿下注，故带下量多、色白黏稠。舌体胖大，紫暗，有瘀斑、瘀点，苔白腻，脉弦滑或沉涩为痰湿瘀结之征。

治法：化痰除湿，活血消癥。

方药：苍附导痰丸（方见"不孕症"）合桂枝茯苓丸（方见本病"气滞血瘀证"）。

以苍附导痰丸燥湿化痰，健脾除湿；桂枝茯苓丸活血化瘀，温通血脉，化瘀消癥。二方合用，共收祛痰湿、化瘀血、消结散癥之效。

若脾胃虚弱，纳差神疲者，酌加党参、白术健脾益气。若血瘀甚者，酌加三棱、莪术等理气破血消癥。

3. 湿热瘀结证

主要证候：小腹有包块拒按，下腹及腰骶疼痛，带下量多，色黄如脓，或五色杂下，可伴经期提前或延长，经血量多，经前腹痛加重，烦躁易怒，发热，口干口渴，便秘溲黄，舌红，苔黄腻，脉弦滑数。

证候分析：湿热与血相搏结，血瘀气滞，聚而成癥瘕，故小腹有包块疼痛拒按；经前血海盛满，故经前腹痛加重；湿热下注，故带下量多、色黄如脓；热扰冲任，迫血妄行，故经期提前或延长、经血量多；湿热毒邪阻滞，气机不畅，故烦躁易怒；毒热壅盛，营卫不和，故发热、口干口渴；热邪伤津，故便秘溲黄。舌红，苔黄腻，脉弦滑数为湿热毒邪内蕴之征。

治法：清热解毒，破瘀消癥。

方药：银花蕺菜饮（《中医妇科治疗学》）合大黄牡丹皮汤（《金匮要略》）加赤芍、丹参、三棱、莪术、皂角刺。

金银花　蕺菜　土茯苓　炒荆芥　甘草　大黄　牡丹皮　桃仁　冬瓜仁　芒硝

方中金银花、土茯苓、蕺菜、炒荆芥清热解毒，利湿排脓；赤芍、丹参清热凉血，活血化瘀；桃仁、三棱、莪术、皂角刺行气破瘀，消癥散结；合大黄牡丹汤泄热逐瘀，排脓散结，共收清热解毒、除湿排脓、破瘀消癥之效。

若小腹包块疼痛，兼带下量多，色黄如脓，或五色带杂下，臭秽难闻，疑为恶性肿瘤者，酌加半枝莲、穿心莲、白花蛇舌草、七叶一枝花以清热解毒。

4. 肾虚血瘀证

主要证候：小腹有包块拒按，有触痛，月经量多或少，经行腹痛较剧，经色紫暗有块，婚久不孕或曾反复流产；腰膝酸软，头晕耳鸣；舌暗，脉弦细。

证候分析：先天肾气不足或房劳多产损伤肾气，肾气虚则气血瘀滞，故下腹结块；肾虚血瘀，胞脉阻滞，不通则痛，故经来腹痛、婚久不孕或流产；腰为肾之府，肾开窍于耳，肾虚故腰膝酸软、耳鸣。舌暗，脉弦细为肾虚血瘀之征。

治法：补肾活血，消癥散结。

方药：益肾调经方（《中医妇科治疗学》）。

巴戟天　杜仲　续断　乌药　艾叶　当归　熟地黄　白芍　益母草

方中巴戟天、杜仲、续断补肾壮腰，强筋止痛；乌药温肾散寒；当归、熟地黄、白芍滋阴养血益精；益母草活血化瘀调经。共收补肾益气毒，化瘀消癥之效。

【其他疗法】

1. 经验方

（1）橘荔散结丸：由橘核、荔枝核、川断、小茴香、乌药、川楝子、岗稔根、莪术、制首乌、党参、生牡蛎、风栗壳、益母草、海藻组成。适用于气滞血瘀或痰瘀互结型癥痕。（罗元恺经验方）

（2）肌瘤内消丸：由山慈菇、夏枯草、射干、海藻、生首乌、远志等组成。适用于血瘀型癥痕。（肖承棕经验方）

2. 外治法

（1）中药保留灌肠法：用20%复方毛冬青液100mL保留灌肠，每天1次，10～14天为1个疗程，可祛瘀消肿止痛、清热解毒，适用于热毒癥痕。

（2）双柏散外敷法：大黄、薄荷、黄柏、泽兰、侧柏叶。

以双柏散100g水蜜调敷下腹部，每天1次，10～14天为1个疗程。可收祛瘀止痛、清热解毒之效，适用于热毒癥痕。

【预后与转归】

癥痕的预后与良恶性质及病情轻重有关，良性者大多预后良好，但癥块较大者，完全靠药物治愈较难，恶性者预后多不良。

【预防与调摄】

定期开展以防癌为主的妇女疾病普查，以期早发现、早治疗。

癥痕者生活起居要有规律，应劳逸适度，节性欲，内调七情，稳定情绪，饮食清淡，保持气血和调，以利病体早日痊愈。

✎ **考纲摘要**

1. 癥痕的区别。
2. 癥痕的分型、治法方药。

复习思考

1. 癥痕分哪几型？各型的治法方药是什么？
2. 桂枝茯苓丸的组方及适应证各是什么？

扫一扫，知答案

项目三　妇人腹痛

扫一扫，看课件

【学习目标】

1. 掌握妇人腹痛的定义、分型及其治法方药。
2. 熟悉妇人腹痛的鉴别诊断及其他疗法。
3. 了解妇人腹痛的病因病机、预防与调摄。

妇女不在行经期、妊娠期及产褥期发生小腹或少腹疼痛，甚则痛连腰骶者，称为"妇人腹痛"，亦称"妇人腹中痛"。

西医学的盆腔炎性疾病、盆腔瘀血综合征等引起的腹痛可参照本病辨证治疗。

【病因病机】

本病主要机理为冲任虚衰，胞脉失养，"不荣则痛"；冲任阻滞，胞脉失畅，"不通则痛"。

1. 肾阳虚衰　禀赋不足，肾气不充，或房事过度，命门火衰，或经期摄生不慎，感受风寒之邪，寒邪入里，损伤肾阳，冲任失于温煦，胞脉失于温养，以致腹痛。

2. 血虚失荣　素禀体虚，血虚气弱，或忧思太过，或饮食不节，或劳役过度，损伤脾胃，气血化源乏源，或大病久病，耗伤血气，以致冲任血虚，胞脉失养而痛；且血虚气弱，运行无力，血行迟滞亦可致腹痛。

3. 气滞血瘀　素性抑郁，或忿怒过度，肝失条达，气机不利，气滞而血瘀，冲任阻滞，胞脉血行不畅，不通则痛，以致腹痛。

4. 湿热瘀结　经期产后，余血未尽，血室正开，感受湿热之邪，湿热与血搏结，瘀阻冲任；或宿有湿热内蕴，流注下焦，阻滞气血，瘀积冲任，胞脉血行不畅，不通则痛，以致腹痛。

5. 寒湿凝滞　经期产后，余血未尽，冒雨涉水，感寒饮冷，或久居寒湿之地，寒湿伤及胞脉，血为寒湿所凝，冲任阻滞，血行不畅，不通则痛，以致腹痛。

【诊断】

1. 症状　本病以小腹疼痛为主证，部位可为小腹正中、一侧或双侧，或轻或重，或伴发热，经前或经期加重，身体倦怠，易感疲劳；或伴阴道肛门坠痛；或经前乳房胀痛等。下腹痛常在劳累、久站或性交后加重，可伴有月经频发或经量过多、带下量多、色黄、有臭气等症。

邪毒所致的妇人腹痛，起病急，痛有定处，多发生于下腹部、拒按。邪毒扩散疼痛可波及全腹，伴高烧、恶寒、腹胀或有恶心、呕吐或带下量增多，或呈脓性带，有秽臭，苔黄厚。

2. 检查

（1）妇科检查：阴道或可见脓性分泌物；宫颈充血、水肿，或肥大，或穹隆触痛明显，或宫颈举痛；子宫压痛，活动受限，或粘连固定；宫体一侧或两侧附件区压痛、增厚，或扪及包块等。

（2）辅助检查：盆腔炎性疾病患者，宫颈或阴道分泌物生理盐水涂片中可见大量白细胞，或宫颈淋病奈瑟菌或衣原体检查阳性。B 超、子宫及输卵管碘油造影、腹腔镜等有助于诊断。

【鉴别诊断】

1. 异位妊娠 当输卵管妊娠流产或破裂时，伴有腹腔内出血，临床表现为一侧下腹部疼痛、阴道出血，甚至晕厥。异位妊娠多有停经史，妊娠试验呈阳性，后穹隆穿刺可抽出不凝血，B 超可帮助诊断。

2. 卵巢囊肿蒂扭转 常表现为一侧下腹部突发性疼痛。B 超可确诊。

3. 肠痈 肠痈（急性阑尾炎）与妇人腹痛均有下腹疼痛、发热等症。肠痈右下腹痛明显，可有麦氏点的压痛、反跳痛、白细胞计数增高等表现。

【辨证论治】

本病应根据疼痛的部位、性质、程度及持续时间，结合全身症状、月经及带下的改变、舌象、脉象及有关检查进行辨证，治疗必须及时彻底，必要时中西医结合综合治疗。

1. 肾阳虚衰证

主要证候：小腹冷痛下坠，喜温喜按，绵绵不休，腰酸膝软，头晕耳鸣，畏寒肢冷，小便频数，夜尿量多，大便不实，舌淡，苔白滑，脉沉弱。

证候分析：肾阳虚衰，冲任失于温煦，胞脉虚寒，故见小腹冷痛下坠、喜温喜按；阳虚不能外达，故形寒肢冷；肾虚髓海不足，外府失荣，则头晕耳鸣、腰酸膝软；肾阳虚衰，膀胱气化失常，则小便频数、夜尿量多；火不暖土，则大便不实。舌淡、苔白滑、脉沉弱，为肾阳虚衰之征。

治法：温肾助阳，暖宫止痛。

方药：温胞饮（方见"不孕症"）。

若寒客胞中小腹冷甚者，可于上方加淫羊藿、仙茅、小茴香、艾叶、吴茱萸等以温阳散寒，暖宫止痛。

2. 血虚失荣证

主要证候：小腹隐痛，喜揉喜按，头晕眼花，心悸少寐，大便燥结，面色萎黄，舌淡，苔少，脉细无力。

证候分析：血虚气弱，运血无力，冲任胞脉失于濡养，故小腹隐痛、喜揉按；血虚不能上荣清窍头面，故头晕眼花、面色萎黄；血虚内不荣心，则心悸少寐；血虚津液不足，肠道失濡，是以大便燥结。舌淡、苔少、脉细无力为血虚之征。

治法：补血养营，和中止痛。

方药：当归建中汤（《千金翼方》）。

当归　桂枝　芍药　甘草　生姜　大枣　饴糖

方中当归、白芍养血和中，缓急止痛；桂枝、生姜温中通经止痛；甘草、大枣、饴糖补气建中，生血养营。全方共奏补血养营，和中止痛之功。

3. 气滞血瘀证

主要证候：小腹或少腹胀痛，拒按，胸胁、乳房胀痛，脘腹胀满，食欲欠佳，烦躁易怒，时欲太息，舌紫暗或有紫点，脉弦涩。

证候分析：肝失条达，气滞血瘀，血行不畅，冲任阻滞，不通则痛，故小腹或少腹胀痛、拒按；肝脉不舒，气机不利，则见胸胁、乳房胀痛、烦躁易怒、时欲太息；肝郁乘脾，脾失健运，则脘腹胀满、食欲欠佳。舌紫暗或有紫点、脉弦涩，均为气滞血瘀之征。

治法：理气活血，化瘀止痛。

方药：牡丹散（《妇人大全良方》）。

牡丹皮　桂心　当归　延胡索　莪术　牛膝　赤芍　荆三棱

方中当归、赤芍、牛膝、牡丹皮养血活血化瘀；三棱、莪术、延胡索行气活血止痛；桂心温经通络。全方行气活血，化瘀止痛，使气畅瘀消而痛自除。

胸胁、乳房胀痛甚者，可于上方加香附、青皮、郁金、川楝子以加强理气止痛之效。

4. 湿热瘀结证

主要证候：小腹疼痛拒按，有灼热感，或有积块，或伴腰骶疼痛，低热起伏，带下量多，黄稠，有臭味，小便短赤，舌红，苔黄腻，脉弦滑而数。

证候分析：湿热之邪与血搏结，瘀阻冲任，血行不畅，故小腹疼痛拒按、有灼热感，或有积块；瘀停胞脉，胞脉系于肾，故伴腰骶疼痛；湿热缠绵，故低热起伏；湿热之邪伤及任带、胞宫，故见带下量多、黄稠，有臭味；湿热壅遏下焦，故小便短黄。舌红、苔黄腻、脉弦滑数为湿热瘀结于内之征。

治法：清热除湿，化瘀止痛。

方药：清热调血汤（方见"痛经"）加败酱草、薏苡仁、土茯苓。

5. 寒湿凝滞证

主要证候：小腹冷痛，痛处固定不移，得温痛减，带下量多，色白质稀，形寒肢冷，面色青白，舌淡，苔白腻，脉沉紧。

证候分析：寒湿之邪，重浊凝滞，客于冲任、胞中，与血搏结，瘀阻经脉，血行不畅，故小腹冷痛、痛处不移；得温则瘀滞稍通，故得温痛减；寒湿生浊，下注冲任，带脉失约，故带下量多、色白质稀；寒湿之邪，易伤阳气，故形寒肢冷、面色青白。舌淡、苔白腻、脉沉紧为寒湿凝滞之征。

治法：散寒除湿，化瘀止痛。

方药：少腹逐瘀汤（方见"不孕症"）加苍术、茯苓。

【其他疗法】

1. 中药灌肠

（1）复方红藤汤（《新编妇科秘方大全》）：红藤、败酱草、蒲公英、丹参各30g，金银花、连翘、鸭趾草各20g，紫花地丁25g。将上方水煎浓缩至100mL保留灌肠，每日1次，每10日为1个疗程，一般持续2～3个疗程。适用于湿热蕴结证。

（2）三棱、莪术、延胡索、五灵脂各20g，金银花、桃仁、红花、连翘各20g，荔枝核、皂角刺、丹参、赤芍各10g（《中西医临床妇科学》）。加水浓缩至100mL保留灌肠，每日1次。适用于气滞血瘀证。

2. 中药外敷

（1）乌头、艾叶、肉桂、鸡血藤、红花、川芎、延胡索、五灵脂、当归、皂角刺各20g（《中西医临床妇科学》），研成细末，入布袋内，蒸后热敷下腹部，每日1～2次。适用于寒湿凝滞证。

3. 针灸疗法

（1）耳穴压豆法：取子宫、内分泌、盆腔、交感穴。将王不留行籽放在黄豆大小的橡皮胶布上，贴于上穴。经常按压敷贴部位，以能忍受为度。3天换1次,1个月为1个疗程。适用于本病各证型。

（2）体针：取中极、关元、气海。八髎、三阴交、阴陵泉、子宫穴。每日1次，每次15分钟。适用于本病各证型。

4. 物理疗法

可采用下腹部短波、超短波、红外光、激光、音频等治疗，可促进盆腔局部血液循环，改善局部营养状况，以利炎症的消退和炎性产物的吸收。

【预后与转归】

妇人腹痛的预后大多良好，慢性性盆腔炎所致者，疗程较长，且需要综合治疗才能取得较好疗效。

【预防与调摄】

1. 对急性的盆腔炎性疾病应彻底治疗，防止转为慢性；避免宫腔手术操作粗暴，并严格无菌操作。凡有感染可能者，应及时进行预防性治疗。

2. 注意摄生调护，保持外阴清洁，经期、产后严禁房事以防外邪乘虚内犯。

3. 增强体质，提高机体抗病能力。

4. 调情志，适寒温，起居有常，劳逸适度，性生活有节，慎勿为外邪重伤。

【病案举例】

蒋某，52岁。

病史：始有左下腹疼痛，此后每半年左右发作1次，逐渐加重。后发作频繁，每发作前，白带增多，有时发热39℃以上，先后住院4次，均以抗生素治疗控制症状而出院。此次入院前4天开始腹痛，肛门肿痛，小溲困难，喜蹲而不喜卧，食欲差，便结。宫外孕史，施行右侧输卵管切除术，已绝经。曾流产4次。妇科检查：子宫后位，正常大小，左侧可触及6cm×5cm×4cm大小肿块，界限不清，不活动，压痛明显。拟诊为慢性盆腔炎亚急性发作，左侧附件炎性肿块。除肌内注射庆大霉素外，并以中药治疗。

初诊：腹痛带多，反复缠绵，脉细数，舌红苔薄。气滞血瘀，久之成积，夹有湿热交蕴之象，拟内外同修之法。

处方：

（1）莪术9g，乳香9g，没药9g，三棱9g，蒲公英15g，红藤15g，紫花地丁15g，鸭跖草15g。浓煎100mL，加1%普鲁卡因10mL，保留灌肠。第二次煎汁口服。

（2）外敷药：透骨草15g，追地风12g，防风9g，荆芥9g，当归9g，艾叶9g，白芷9g，高良姜9g，苏木9g，花椒9g，寻骨风15g。研粗末，包好，隔水蒸透，敷于下腹，每日1次。

经上法治疗16天后，腹痛消失，一般情况好转。20天后检查，盆腔肿块未能扪及，仅感左侧附件有增厚感，无压痛，痊愈出院。半年后随访检查，左侧附件稍增厚外，余无其他发现。

评析：本案为颜德馨治疗盆腔炎验案之一。慢性盆腔炎、炎性肿块最易反复发作。中医学认为冲任督脉同起胞宫，系于带脉，约束下焦。致病之因，可由于分娩流产，手术创伤，损伤冲任，气血失调；或外感湿热，客于胞脉，留滞下焦，气血凝滞而成肿块。慢性炎症临床表现主要为气滞血瘀，恶血凝结，用活血化瘀药物结合清热解毒，颇有疗效。本案慢性盆腔炎亚急性发作，腹痛，肛门肿痛，小溲困难，食欲差，便结，此属湿热瘀互结，病情较为急重。急则治标，拟以三棱、莪术、乳香、没药活血化瘀，散结止痛；以蒲公英、红藤、紫花地丁、鸭跖草清热解毒利湿。采用口服与灌肠两种途径给药，使药物直达病所，快捷取效。配以外敷药物，作用于局部包块，起到辛散活血、祛瘀止痛之效。其综合了清热、软坚、止痛、扶正等多法并施，疗效彰显。(《古今名医妇科医案赏析》)

考纲摘要

1. 妇人腹痛的定义。
2. 妇人腹痛的辨证论治。

复习思考

1. 妇人腹痛分哪几型？各型的治法方药是什么？

扫一扫，知答案

扫一扫，看课件

项目四　阴　挺

【学习目标】

1. 掌握阴挺的定义、分型及其治法方药。
2. 熟悉阴挺的病因病机、鉴别诊断。
3. 了解阴挺的其他疗法、预防与调摄。

子宫从正常位置沿阴道向下移位，甚至完全脱出于阴道口外，或阴道壁膨出者；统称为"阴挺"，又称为"阴脱""阴菌""阴痔""产肠不收"等。

本病常发生于劳动妇女，以产后损伤、产后操劳过早者多见。

【病因病机】

本病主要病因是分娩损伤，或产伤未复，中气不足，或肾气亏虚。主要机理是冲任不固，带脉失约，提摄无力。

1.气虚 若分娩临盆过早，产程过长，劳倦过度，或分娩处理不当，胞络损伤，加之产后过早过劳；或长期蹲、站位工作；或素体虚弱，或久嗽不愈，或年老久病，便秘努责，损伤中气，中气下陷，无力升举，以致阴挺。

2. 肾虚 先天不足；或房劳多产，损伤肾精；或年老体弱，肾气亏虚，冲任不固，均可致胞脉、胞络失于濡养，系胞无力，以致阴挺。

【诊断要点】

1. 临床表现 患者阴中有物脱出（图 11-1），近阴道口或阴道外可见到脱出的肿物。常于持重、蹲站位、咳嗽等腹压增加时加重，轻者卧床休息可缩复还纳，严重者可见整个子宫脱出于阴道口外，即使卧床休息也不能自行回缩。可伴有带下增多、色白、质稀，小腹坠胀，腰骶酸痛等症。

2. 检查 以患者使用腹压时检查为准，宫颈外口达坐骨棘水平以下，甚或子宫全部脱出于阴道口外，可伴有阴道前、后壁膨出，或程度不同的尿道膨出。根据患者平卧，用力屏气时子宫下降的程度，将阴挺分为三度（图 11-2）：

Ⅰ度：子宫颈下垂到坐骨棘以下，但未越过阴道口。

Ⅱ度：轻型为宫颈已脱出阴道口；重型为宫颈及部分宫体已脱出阴道口。

Ⅲ度：宫颈及宫体全部脱出于阴道口外。

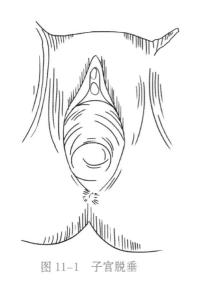

图 11-1 子宫脱垂

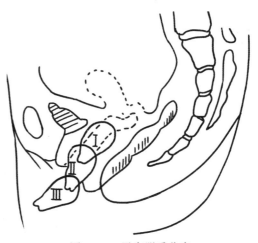

图 11-2 子宫脱垂分度

【鉴别诊断】

1. 宫颈延长 阴道前后壁无膨出，阴道前后穹隆位置无下移，阴道内宫颈虽细长，但宫体仍位于盆腔，向下屏气并不异位。

2. 宫颈肌瘤 宫颈息肉或子宫黏膜下肌瘤，阴道内可见肿物、质硬，甚可脱出于阴道口，但脱出物表面见不到宫颈外口，阴道内可触及宫颈。

3.阴道壁囊肿 阴道内可见囊性肿物，壁薄，界限清楚，位置固定不移。

【辨证论治】

本病的治疗原则，以益气升提、补肾固脱为主。在治法上，除内服外，应重视外治，如药物熏洗、阴道纳药、局部敷贴等，还可配合针灸治疗、上子宫托等。对脱垂重、病程长、经保守治疗无效者，可采用手术治疗。

1.气虚证

主要证候：子宫下移，或脱出阴道口外，阴道壁松弛膨出，劳则加剧，小腹下坠；体倦乏力，少气懒言，小便频数，或带下量多、色白质稀，面色少华，舌淡，苔薄，脉缓弱。

证候分析：脾虚则中气不足，气虚下陷，冲任不固，故子宫下脱、小腹下坠；脾虚中阳不振，则体倦乏力、少气懒言、面色不华；下元气虚，膀胱失约，故小便频数；脾虚不能运化水湿，湿浊下注，则带下量多、色白质稀。舌淡、苔薄、脉缓弱为气虚之征。

治法：补气升提。

方药：补中益气汤（方见"月经先期"）加枳壳。

方以补中益气汤补气升阳，固脱举陷。加枳壳理气，加强升提之效。

若带下量多，色白质稀者，酌加山药、芡实、桑螵蛸以止带固脱；症见腰骶酸痛者，可加桑寄生、川断、菟丝子以补肾、强腰膝。小便频数或失禁者加金樱子、覆盆子、桑螵蛸以固缩小便。

2.肾虚证

主要证候：子宫下移，或脱出阴道口外，小腹下坠，小便频数，腰酸腿软，头晕耳鸣，舌淡，苔薄，脉沉细。

证候分析：肾虚冲任不固，带脉失约，不能系胞，故子宫脱垂、小腹下坠；肾气不足，下焦不固，膀胱失约，故小便频数；肾虚精血不足，外府及髓海失养，故腰酸腿软、头晕耳鸣。舌淡、苔薄、脉沉细，为肾虚之征。

治法：补肾固脱。

方药：大补元煎（方见"月经后期"）加鹿角胶、升麻、枳壳。

若子宫脱出阴道口外，摩擦损伤，继发湿热证候者，局部红肿溃烂，黄水淋漓，带下量多，色黄如脓，有臭秽气味，不论气虚、肾虚，轻者可于原方酌加黄柏、苍术、土茯苓、车前子等清热利湿，重者可选用龙胆泻肝汤加减，清泻肝经湿热。

【其他疗法】

1.膝胸卧式及肛提肌 锻炼法用力收缩肛门，每次连续进行10分钟左右，每日数次。对增强肛提肌张力有效。

2. 外治法

（1）熏洗方

①蛇床子 60g，乌梅 60g，煎水熏洗，每日 1 次，5 天为 1 个疗程。

②金银花、紫花地丁、败酱草、蛇床子各 50g，黄连 10g，黄柏 10g，苦参 15g，连翘 30g，枯矾 15g，煎水熏洗。适用于子宫脱出伴溃烂流脓者。每日 1 次，用至溃烂消失。

（2）阴道纳药：以五倍子 30g，五味子 24g，桃仁 4g，枯矾 21g，雄黄 10g。共研细末，炼蜜为丸，每粒 10g。放入消毒纱布袋内，袋口留一长线，以便拔出。阴部消毒后，纳 1 丸于阴道内，每日 1 次，连用 1 周。

（3）外敷：五倍子 15g，冰片 1g，荷叶蒂烧灰，共研细末，局部上药。适用于阴挺子宫表面溃烂者。

3. 针灸治疗

（1）针刺子宫穴、维胞穴，以患者有子宫收缩感为止。

（2）取三阴交，配长强、关元、气海、足三里，得气后，以捻转补法为主，当病人自觉阴道或子宫有上提感时，即嘱其收小腹，深吸气，医者随即把运针之大拇指向前一推，以增强针感，促使子宫上提。每日 1～2 次，10 日为 1 个疗程。

4. 子宫托 适用于 I 度、II 度阴挺，无禁忌证或年老体弱不能耐受手术者，常用的为喇叭形或环状塑料制的子宫托，放入阴道内（图 11-3）将子宫上托，早放晚取，月经期及妊娠期停用。

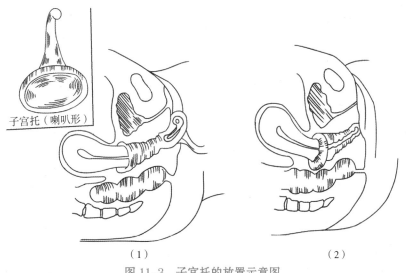

子宫托（喇叭形）

（1）　　　　　　　　　　　（2）

图 11-3　子宫托的放置示意图

5. 手术治疗 阴挺经上述治疗无效，或治疗后又复发，II 度、III 度脱垂患者，或病程长，临床症状重，无手术禁忌证者，应根据患者年龄、对生育的要求及健康状况，选择适当的术式进行手术治疗。

【预后与转归】

轻、中度子宫脱垂经中药内服外治，配合功能锻炼，病情可好转或痊愈；重度脱垂且年龄较大患者非手术疗法根治较难。

【预防与调摄】

1. 加强身体锻炼，合理营养，增强体质。避免长期从事蹲、站位工作。

2. 及时纠正胎位，以防难产；正确处理分娩，及时修复产伤。

3. 注意产褥期摄生，避免过早操劳，但应及早进行腹肌及肛提肌收缩运动，以利于盆底组织的复原。

4. 积极防治增加腹压的慢性病，如慢性咳嗽、腹泻、便秘、腹水等。

【病案举例】

毛某，35 岁，已婚，农民。

产后过早下床，蹲地洗衣，突感下部垂胀，子宫脱出，后即卧时缩上，立时脱垂，腰酸带下，精神疲惫。于 1960 年 6 月就诊。

初诊：6 月 23 日。产后阴挺已 3 个月。检查为子宫Ⅱ度下垂，面色㿠白，腰酸膝软，舌淡多苔，脉象虚弱。气虚下降，治宜扶正固脱。处方：

潞党参 9g　生黄芪 9g　怀山药 9g　焦白术 9g　白芍 6g　升麻 2.4g　五味子 4.5g
炒枳壳 1.5g　丹参 9g　大熟地黄 9g　新会皮 6g

用熏洗方：川黄柏 9g，金银花 9g，蛇床子 12g，炒枳壳 12g，五倍子 9g，煎水外洗。

二诊：6 月 25 日。调治后，子宫业已上升，唯步行时尚有小腹垂坠感，腰酸股楚。治宜固肾益气，巩固疗效。处方：

黄芪 9g　升麻 3g　白术 6g　白芍 6g　五味子 4.5g　炒枳壳 4.4g　杜仲 9g　川断 9g
狗脊 9g　丹参 9g　陈皮 6g

三诊：6 月 29 日。阴挺已愈，垂坠感消失。刻感纳食不香，略有腰酸。治宜固肾健脾。处方：

白术 6g　新会皮 6g　茯苓 9g　白芍 6g　黄芪 9g　丹参 9g　炒枳壳 3g　苏梗 6g
佩兰 6g　狗脊 9g　杜仲 9g　金樱子 12g

评析：本案为朱小南治疗阴挺验案之一。阴挺究其病因，为身体虚弱，中气不足，肾气不固，胞络松弛所致。盖脾为后天之本，气血之源，脾气虚弱，纳运不健，则中气不足；肾为先天之本，并系胞，肾气受损，胞络松弛，子宫易脱垂。产后未曾满月，过早操劳，或患咳嗽，以致腔压骤增，为引起发作的诱因。

治疗以补脾肾、升提固阴为主，惯用成方为补中益气汤。该方偏于补中气，对肾虚未能兼顾,而本证患者没有不腰酸者,下垂越深则腰酸越重,说明胞络与肾经有密切联系。本例治疗乃用脾肾兼顾法:参、芪、术、陈补中气,仲、断、脊、五味子益肝肾,另用升麻以升提固脱,丹参、枳壳并用,对本症亦有卓效。据近代实验表明,能使宫体收缩,促进子宫的血液循环,改善局部营养,从而使子宫韧带恢复韧性。(《古今名医妇科医案赏析》)

考纲摘要

1. 阴挺的定义。
2. 子宫脱垂的诊断与分度。
3. 阴挺的辨证论治。

复习思考

1. 何谓阴挺?
2. 试述阴挺的辨证论治。

扫一扫,知答案

项目五 阴 痒

扫一扫,看课件

【学习目标】

1. 掌握阴痒的定义、分型及其治法、代表方药。
2. 熟悉阴痒的病因病机、鉴别诊断。
3. 了解阴痒的其他疗法、预防与调摄。

妇女外阴及阴道瘙痒,甚则痒痛难忍,坐卧不宁,或伴带下增多者,称为"阴痒",亦称"阴门瘙痒"。

西医学阴道炎、外阴炎、外阴瘙痒症及外阴色素减退疾病等出现阴痒症状者,均可参照本病辨证治疗。

【病因病机】

本病主要机理有虚、实两个方面。因肝肾阴虚,精血亏损,外阴失养而致阴痒,属虚证;因肝经湿热下注,带下浸渍阴部,或湿热生虫,虫蚀阴中以致阴痒,为实证。

1. 肝肾阴虚 素体肝肾不足,或年老体虚,精血亏虚,或大病久病,产多乳众,耗伤精血,以致肝肾阴虚。肝脉过阴器,肾司二阴,肝肾阴虚,精血不足,阴部肌肤失养,且阴虚生风化燥,风动则痒,而发为阴痒。

2. 肝经湿热　郁怒伤肝，肝郁化热，或肝气犯脾，脾虚湿盛，以致湿热互结，损伤任带，带下量多，湿浊侵淫，而发痒痛。

【诊断要点】

1. 症状　外阴及阴中瘙痒时作，或如虫行状，甚则奇痒难忍，坐卧不安，可波及肛门周围及大腿内侧，可伴有灼热、疼痛、带下量多而臭秽。

2. 检查

（1）妇科检查：轻者外阴皮肤无明显改变，重者可有皮肤红肿，或外阴皮肤色素减退变白，伴有湿疹抓痕，或粗糙增厚，或萎缩，或皲裂破溃，黄水淋漓。阴道内可见分泌物增多，呈灰黄色泡沫样、豆渣样或凝乳样，或见大量脓性分泌物。

（2）实验室检查：阴道分泌物检查正常，或可见滴虫、假丝酵母菌等。

【鉴别诊断】

1. 外阴湿疹　外阴皮肤潮红水肿，皮损呈对称分布，有丘疹、水疱、糜烂、渗出、结痂及抓痕等，常反复发作，且可同时发生于身体其他部位。阴痒者无上述特点。

2. 股癣　皮肤真菌所致的体癣，发生于股内侧及会阴部者称为"股癣"，病灶可见清晰的堤状边缘，表面有鳞屑，有明显炎症改变。阴痒无明显堤状边缘。

3. 糖尿病　糖尿病所致阴痒　除顽固性阴痒外，还见多饮、多食、多尿、消瘦的特征。空腹血糖升高，尿糖阳性。

【辨证论治】

本病应根据阴部瘙痒的情况，带下的量、色、质、气味以及全身症状进行辨证。治疗着重调理肝、脾、肾的功能。局部痒痛明显者，在内治的同时，应重视局部治疗护理，采用外阴熏洗、阴道纳药等外治法。

1. 肝肾阴虚

主要证候：阴部干涩，奇痒难忍，夜间加重，或阴部皮肤变白，增厚或萎缩，皲裂破溃，五心烦热，眩晕耳鸣，时有烘热汗出，腰酸腿软，舌红，苔少，脉弦细而数。

证候分析：肝肾阴虚，精血两亏，血虚生风化燥，随经下行前阴，故阴户干涩、奇痒难忍；风盛则肿，故阴部肌肤增厚；肌肤失养，则皮肤变白、萎缩、皲裂、破溃；阴虚内热，故五心烦热；肝阳偏亢则烘热汗出；肾虚则腰酸腿软。舌红、苔少、脉弦细而数，为肝肾阴虚之征。

治法：调补肝肾，滋阴降火。

方药：知柏地黄丸（方见经行口糜）加制首乌、当归、白鲜皮。

本方以六味地黄汤滋补肝肾之阴，知母、黄柏清肝泻火；加制首乌、当归养血祛风，白鲜皮止痒。全方滋补肝肾阴精，清肝泻火，兼养血祛风，阴复火去则瘙痒可止。

2. 肝经湿热

主要证候：阴部瘙痒灼痛，甚则疼痛，带下量多、色黄如脓、黏稠臭秽，头晕目眩，口苦咽干，心烦不宁，便秘溲赤，舌红，苔黄腻，脉弦滑而数。

证候分析：肝经湿热之邪浸淫，则阴部瘙痒，甚则灼痛；肝经湿热下注，损伤任带，故使带下量多、色黄如脓、黏稠臭秽；湿热熏蒸，则头晕目眩、口苦咽干；热扰心神，则心烦不宁；湿热伤津，则便秘溲赤。舌红、苔黄腻、脉弦滑而数为肝经湿热之征。

治法：泻肝清热，除湿止痒。

方药：龙胆泻肝汤（《医宗金鉴》）加苦参、白鲜皮、鹤虱。

龙胆草 山栀子 黄芩 柴胡 生地黄 车前子 泽泻 木通 甘草 当归

方中龙胆草泻肝胆实火和清下焦湿热；黄芩、栀子清热泻火，增强龙胆草清肝胆之力；当归、生地黄滋阴养血；木通、车前子、泽泻清热利湿，使湿热从小便而出；柴胡引诸药入肝胆；甘草调和诸药。加苦参、白鲜皮、鹤虱杀虫止痒。全方共奏泻肝清热，除湿止痒之效。

若火热炽盛，大便秘结者，酌加大黄、枳实泻热通便，使火热之邪从大便而去；若湿热生虫，阴部奇痒者，可用萆薢渗湿汤加白鲜皮、苦参、防风、贯众等清热利湿，杀虫止痒。

【其他疗法】

1. 熏洗方

（1）蛇床子散：蛇床子、川椒、苦参、百部、明矾各15g，煎汤趁热先熏蒸，后坐浴，每日1次，10日为1个疗程。若阴部皮肤破损，则去川椒。

（2）溻痒方：鹤虱草30g，苦参15g，威灵仙15g，当归尾30g，狼毒10g，蛇床子15g，煎汤熏洗，每日1次，7日为1个疗程。临洗时加猪胆汁2个，或加土槿皮15g，则更佳。

2. 外搽方 珍珠、青黛、雄黄各3g，黄柏9g，儿茶6g，冰片0.03g，共研细末，取适量外搽，适用于阴痒皮肤破损及溃疡者。亦可用玉红膏外涂。

【预后与转归】

阴痒者，经积极治疗多可治愈。因全身性疾病所致者，随原发病的进退或痊愈，或反复发作。也有少数患者阴痒日久不愈，致使阴部长期失于滋养而转为恶证。

【预防与调摄】

1. 注意阴部卫生，每晚用温水洗浴，不宜用碱性肥皂、盐水、茶叶水烫洗。内裤宜柔软宽松，以棉织品为佳。

2. 忌食辛辣、鱼腥发物，忌饮酒类，多吃蔬菜、水果。

3. 有病应积极治疗，因本病易复发，故患者需连续治疗 3 个月以上。

4. 患病期间避免房室，盆、桶等洗器应专用，防止传染他人。

【病案举例】

曹某，45 岁。初诊：1976 年 7 月 5 日。

主诉：近一年半来白带明显增多，并伴有外阴瘙痒、灼痛。

诊查：白带呈豆渣样，混有多量血丝，多次检查均未发现肿瘤迹象，确诊为真菌性阴道炎。用制霉菌素治疗虽能使症状减轻，但始终未能根治。刻诊赤带绵注，阴蚀阴痒，面赤尿黄，苔少舌红。

辨证：此心经热盛，灼伤带脉。

治法：清心凉血，泄热束带。

人中白 10g　细川黄连 3g（后下）　细木通 6g　淡竹叶 10g　大生地黄 15g　生甘草 6g　生山栀 10g　苦参片 10g　粉丹皮 12g　黛衣灯心 2g

上方煎剂凉服，连服 10 剂，心烦、赤带明显减轻。为了继续治疗并防止复发，嘱将上方汤剂以十倍量加天花粉、怀山药、寸麦冬、全当归、血竭炼蜜为丸，连服两个月后，赤带完全消失，经多次涂片检查，未发现异常。

按语：本案为姚寓晨治疗阴痒案之一。妇女阴道内或阴户外周围潮湿，发生瘙痒而难以忍受等症状，则称为"阴痒"。外阴瘙痒症并非是一种疾病，而是外阴各种不同病变或是某些全身性疾病所引起的一种症状，发痒部位常在小阴唇、阴蒂和阴唇沟，也可在会阴及肛门附近。当瘙痒严重时，患者多坐卧不安，以致影响工作及生活。本案患者赤白带下，以赤带阴蚀反复发作、瘙痒灼痛难忍为主，伴有舌红、面赤、尿红等症，按《内经》"诸痛痒疮，皆属于心"之义，辨为心经热盛，灼伤带脉，治以黄连导赤散为主。以导赤散清心火，另用人中白、黄连、栀子、牡丹皮、灯心草加强清心之功，再用苦参清热渗湿止痒。少佐凉血散瘀之品，使心清血凉，热泄带平。本案组方重点突出，甚为精炼，故取效也显。姚老对于阴痒从心论治，下病上取，乃获显效。足见其辨析病机十分精当，处方用药别具一格，使人耳目一新。（《古今名医妇科医案赏析》）

考纲摘要

1. 阴痒的辨证论治。

复习思考

1. 试述阴痒的辨证论治。

2. 阴痒的外治法有哪些？

扫一扫，知答案

附 论

女性生殖系统解剖与生理

项目一 女性生殖系统解剖

一、外生殖器

女性外生殖器又称"外阴"，指生殖器官的外露部分，位于两股内侧之间，前面为耻骨联合，后面以会阴为界（图12-1）。

（一）阴阜

阴阜为耻骨联合前面隆起的脂肪垫。青春期该部皮肤开始生长阴毛，分布呈尖端向下的倒三角形。阴毛的疏密、色泽可因人或种族而异。

（二）大阴唇

大阴唇为邻近两股内侧一对纵行隆起的皮

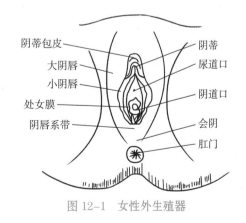

图 12-1 女性外生殖器

肤皱襞，起自阴阜，止于会阴。外侧面皮肤青春期长出阴毛，内侧面湿润似黏膜。大阴唇皮下脂肪层含丰富血管、淋巴管和神经，当局部受伤易形成血肿。未产妇女两侧大阴唇自然合拢，遮盖阴道口及尿道外口；经产妇向两侧分开；绝经后萎缩，阴毛稀少。

197

（三）小阴唇

小阴唇为位于大阴唇内侧的一对薄皱襞。表面呈褐色，无毛，富含神经末梢，故敏感。两侧小阴唇前端相互融合包绕阴蒂。后端与大阴唇后端会合，在正中线形成阴唇系带。

（四）阴蒂

阴蒂位于两侧小阴唇顶端的联合处，与男性阴茎海绵体相似，具有勃起性。阴蒂头露于外阴，富含神经末梢，极敏感，属性感受器官。

（五）阴道前庭

阴道前庭为两小阴唇之间的菱形区域。前为阴蒂，后为阴唇系带。在此区域内尚有下列结构：

1. 前庭球 又称"球海绵体"，位于前庭两侧，由勃起组织构成。前部与阴蒂相接，后部与前庭大腺相邻，浅层为球海绵体肌覆盖。

2. 前庭大腺 称"巴多林腺"，位于大阴唇后部，如黄豆大，左右各一。腺管细长，向内侧开口于前庭后方小阴唇与处女膜之间的沟内。性兴奋时分泌黏液起润滑作用。若腺管口闭塞，形成前庭大腺脓肿或囊肿时，可看到或触及。

3. 尿道口 位于阴蒂头的后下方及前庭前部，略呈圆形。后壁上有一对尿道旁腺，其分泌物有润滑作用。

4. 阴道口及处女膜 阴道口位于尿道口后方、前庭的后部。阴道口周缘覆有一层较薄黏膜称"处女膜"。处女膜有一孔多在中央，孔的形状、大小及膜的厚薄因人而异。

二、内生殖器

女性内生殖器包括阴道、子宫、输卵管及卵巢，后二者称"子宫附件"（图 12-2）。

（一）阴道

阴道为性交器官，是月经血排出及胎儿娩出的通道。位于真骨盆下部中央，呈上宽下窄的管道，前壁长 7～9cm，与膀胱和尿道相邻，后壁长 10～12cm，与直肠贴近。上端包绕宫颈，下端开口于阴道前庭后部。环绕宫颈周围的部分称"阴道穹隆"。按其

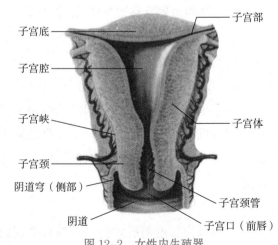

图 12-2 女性内生殖器

位置分为前、后、左、右 4 部分，其中后穹隆与直肠子宫陷凹紧密相邻，为盆腔最低部位，临床上可经此处穿刺或引流。阴道有很多横纹皱襞，故有较大伸展性。阴道黏膜呈淡红色，无腺体，受性激素影响有周期性变化。

（二）子宫

子宫为壁厚、腔小、以肌肉为主的器官。腔内覆盖黏膜称"子宫内膜"，青春期后受性激素影响发生周期性改变并产生月经。子宫性交后，为精子到达输卵管的通道；孕期为胎儿发育、成长的部位；分娩时子宫收缩使胎儿及其附属物娩出。

1. 位置与形态　子宫位于盆腔中央、膀胱与直肠之间，呈轻度前倾前屈位，下端接阴道，两侧有输卵管和卵巢。成年人子宫呈前后略扁的倒置梨形，重约 50g，长 7～8cm，宽 4～5cm，厚 2～3cm，宫腔容量约 5mL。子宫上部较宽称"宫体"，其上端隆突部分称"宫底"，宫底两侧为"宫角"，与输卵管相通。子宫下部较窄，呈圆柱状称"宫颈"，宫腔为上宽下窄的三角形。在宫体与宫颈之间形成最狭窄的部分称"子宫峡部"，在非孕期长约 1cm，其上端因解剖上较狭窄，又称"解剖学内口"；其下端因黏膜组织在此处由子宫内膜转变为宫颈黏膜，又称"组织学内口"。宫颈内腔呈梭形称"宫颈管"，宫颈下端伸入阴道内的部分称"宫颈阴道部"，在阴道以上的部分称"宫颈阴道上部"。未产妇的宫颈外口呈圆形，已产妇的宫颈外口呈横裂状，将宫颈分为前唇和后唇。

2. 组织结构　宫体和宫颈的组织结构不同（图 12-3）。

（1）子宫体：由内向外依次为子宫内膜层、肌层、浆膜层。

内膜层分为功能层和基底层。功能层为内膜层表面 2/3，受卵巢激素影响可周期性脱落产生月经。基底层为内膜层下 1/3，无周期性变化。

肌层由平滑肌束及弹力纤维组成。肌束纵横交错如网状，大致分 3 层：外层纵行，内层环行，中层多方交织成网状。

浆膜层为覆盖宫体底部及前后面的脏层

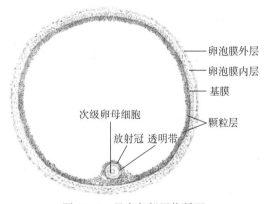

图 12-3　子宫各部冠状断面

腹膜。在子宫前面近子宫峡部处，腹膜向前反折覆盖膀胱，形成膀胱子宫陷凹；在子宫后面，腹膜至宫颈后方及阴道后穹处折向直肠，形成直肠子宫陷凹。

（2）子宫颈：主要由结缔组织构成，含有平滑肌纤维、血管及弹力纤维。宫颈管黏膜上皮细胞呈单层高柱状，内有腺体分泌黏液，形成宫颈管内的黏液栓。宫颈阴道部为复层鳞状上皮覆盖。在宫颈外口柱状上皮与鳞状上皮交界处是宫颈癌的好发部位。

3. 子宫韧带　共有 4 对，维持子宫的正常位置。

（1）圆韧带：呈圆索状，起于子宫双角的前面，输卵管起始部的下方，然后向前下方伸展达两侧骨盆壁，再穿过腹股沟管终于大阴唇前端。维持子宫保持前倾前屈位置。

（2）阔韧带：覆盖在子宫前后壁的腹膜，自子宫侧缘向两侧延伸达到骨盆侧壁，可限制子宫向两侧倾斜。阔韧带上缘游离，内 2/3 部包围输卵管（伞部无腹膜遮盖），外 1/3 部移行为骨盆漏斗韧带或称"卵巢悬韧带"，卵巢动静脉由此穿过。卵巢内侧与宫角之间的阔韧带稍增厚，称"卵巢固有韧带"或"卵巢韧带"。

（3）主韧带：在阔韧带的下部，横行于宫颈两侧和骨盆侧壁之间，为一对坚韧的平滑肌与结缔组织纤维束，又称"宫颈横韧带"，起固定宫颈位置的作用，为保持子宫不致向下脱垂的主要结构。

（4）宫骶韧带：从宫颈后面的上侧方（相当于组织学内口水平），向两侧绕过直肠到达第二、三骶椎前面的筋膜。韧带短厚有力，将宫颈向后向上牵引，维持子宫处于前倾位置。

（三）输卵管

输卵管为卵子与精子相遇的场所，也是向宫腔运送受精卵的肌性管道。细长而弯曲，全长 8 ~ 14cm，位于子宫阔韧带的上缘内，内侧与宫角相连通，外端游离，与卵巢接近。根据输卵管的形态由内向外可分为 4 部分：间质部、峡部、壶腹部、伞部。壶腹部为卵子与精子相遇处；伞部呈漏斗状，有"抬卵"作用。

（四）卵巢

卵巢为一对扁椭圆形的性腺，表面无腹膜，具有生殖和内分泌功能，产生和排出卵细胞，以及分泌性激素。青春期前，卵巢表面光滑；青春期开始排卵后，表面逐渐凹凸不平；成年妇女的卵巢约 4cm×3cm×1cm，重 5 ~ 6g，呈灰白色；绝经后卵巢萎缩变小变硬。

卵巢位于输卵管的后下方，骨盆漏斗韧带和卵巢固有韧带悬于骨盆壁与子宫之间。以卵巢系膜连接于阔韧带后叶的部位称"卵巢门"，卵巢血管与神经由此出入。卵巢组织，分皮质与髓质。皮质在外层，内含原始卵泡（图 12-4）及致密结缔组织，髓质在中心，无卵泡。

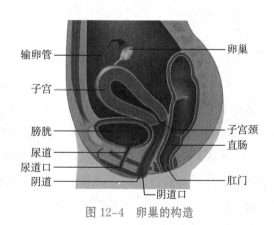

图 12-4　卵巢的构造

项目二　女性生殖系统生理

一、卵巢的功能及周期性变化

卵巢具有生殖和内分泌两大功能。从青春期开始到绝经前，卵巢在形态和功能上发生周期性变化，称"卵巢周期"。表现为：

（一）卵泡的发育及成熟

卵巢中卵泡的发育始于原始卵泡，新生儿出生时卵巢内约有 200 万个原始卵泡。儿童期多数卵泡退化，到青春期只剩下 30 万～ 50 万个。生育期只有 300 ～ 400 个卵泡发育成熟并排出，其余的卵泡发育到一定程度自行退化，称"卵泡闭锁"。

原始卵泡是由一个卵母细胞及在其周围的单层梭形颗粒细胞层环绕组成。颗粒细胞快速分裂，同时分泌液体。液体融合成腔，将颗粒细胞挤到周围。卵细胞不断增大，埋于颗粒细胞中，使一部分颗粒细胞凸出形成卵丘。围绕卵细胞的一层颗粒细胞呈放射状排列称"放射冠"。在放射冠与卵细胞之间还有一层很薄的透明膜，称"透明带"。卵泡周围的卵巢间质细胞形成两层卵泡膜，即卵泡内膜和卵泡外膜。在卵泡发育过程中，卵泡内膜及颗粒细胞分泌雌激素。

（二）排卵

卵细胞被排出的过程称"排卵"。排卵时随卵细胞同时排出的有透明带、放射冠及小部分卵丘内的颗粒细胞。成熟卵泡移行至卵巢表面，突出于卵巢表面类似一个水泡，在血 LH/FSH 峰的刺激下，最后破裂，排卵。排卵多发生在下次月经来潮前 14 日左右。

（三）黄体形成及退化

排卵后卵泡液流出，卵泡腔内压下降，卵泡壁塌陷，卵泡壁的卵泡颗粒细胞和内膜细胞向内侵入，周围有卵泡外膜包围，共同形成黄体。排卵后黄体积增大，在排卵后 7 ～ 8 日，黄体体积和功能均达最高峰，直径 1 ～ 2cm，外观色黄。

若卵子未受精，黄体在排卵后 9 ～ 10 日开始退化。退化时黄体细胞逐渐萎缩变小，周围的结缔组织及成纤维细胞侵入黄体，组织纤维化，外观色白称"白体"。排卵日至下次月经来潮为黄体期，通常为 14 日，黄体衰退后月经来潮。卵巢中又有新的卵泡发育，开始新的周期。

（四）卵巢分泌的甾体激素

卵巢合成及分泌的性激素，主要为雌激素、孕激素和雄激素等甾体激素。

1. 雌激素 雌激素由卵泡内膜细胞及颗粒细胞协同产生，主要为雌二醇，雌三醇为其降解产物。在卵泡开始发育时，雌激素分泌量很少，随着卵泡渐趋成熟，雌激素分泌也逐渐增加，于排卵前形成一高峰；排卵后分泌稍减少，在排卵后 7 ～ 8 日黄体成熟时，形成又一高峰，但第二高峰较平坦，峰的均值低于第一高峰。黄体萎缩时，雌激素水平急骤下降，在月经前达最低水平。雌激素的生理作用：

（1）促使子宫发育，使肌细胞增生、肥大，肌层变厚，血运增加，并使子宫收缩力增强及增加子宫平滑肌对缩宫素的敏感性。

（2）使子宫内膜增生。

（3）使宫颈口松弛，宫颈黏液分泌增加，质变稀薄，拉丝度强。

（4）促进输卵管发育，加强输卵管节律性收缩的振幅。

（5）使黏膜变厚，阴道上皮细胞增生、角化，含糖原增多，增强局部的抵抗力；使阴唇发育、丰满。

（6）使乳腺腺管增生，乳头、乳晕着色；促进其他第二性征的发育。

（7）促进卵泡发育，有助于卵巢积储胆固醇。

（8）对下丘脑的正负反馈调节，调节促性腺激素的分泌。

（9）促进钠与水的潴留，减少胆固醇在动脉管壁的沉积，防止冠状动脉硬化。

（10）促进钙盐及磷盐在骨质中沉积，以维持正常骨质。

2. 孕激素　孕激素主要为黄体细胞及卵泡内膜细胞分泌。排卵后孕激素分泌量开始增加，在排卵后 7～8 日黄体成熟时达最高峰，以后逐渐下降，到月经来潮回复到排卵前水平。孕激素的生理作用：

（1）使子宫肌纤维松弛，兴奋性降低；降低妊娠子宫对缩宫素的敏感性，从而减少子宫收缩，有利于胚胎和胎儿在子宫腔内生长发育。

（2）使增生期子宫内膜转化为分泌期内膜，为受精卵着床作准备。

（3）使宫颈口闭合，黏液减少、变稠，拉丝度降低。

（4）抑制输卵管节律性收缩的振幅和频率。

（5）使阴道上皮细胞脱落加快。

（6）促进乳腺腺泡发育成熟。

（7）通过对下丘脑的负反馈作用，调节促性腺激素的分泌。

（8）兴奋下丘脑体温调节中枢，使排卵后基础体温可升高 0.3～0.5℃，这种基础体温的改变，可作为测排卵的重要指标。

（9）促进水与钠的排泄。

3. 雄激素　雄激素主要来自肾上腺皮质，卵巢也分泌一部分。是维持女性正常生殖功能的重要激素。促使阴蒂、阴唇和阴阜的发育，促进阴毛和腋毛的生长，促进蛋白合成，刺激骨髓中红细胞的增生，增加基础代谢率。性成熟期前，促使长骨骨基质生长和钙的保留；性成熟后，可导致骨骺的关闭，生长停止。为雌激素拮抗物。

二、子宫内膜及生殖器其他部位的周期性变化

卵巢的周期性变化使女性生殖器发生一系列周期性变化，尤以子宫内膜的周期性变化最显著（图 12-5）。

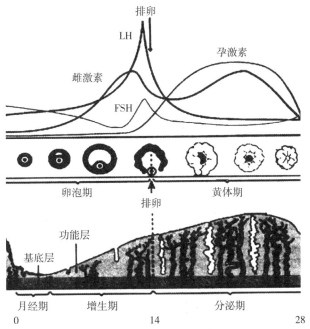

图 12-5　卵巢与子宫内膜周期性变化和激素水平关系示意图

（一）子宫内膜的周期性变化

子宫内膜结构上分为基底层和功能层。基底层不受月经周期中激素变化的影响，故不发生脱落。功能层靠近宫腔，受卵巢激素的影响呈周期性坏死脱落。一个正常月经周期以28 天为例，其组织形态的周期性改变可分 3 期：

1. 增生期　月经周期第 5 ～ 14 日，即卵泡期。在雌激素作用下，子宫内膜由基底层细胞再生修复，迅速增生增厚，内膜中腺体数增多、增长，呈弯曲形；腺上皮细胞由立方形或低柱状变为高柱状，核分裂相增多。间质细胞呈星状，组织内水肿明显，小动脉略呈弯曲状，管腔增大。到增生期晚期内膜增厚至 3 ～ 5mm，表面高低不平，略呈波浪形。

2. 分泌期　月经周期第 15 ～ 28 天，即黄体期。黄体分泌大量雌激素、孕激素，共同促使已增殖的子宫内膜继续增厚并呈锯齿状，腺体更长，更加弯曲，腺上皮细胞出现糖原，继而糖原溢入腺体。腺上皮细胞增大，间质出现水肿，间质细胞的包浆增多；螺旋小动脉继续增生，血管管腔扩张，弯曲明显。至分泌晚期，内膜厚达 10mm，呈海绵状，有糖原等分泌物溢出，间质更疏松、水肿。

3. 月经期　月经周期第 1 ～ 4 日，雌、孕激素水平下降，使内膜中前列腺素合成活化。前列腺素刺激子宫肌层收缩，引起内膜功能层螺旋小动脉持续痉挛，内膜组织缺血、变性、坏死，血管壁通透性增加，使血管破裂导致内膜底部血肿，使组织坏死剥脱，变性、坏死的内膜与血液相混排出，产生月经。随之，内膜创面在雌激素作用下又从基底层开始修复，但此时腺体小，内膜极薄，厚仅 1 ～ 2mm。所以月经期既是上一周期的结束，又是新周期的开始。

（二）生殖器官其他部位的周期性变化

1. 阴道黏膜的周期性变化 主要为阴道上皮的变化。排卵前，阴道上皮在雌激素的影响下，底层细胞增生增厚，表层细胞角化，细胞内富有糖原，在阴道杆菌分解下而成乳酸，使阴道内保持一定酸度，防止致病菌的繁殖。排卵后，在孕激素的作用下，表层细胞脱落。临床上常借助阴道脱落细胞的变化了解体内雌激素水平和有无排卵。

2. 宫颈黏液的周期性变化 月经净后，随雌激素增多，黏液分泌量增加，黏液稀薄、透明，拉丝度可达 10cm 以上。若将黏液做涂片检查，干燥后可见羊齿植物叶状结晶，这种结晶在月经周期第 6 ~ 7 日开始出现，排卵期最为清晰而典型。排卵后，受孕激素影响，黏液分泌量逐渐减少，质变黏稠而混浊，拉丝度差。涂片检查时羊齿植物叶状结晶消失，被排列成行的椭圆体取代。

3. 输卵管的周期性变化 排卵前，雌激素可促进输卵管黏膜上皮纤毛细胞生长，体积增大，还促进输卵管发育及输卵管肌层的节律性收缩。排卵后，孕激素能增加输卵管的收缩速度，减少输卵管的收缩频率。雌、孕激素的协同作用，保证受精卵在输卵管内的正常运行。

三、性激素的调节

丘脑下部和脑垂体调节卵巢，使其分泌性激素并作用于它的靶器官，称为"下丘脑–垂体–卵巢轴（H–P–O–A）"。随着卵巢的周期性变化，其他生殖器官也发生相应的周期性变化，称为"性周期"。其每个环节都有特殊的神经内分泌功能，且相互影响和相互调节。在下丘脑分泌促性腺激素释放激素（GnRH）作用下，腺垂体分泌 FSH 与 LH，促使卵巢分泌性激素，子宫内膜受性激素的调节发生周期性变化，所以月经是性周期的调节产物，其正常与否反映了神经内分泌系统调节功能是否正常。

性腺轴的功能调节是通过神经调节和激素反馈调节实现。大量雌激素抑制下丘脑分泌 FSH—RH（负反馈），同时又兴奋下丘脑分泌 LH—RH（正反馈）。LH/FSH 渐至高峰期，在峰值刺激下发生排卵，排卵后，大量孕激素对下丘脑分泌 Gn–RH 成抑制作用（负反馈），使垂体的促性腺激素和卵巢释放激素均减少，黄体失去促性腺激素的支持而萎缩，由其产生的两种卵巢激素（雌、孕激素）也随之减少。子宫内膜因失去性激素的支持而萎缩、坏死、出血、剥脱，促成月经来潮，同时解除对下丘脑的抑制，下丘脑再度分泌 GnRH，新的周期又开始，如此反复循环。

模块十三

产科基础

项目一　妊娠生理

妊娠是胚胎和胎儿在母体内发育成长的过程，妊娠全过程约 40 周（280 天）。

一、胎儿的形成

胎儿的形成包括受精、受精卵的发育输送与着床、胚胎及胎儿发育三大阶段。

（一）受精

卵子从卵巢排出后，进入输卵管内等待受精；精液射入阴道内，精子离开精液经由宫颈管、宫腔进入输卵管内，当精子与卵子相遇，精子顶体表面的糖蛋白被降解，精子具有受精能力，此过程称"精子获能"。成熟的精子与卵子在输卵管中相结合，这一过程称为"受精"。受精后的卵子称为"受精卵。"

（二）受精卵发育、输送与着床

受精后，受精卵逐渐向宫腔方向移动，同时开始进行有丝分裂，细胞数不断增多，受精后 72 小时分裂为 16 细胞的实心细胞团，称为"桑椹胚"，随后早期囊胚形成，并于受精后第 4 日进入宫腔继续分裂发育，受精后第 5～6 日晚期囊胚形成。晚期囊胚接触并黏附于子宫内膜，囊胚表面的滋养细胞穿透侵入子宫内膜、内 1/3 肌层及血管，直至囊胚完全埋入子宫内膜，这一过程称为"受精卵着床"。受精卵着床后，在孕酮的作用下，子宫内膜迅速发生蜕膜变，月经周期变化停止，按照蜕膜与囊胚的部位关系，分为底蜕膜、包蜕膜及真蜕膜。

（三）胚胎、胎儿发育特征

妊娠 8 周末前称"胚胎"，自妊娠 9 周至分娩前称"胎儿"。一般以 4 周为一个妊娠月，作为描述胚胎、胎儿发育特征的孕龄单位。各时期发育特征如下：

4 周末：可辨认胚盘与体蒂。

8 周末：胚胎初具人形，B 超可见心脏搏动。

12 周末：胎儿身长约 9cm，四肢可活动，外生殖器已发育，部分能辨出胎儿性别。

16 周末：胎儿身长约 16cm，体重约 110g，头皮长出毛发，出现呼吸运动，从外生殖器可确认性别。部分孕妇可自觉胎动。

20 周末：胎儿身长 25cm，体重约 320g，全身覆盖毳毛及胎脂，出现吞咽、排尿功能，胎动活跃。

24 周末：胎儿身长 30cm，体重约 630g，各脏器均发育，皮下脂肪开始沉积，出现眉毛和睫毛。出生后可有呼吸，但生存力极差。

28 周末：胎儿身长约 35cm，体重约 1000g，皮肤粉红，覆盖胎脂，皮下脂肪不多，四肢活动好，有呼吸运动。出生后如加强护理可存活，但易患特发性呼吸窘迫综合征。

32 周末：胎儿身长 40cm，体重约 1700g，皮肤深红，生存力尚可。出生后注意护理可存活。

36 周末：胎儿身长 45cm，体重约 2500g，皮下脂肪较多，身体圆润，面部皱褶消失。出生后能啼哭、吸吮。

40 周末：胎儿身长 50cm，体重约 3400g，发育成熟，皮肤粉红色，皮下脂肪多，体形丰满，男性睾丸已降至阴囊内，女性大小阴唇发育良好。出生后哭声响亮，吸吮力强。

二、胎儿附属物的形成及功能

胎儿附属物是指胎儿以外的组织，主要包括胎盘、胎膜、脐带以及羊水，对维持胎儿在宫内的生长发育非常重要。

（一）胎盘

胎盘介于胎儿与母体之间，由母体面的底蜕膜和胎儿面的叶状绒毛膜和羊膜组成，起母胎间物质交换、防御、合成等作用，维持胎儿在宫内生长发育。

（二）胎膜

由内层的羊膜及外层的平滑绒毛膜组成。自妊娠 14 周末开始，羊膜腔占据整个宫腔并不断增大，而胎膜的主要作用是维持羊膜腔的完整，以保护胎儿。

（三）脐带

是连接胎儿与胎盘的条索状组织，足月妊娠的脐带长约 30 ～ 100cm，平均长约 55cm，表面覆盖羊膜，内有两条脐动脉和一条脐静脉，是胎儿与母体间进行物质交换及气体交换的重要通道。

（四）羊水

羊水为充满羊膜腔内的液体。其来源在妊娠早期主要为母体血清经胎膜进入羊膜腔的渗析液，妊娠中期后主要为胎儿的尿液，妊娠晚期胎肺也参与羊水的形成。妊娠过程中羊水量逐渐增加，至 40 孕周时约 800mL。羊水的主要功能为：一是对胎儿的保护作用，可缓冲外界刺激，避免胎儿受到直接挤压或损伤，防止胎儿与羊膜粘连，在临产时将宫缩压力均匀分布，避免胎儿局部受压；二是对母体的保护作用，适量的羊水可减轻胎动给母体带来的不适，在临产后，前羊水囊有助于扩张宫口及阴道，破膜后羊水冲洗产道，减少感染机会。

三、妊娠期母体的变化

妊娠期，为适应胚胎及胎儿生长发育的需求，在体内激素变化及神经内分泌因素的影响下，孕妇体内会发生一系列生理变化。

（一）生殖系统的变化

1. 子宫

（1）宫体　妊娠过程中宫体逐渐增大变软，至足月妊娠时宫体大小可达 35cm×25cm×22cm，宫腔容量约 5000mL，为非孕期的 1000 倍，重约 1000g。妊娠早期子宫呈不对称"球形"，孕 12 周后，增大的子宫逐渐超出盆腔，在耻骨联合上方可触及。

（2）子宫峡部　位于宫体和宫颈之间最狭窄的部分，非孕时长约 1cm，妊娠后逐渐变软，并伸展拉长变薄，成为宫腔的一部分，临产后可伸展 7～10cm，成为产道的一部分，此时称为"子宫下段"。

（3）宫颈　妊娠后宫颈在激素作用下逐渐变软，外观呈紫蓝色，宫颈黏液增多。妊娠期间宫颈关闭，分娩期扩张。

2. 卵巢、输卵管　妊娠后卵巢较非孕时略大，停止排卵，无新卵泡发育；妊娠早期卵巢内妊娠黄体产生大量雌、孕激素维持妊娠；妊娠 10 周后胎盘形成，黄体功能由胎盘取代，黄体开始萎缩。妊娠期输卵管伸长，黏膜有时呈蜕膜样改变。

3. 外阴、阴道　妊娠期外阴充血，皮肤增厚。妊娠期阴道黏膜变软，充血水肿呈紫蓝色，阴道壁皱襞增多，伸展性增加，有利于分娩；阴道脱落细胞及分泌物增加，阴道上皮细胞含糖原增加，pH 降低，有利于防止感染。

（二）乳房的变化

妊娠早期乳房开始增大，充血明显，孕妇自觉乳房发胀，乳头增大变黑且容易勃起。乳晕着色加深，乳腺腺管、腺泡发育，为泌乳作准备。

（三）循环系统的变化

妊娠后子宫增大使膈肌升高，心脏向上、左、前方移位，心浊音界稍扩大，心尖搏动左移 1～2cm，部分孕妇心尖区可闻及 Ⅰ～Ⅱ 级柔和吹风样收缩期杂音，产后逐渐消失。孕妇体位影响血压，坐位稍高于仰卧位。

（四）血液系统的变化

妊娠期为维持胎儿生长发育，循环血容量于妊娠 6 ～ 8 周开始增加，妊娠 32 ～ 34 周达高峰，增加 40% ～ 45%；红细胞计数约为 $3.6 \times 10^{12}/L$，血红蛋白约 110g/L，白细胞为 $(5 \sim 12) \times 10^9/L$，血小板无明显变化，凝血因子及血浆纤维蛋白原增加，使孕期血液呈高凝状态。

（五）消化系统的变化

妊娠期在雌激素影响下，齿龈肥厚，易充血、水肿、出血；胃贲门括约肌松弛，胃内酸性内容物反流至食管下部产生烧灼感，胃排空时间延长，出现上腹部饱满感；胆囊排空延长，胆汁稍黏稠使胆汁淤积，易患胆囊炎、胆石症；肠蠕动减弱，易导致便秘，引起或加重痔疮。

（六）呼吸系统的变化

妊娠期呼吸次数变化不大，不超过 20 次 / 分。胸腔总体积不变，肺活量无变化，妊娠晚期以胸式呼吸为主。

（七）内分泌系统的变化

妊娠期腺垂体增大，促性腺激素分泌减少，促甲状腺激素、催乳素等激素分泌增加，肾上腺、甲状腺分泌激素增加。

（八）泌尿系统的变化

妊娠期肾脏略增大，妊娠早期肾血流量、肾小球滤过率增加，并维持高水平，利于孕妇及胎儿代谢产物排泄。妊娠期受孕激素影响，泌尿系统平滑肌松弛，输尿管增粗，蠕动减弱，尿流缓慢；孕中期始肾盂及输尿管轻度扩张，妊娠子宫右旋常压迫右侧输尿管，故易患急性肾盂肾炎，右侧居多。

（九）皮肤的变化

妊娠期间促黑素细胞刺激激素分泌增加，孕妇乳头、乳晕、腹白线及外阴等部位色素加深；沉积于面颊部，则呈现出蝶状褐色斑，称"妊娠黄褐斑"，产后可自行消退。妊娠期腹部可见妊娠纹。

（十）新陈代谢的变化

妊娠期基础代谢率孕早期稍下降，孕中晚期增高；糖、脂肪、蛋白质代谢孕妇空腹血糖值稍低于非孕妇女，到孕晚期，血糖升高。妊娠期血脂升高，脂肪能较多地积存。孕妇对蛋白质的需求增加，呈正氮平衡；矿物质代谢妊娠晚期应补充维生素 D 和钙；铁在孕妇体内储存不多，孕期应补充铁。体重妊娠 12 周前改变不明显；妊娠第 13 周起，孕妇体重平均每周增加 350g，如超过 500g 可能有隐性水肿，到足月时体重平均增加 12.5kg。

项目二　妊娠诊断

临床将妊娠全过程分为 3 个时期：早期妊娠（妊娠 12 周末之前），中期妊娠（妊娠第 13 ~ 27 周末），晚期妊娠（妊娠第 28 周及以后）。

一、早期妊娠诊断

（一）症状与体征

1. 停经　停经是妊娠最早的症状，但不是特有症状。凡是月经周期规律、有性生活史的育龄期女性，一旦月经过期，尤其是过期 10 日以上，应首先考虑妊娠。

2. 早孕反应　多数女性在停经 6 周左右会出现畏寒、头晕、乏力、嗜睡、恶心、晨起呕吐、食欲不振、厌恶油腻、喜食酸物等症状，称为"早孕反应"，多于妊娠 12 周后自行消失。

3. 尿频　妊娠早期前倾增大的子宫压迫膀胱致尿频，妊娠 12 周后子宫超出盆腔，尿频症状消失。

4. 乳房变化　自觉乳房胀痛，乳房逐渐增大，乳头、乳晕颜色加深，乳晕周围出现深褐色蒙氏结节。

5. 妇科检查　阴道黏膜和宫颈呈紫蓝色，停经 6 ~ 8 周时，子宫峡部极软，双合诊时感觉宫颈与宫体之间似不相连，称"黑加征"。子宫逐渐增大变软呈球形，停经 8 周时宫体约为非孕时的 2 倍，停经 12 周时约为非孕时的 3 倍，并可在耻骨联合上方触及。

（二）辅助检查

1. 妊娠试验　受精卵着床后，产生大量绒毛膜促性腺激素（HCG），血液中 HCG 升高，并经孕妇尿中排出，故临床多用早孕试纸检测受检者尿液，结果阳性可确诊为妊娠。

2. 超声检查　妊娠早期做超声检查目的主要是确定是否为宫内妊娠。一般停经 5 周时，宫腔内可见圆形或椭圆形妊娠囊；停经 6 周时，可见胚芽及原始心管搏动，可以确诊宫内妊娠、活胎；停经 12 周时，测量胎儿头臀长度可较准确估计孕周。

3. 宫颈黏液检查　宫颈黏液涂片干燥后，在光镜下可见排列成行的珠豆状椭圆体，这种结晶既可见于黄体期，也可见于妊娠期。

4. 基础体温测定　基础体温为双相型的女性，如果高温相持续 18 天仍不下降，早孕可能性大；如果持续超过 3 周，早孕可能性更大。

临床上应根据病史、症状、体征及辅助检查诊断早孕，了解胚胎发育情况，并排除异常妊娠。

二、中、晚期妊娠诊断

妊娠中晚期是胎儿生长发育的重要时期，主要的诊断目的是判断胎儿生长发育情况、宫内情况以及及时发现胎儿畸形。

（一）症状与体征

1. 子宫增大　随着妊娠进展子宫逐渐增大，手测宫底高度或尺测耻上子宫长度可估计胎儿大小及孕周（表 13-1）。因不同孕妇脐耻间距离、胎儿发育状况、羊水量、单胎或多胎等各不相同，宫底高度也会有差异。

表 13-1　不同妊娠周数的宫底高度及子宫长度

妊娠周数	手测宫底高度	尺测耻上子宫长度（cm）
12 周末	耻骨联合上 2～3 横指	
16 周末	脐耻之间	
20 周末	脐下 1 横指	18（15.3～21.4）
24 周末	脐上 1 横指	24（22.0～25.1）
28 周末	脐上 3 横指	26（22.4～29.0）
32 周末	脐与剑突之间	29（25.3～32.0）
36 周末	剑突下 2 横指	32（29.8～34.5）
40 周末	脐与剑突之间或略高	33（30.0～35.3）

2. 胎动　胎动指胎儿的躯体活动。一般在妊娠 20 周后孕妇可自觉胎动，有时腹部检查可看到或触及胎动。

3. 胎体　妊娠 20 周后，可经腹壁触到胎体，妊娠 24 周后更清楚，胎头圆而硬，有浮球感；胎背宽而平坦；胎臀宽而软，形状不规则；胎儿肢体小且有不规则活动。

4. 胎心音　妊娠 18～20 周用听诊器或多普勒胎心听诊仪经孕妇腹壁可听到胎心音，呈双音，似钟表"滴答"声，每分钟 110～160 次。

（二）辅助检查

超声检查　可显示胎儿数目、胎产式、胎先露、胎方位、胎心搏动、胎盘位置与分级、羊水量，评估胎儿体重、测量胎头双顶径、股骨长度等，了解胎儿生长发育情况。妊娠 18～24 周可采用超声进行胎儿系统检查，筛查胎儿结构畸形。

项目三　产前检查

产前检查是妊娠期保健的主要内容之一。通过产前检查可以监测胎儿发育和宫内生长环境，监护孕妇各系统变化，及时发现孕妇及胎儿的异常情况，提高妊娠质量，减少胎儿出生缺陷。

一、产前检查的内容与方法

妊娠早、中、晚期孕妇及胎儿的变化不同，因此产前检查的内容与次数也不同。首次检查时间从确诊妊娠开始，一般应在 6 ~ 8 周，自妊娠 20 周开始进行系列产前检查，一般情况下，妊娠 20 ~ 36 周期间每 4 周检查 1 次，妊娠 37 周后每周检查 1 次，产前检查共计 9 ~ 11 次。对于有高危因素的孕妇，应酌情增加产前检查次数。

（一）首次产前检查

对于首次进行产前检查的孕妇，应详细询问病史，包括基本情况、现病史、月经史、孕产史、既往史及家族史等，并进行全身检查。

（二）妊娠中晚期检查

妊娠中晚期检查的主要目的是了解前次产科检查后有无不适，以便及时发现异常情况，并指导此次检查后需要注意的事项。

1. 询问病史 询问孕妇有无头痛、眼花、水肿、阴道流血、阴道异常分泌物、胎动变化、饮食睡眠及二便情况。

2. 全身检查 主要包括测量血压、体重，妊娠末期体重增加每周不超过 500g，注意有无水肿。复查血常规、尿常规，注意有无贫血、蛋白尿。

3. 产科检查 主要包括腹部检查、骨盆测量、阴道检查、肛门指诊检查等，适时行 B 超检查。

（1）腹部检查：孕妇排空膀胱后仰卧于检查床上，头部稍垫高，露出腹部，双腿略屈稍分开，检查者站在孕妇右侧。

①视诊：观察腹部形状、大小、有无妊娠纹、手术瘢痕等。若腹部过大、宫底过高，考虑有多胎妊娠、巨大胎儿或羊水过多的可能；若腹部过小、宫底过低，考虑有胎儿生长受限或孕周推算错误的可能；若腹部两侧向外膨出、宫底位置较低，考虑胎儿可能为肩先露。

②触诊：注意腹壁肌的紧张度。首先用手测宫底高度，或用软尺测量宫底高度及腹围，宫底高度为耻骨联合上子宫的长度，腹围为平脐部绕腹部一周的数值。然后进行四步触诊法（图 13-1）检查子宫大小、胎产式、胎先露及胎先露是否衔接。在做前三步触诊法时，检查者面向孕妇头部，做第四步触诊法时应面向孕妇足端。

第一步：首先检查者将双手置于宫底部，测量宫底高度，估计胎儿大小是否与孕周相符。然后两手相对交替轻推，判断在宫底部的胎儿部分，以确定胎产式，若触感硬而圆且有浮球感，则为胎头；若触感柔软而宽且形态不规则，则为胎臀。

第二步：检查者两手分别放于腹部两侧，一手固定，另一手轻轻深按，两手交替操作以判断胎背及胎儿四肢的位置，平坦饱满则为胎背，高低不平且可变形的部分则为胎儿肢体。

第三步：检查者右手拇指与其余四指分开，置于耻骨联合上方，握住胎先露部，进一步检查是胎头或胎臀，左右推动确定是否衔接，若胎先露部不能被推动，表示已衔接入盆。

第四步：检查者两手分别置于胎先露部的两侧，沿骨盆入口方向向下深按，再次确定胎先露部及其衔接入盆情况。

若进行四步触诊法后，胎先露部仍不能确定，可行肛诊协助诊断。

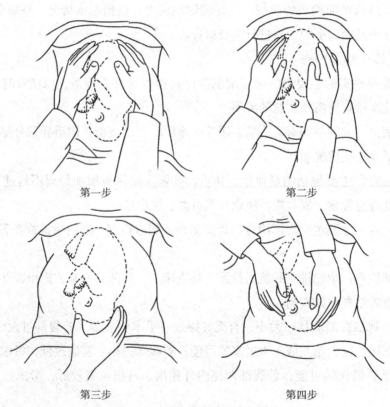

第一步　　　　　　　　　　第二步

第三步　　　　　　　　　　第四步

图 13-1　胎位检查的四步触诊法

③听诊：妊娠 18 ～ 20 周后，在孕妇腹壁靠近胎背上方的位置用听诊器可听到胎心音，正常速率为 110 ～ 160 次 / 分。

（2）骨盆测量：可了解骨盆形态及大小，预测足月胎儿能否经阴道分娩。

（3）阴道检查：可了解软产道有无畸形，测量对角径，判断有无骨盆狭窄。妊娠最后一个月内应避免不必要的阴道检查。

（4）肛诊：可了解胎先露部、骶骨前面弯曲度、坐骨棘及骶骨关节活动度等。

二、复诊的内容和方法

复诊时需要了解孕妇前次检查后的变化，以及时发现异常情况。主要包括以下内容：

1. 询问症状 有无不适情况出现，如头痛、水肿、阴道流血或异常分泌物、胎动异常等。

2. 检查 测量血压、体重、子宫长度及腹围，检查有无水肿、蛋白尿，复查胎位、胎心率，必要时复查 B 超。

3. 预约 做好孕期健康宣教，预约下次复诊时间。

项目四　正常分娩

妊娠 28 周以后，胎儿及其附属物自临产开始到由母体娩出，这一过程称为"分娩"。妊娠 28 周至不满 37 周分娩，称为"早产"；妊娠满 37 周至不满 42 周分娩，称为"足月产"；妊娠满 42 周及以上分娩，称为"过期产"。

一、影响分娩的四因素

影响分娩的四因素为产力、产道、胎儿及精神因素。

（一）产力

产力指将胎儿及其附属物从宫腔内逼出的力量，包括子宫收缩力（简称"宫缩"）、腹壁肌及膈肌收缩力（统称"腹压"）及肛提肌收缩力。其中宫缩是临产后最主要的产力，在分娩过程中起主导作用。

（二）产道

产道是胎儿娩出的通道，分为骨产道和软产道。

1. 骨产道 骨产道指真骨盆，其大小、形状与分娩是否顺利关系密切。

2. 软产道 由子宫下段、宫颈、阴道及骨盆底软组织构成的弯曲通道。

（三）胎儿

胎儿大小、胎位及是否有畸形是影响分娩的重要因素。

（四）精神因素

在分娩过程中，产妇的精神心理状态可明显影响产力，进而影响产程进展。

二、分娩的临床经过及处理

分娩全过程称"总产程"，指从开始出现规律宫缩直到胎儿胎盘娩出的全过程，共分三个产程：

（一）第一产程

第一产程又称"宫颈扩张期"，从有规律的宫缩（持续时间约30秒，间歇期5～6分钟）开始直至宫口完全扩张（宫颈口直径达到10cm），初产妇需11～12小时，经产妇需6～8小时。主要有以下表现：

1. 规律宫缩 开始宫缩持续时间约30秒且弱，间歇期5～6分钟，随着产程进展，持续时间长至50～60秒且强，间歇期渐短至2～3分钟。宫口开全时宫缩可持续1分钟或更久，间歇期1～2分钟。

2. 宫口扩张 可通过阴道检查或肛诊以确定宫口扩张程度。

3. 胎头下降 通过阴道检查或肛诊可明确胎头颅骨最低点的位置。

4. 胎膜破裂 简称"破膜"，正常发生在宫口近开全时。

处理：产程中必须连续定时观察并记录宫缩持续时间、间歇时间及强度，可用胎儿监护仪描记宫缩曲线；胎心监测也是产程中重要的观察指标，可用听诊器听取，或胎心监护仪描记胎心曲线，后者可观察胎心率变异及其与宫缩、胎动的关系，观察时每隔15分钟进行评估，宫缩频时每5分钟评估1次，可客观判断胎儿在宫内的状态；描记宫口扩张曲线及胎头下降曲线也是观察产程中重要的指标；胎膜破裂后应立即听胎心、观察羊水性状及流出量、有无宫缩并记录破膜时间；此外通过阴道检查及肛门检查了解宫颈软硬度、宫口扩张程度、胎先露部、是否破膜等；同时注意产妇精神状态，安慰产妇不要过于紧张，定时测量血压，鼓励产妇少量多次进食高热量易消化食物以保证体力，鼓励产妇排尿、排便。

（二）第二产程

第二产程又称"胎儿娩出期"，从宫口开全到胎儿娩出的全过程，初产妇需1～2小时，经产妇通常数分钟即可，不应超过1小时。

临床表现：胎膜多自然破裂，若未破膜且影响胎头下降，应行人工破膜。破膜后产妇略感舒适，随后宫缩重现且增强，胎头下降压迫盆底组织时产妇有排便感，不由自主向下屏气，会阴体渐膨隆变薄。宫缩时胎头露出阴道口，宫缩间歇期又缩回阴道内，称"胎头拔露"；当胎头双顶径越出骨盆出口，宫缩间歇期胎头不再回缩，称"胎头着冠"。随产程继续进展，胎头、胎体相继娩出，羊水随之涌出。

处理：第二产程宫缩频而强，需密切监测胎心，每5～10分钟听1次，或应用胎儿监护仪持续监测，若胎心减慢，应尽快结束分娩。此产程中应指导产妇正确屏气，以增加腹压使产程加快。当初产妇宫口开全、经产妇宫口扩张4cm且宫缩规律有力时，将产妇送至分娩室，做好接产准备。接产时注意保护会阴，防止会阴撕裂。估计分娩时会阴撕裂难以避免或母儿需紧急结束分娩时，可行会阴切开术。

（三）第三产程

第三产程又称"胎盘娩出期"，从胎儿娩出后到胎盘胎膜娩出，需 5 ~ 15 分钟，不应超过 30 分钟。

临床表现：胎儿娩出后，宫底降至平脐，产妇略感轻松，宫缩暂停数分钟后再次出现。由于宫腔容积骤减，胎盘不能相应缩小与宫壁发生错位而剥离，剥离面出血形成胎盘后血肿，子宫继续收缩，剥离面积继续扩大直至胎盘完全剥离而娩出。

处理：

1. 协助胎盘娩出　确认胎盘完全剥离时，于宫缩时左手握住宫底（拇指放于子宫前壁，余四指放在子宫后壁）并按压，同时右手轻拉脐带，协助娩出胎盘，胎盘娩出至阴道口时，接产者双手捧住胎盘，向一个方向旋转并缓慢向外牵拉，协助胎盘胎膜完整剥离排出。排出后按摩子宫刺激其收缩以减少出血，注意观察并测量出血量。

2. 检查胎盘胎膜　将胎盘铺平，先检查胎盘母体面胎盘小叶有无缺损，然后将胎盘提起，检查胎膜是否完整，再检查胎盘胎儿面边缘有无血管断裂，及时发现副胎盘。若有副胎盘、部分胎盘残留或大部分胎膜残留，应在无菌操作下徒手入宫腔取出残留组织，若手取胎盘困难，可用大号刮匙清宫。

3. 检查软产道有无裂伤　若有裂伤，应立即缝合。

4. 预防产后出血　正常分娩出血量不超过 300mL，若有产后出血高危因素（有产后出血史、多胎妊娠、羊水过多、巨大儿、滞产等），可在胎儿前肩娩出时静注缩宫素 10 ~ 20U，或在前肩娩出后立即肌内注射缩宫素 10U，均可促使胎盘迅速剥离减少出血。若胎盘未完全剥离而出血多，应行手取胎盘术。若第三产程超过 30 分钟胎盘仍未排出，应排空膀胱再轻轻按压子宫及静注子宫收缩剂，仍不能排出胎盘时，应行手取胎盘术。若胎盘娩出后出血较多，可经下腹部在宫体肌壁内或肌内注射麦角新碱 0.2 ~ 0.4mg，并静脉滴注缩宫素 20U。

5. 产后观察　产妇分娩后应在产房内观察 2 小时，协助产妇首次哺乳，注意产妇子宫收缩、宫底高度、阴道流血量、会阴及阴道有无血肿等，注意观察血压脉搏。

模块十四

妇科检查与常用的辅助检查

项目一　妇科检查

妇科检查即盆腔检查，包括外阴、宫颈、宫体及双侧附件的检查。盆腔检查，可排除内外生殖系统器质性疾病等。

一、妇科检查方法及内容

（一）外阴检查

观察外阴的发育、皮肤及黏膜的色泽及质地变化，阴毛的分布及浓密，有无皮炎、溃疡、赘生物、肿块、畸形及有无皮肤增厚、变薄或萎缩。分开小阴唇，注意前庭大腺是否肿大，尿道口及阴道口有无红肿、损伤、畸形，处女膜是否完整，有无会阴裂伤。检查时嘱患者屏气向下用力，观察是否有尿失禁、阴道壁膨出或子宫脱垂。

（二）阴道窥器检查

根据患者阴道壁松弛情况及阴道大小选用合适的阴道窥器，临床常用鸭嘴形阴道窥器（图 14-1）。

检查方法：将窥器两叶合拢，涂抹液体石蜡或肥皂水润滑（若取阴道分泌物做细胞涂片时应用生理盐水润滑，以免润滑剂影响涂片质量），用左手食指和拇指分开两侧小阴唇，暴露阴道口，右手沿阴道侧后壁将窥器轻轻斜行插入，缓慢旋转成正位，张开窥器两叶充分暴露宫颈，然后旋转窥器，充分暴露阴道各壁及穹隆部。观察阴道有无畸形，黏膜有无充血、溃疡、出血、囊肿及赘生

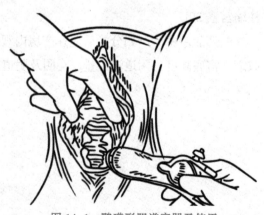

图 14-1　鸭嘴形阴道窥器及使用

物；注意阴道分泌物量、性状、颜色及气味；观察宫颈大小、外口形状、颜色，有无出血、外翻、腺囊肿、息肉、糜烂或赘生物等。需做宫颈刮片或阴道涂片时，同时取分泌物标本待查。无性生活史者未经患者本人同意，禁止窥器检查。

（三）双合诊

检查者将一手的两指或一指伸入阴道，另一手于腹部配合检查的方法，称为"双合诊"，用于了解阴道、宫颈、输卵管、卵巢与宫旁结缔组织等情况。检查者以食、中两指蘸生理盐水或肥皂水，沿阴道后壁轻轻伸入阴道，检查阴道深度和是否通畅，有无畸形、瘢痕、肿块。再触诊宫颈有无接触性出血、抬举痛及摇摆痛。然后将阴道内两指平放于宫颈下唇，向前向上抬举宫颈，置于腹壁的手指自腹部平脐处，向后向下按压腹壁，双手配合检查子宫的位置、大小、形态、软硬度、有无压痛及活动度。再将阴道内两指分别移向两侧穹隆部，与腹壁上的手相互配合，检查双侧附件有无肿块、压痛或增厚。如触及肿块要注意位置、形状、大小、活动度、软硬度、与子宫的关系及有无压痛。正常情况下，卵巢有时可扪及，触后有酸胀感，输卵管不能触及。

（四）三合诊

经直肠、阴道、腹部联合检查的方法，称为"三合诊"。检查者一般用食指伸进阴道，中指伸进直肠，另一手置下腹部协同触摸进行联合检查。这种方法可以查清骨盆腔较后部及子宫直肠窝的情况，可以帮助了解阴道后壁，后屈后倾子宫的大小和形态，宫颈管的粗细和硬度，两侧宫旁组织及宫骶韧带的弹性、厚度、有无结节及两侧盆壁、两侧阴道旁、盆腔和直肠有无肿大淋巴结和癌浸润等。此种检查方法在生殖器肿瘤、结核、炎症与内膜异位症的诊查时尤为重要。

（五）直肠 – 腹部诊

检查者一手食指蘸肥皂水伸入直肠，另一手在腹壁配合检查，称为"直肠 – 腹部诊"。适用于处女膜闭锁、无性生活史或其他原因不宜做阴道指诊者。

二、盆腔检查记录

盆腔检查后，将检查结果按解剖位置先后顺序记录：

外阴：未婚、已婚未产或已产史（发育情况及婚产史）。异常者，应详细描述。

阴道：是否通畅。异常者，应描述黏膜颜色及有无赘生物、溃疡等，分泌物量、颜色、性状及气味。

宫颈：是否光滑。如异常，应描述宫颈大小、质地、外口形状，有无糜烂、裂伤、息肉、腺囊肿、接触性出血、抬举痛与摇摆痛等。

宫体：位置、大小、活动度、硬度、有无压痛、与外周组织的关系等。对异常者，应详细描述。

附件：有无压痛、增厚及肿块。异常者，如有肿块，应记录其位置、大小、硬度、有无压痛、表面是否光滑、活动度，与子宫及盆腔的关系。左右两侧检查情况应分别记录。

项目二 妇科常用的辅助检查

一、妊娠试验

利用孕妇血清及尿液中含有绒毛膜促性腺激素（HCG）的生物学或免疫学特点，检测受检者体内的 HCG 水平，用以诊断早期妊娠，也用于滋养细胞肿瘤的检测和诊断。

二、阴道分泌物检查

（一）滴虫检查

用棉签拭取阴道后穹隆处分泌物，直接与玻片上已滴好的生理盐水混合均匀，立即在显微镜下观察，如见有增多的白细胞被推移及波状运动的滴虫，为阳性。

（二）假丝酵母菌检查

用棉签拭取阴道后穹隆处分泌物，以 10% 氢氧化钾做白带悬滴检查，如找到典型的芽孢及假菌丝，为阳性。

（三）阴道清洁度

取阴道分泌物做悬滴检查，有助于炎症的诊断及做好术前准备，临床上分三度：

Ⅰ度：镜下以阴道杆菌及上皮细胞为主，无白细胞或量极少；

Ⅱ度：有等量阴道上皮细胞和白细胞，表明有炎症；

Ⅲ度：有大量白细胞及细菌，阴道上皮细胞极少，表明阴道炎症较重。

三、阴道及宫颈细胞学检查

（一）阴道脱落细胞检查

阴道上皮细胞受卵巢激素影响而有周期性变化。成年妇女阴道上皮细胞分表层、中层、底层，三层细胞形态不同，由底层向表层逐渐成熟，成熟程度与体内雌激素成正相关。

在雌激素水平高时，阴道细胞常出现较多的表层细胞，临床上多以致密核表层细胞数量表示阴道细胞成熟程度，进而推断雌激素水平；在雌激水平低时，片中即出现底层细胞，临床上以底层细胞计数来诊断卵巢功能低落程度。

1. 检查方法 检查前 24 小时内避免性交、阴道冲洗、上药或检查。于阴道侧壁上 1/3 处刮取阴道分泌物，制作涂片，固定及染色后进行镜检。

2. 临床意义　阴道脱落细胞检查可以了解卵巢的功能。

（1）雌激素影响时，涂片中底层细胞消失，根据表层致密核细胞技术，划分为四级：

雌激素轻度影响：致密核细胞占 20% 以下。见于月经刚过，或接受小剂量雌激素治疗者。

雌激素中度影响：大多为表层细胞，致密核细胞占 20% ～ 60%。见于卵泡发育迅速时，或在排卵前期，或接受中等剂量雌激素治疗者。

雌激素高度影响：细胞均为表层，致密核细胞占 60% ～ 90%。见于正常排卵期或接受大剂量雌激素治疗者。

雌激素过高影响：致密核细胞及嗜伊红表层细胞超过 90%。见于卵泡膜细胞瘤或颗粒细胞肿瘤患者。

（2）雌激素低落时，以底层细胞计数，分为四级：

雌激素轻度低落：底层细胞占 20% 以上，见于卵巢功能低下者。

雌激素中度低落：以中层细胞为主，底层细胞占 20% ～ 40%，见于闭经期及哺乳期者。

雌激素高度低落：底层细胞占 40% 以上，见于卵巢功能缺损患者及绝经期妇女。

雌激素极度低落：均为底层细胞，见于绝经或卵巢切除后患者。

（二）宫颈刮片检查

常用于宫颈癌普查，为筛选早期宫颈癌的重要方法。

检查方法：用清洁干燥的木质刮板围绕宫颈外口轻轻刮取一周，薄而均匀地涂抹于玻片上。再将玻片放至 95% 乙醇中固定不少于 10 分钟，用巴氏染色法进行染色镜检。细胞学诊断标准一般多用巴氏五级分类法。

Ⅰ级：正常。

Ⅱ级：炎症，临床分为 ⅡA 及 ⅡB 两种。

Ⅲ级：可疑癌。

Ⅳ级：高度可疑癌。

Ⅴ级：癌症。内有典型大量癌细胞。

巴氏五级分类法因缺点较多，将逐渐被新的 TBS 分类法所取代。

四、基础体温测定

排卵后产生的孕激素可作用于体温调节中枢使体温升高，故用来协助诊断早孕及有无排卵。

1. 测量方法　多在每日清晨醒后，未进行任何活动时用口表测量体温 5 分钟，结果记录在体温单上，将每天测量体温连接成线，连续测量 3 个月经周期以上。

2.临床意义　有排卵的妇女基础体温曲线呈双相型，即在排卵前体温略低，排卵后体温升高 0.3～0.5℃。未受孕者，体温于月经前下降；如已受孕，体温持续于高水平不下降。无排卵周期中的基础体温曲线呈单相型，持续处于较低水平。此方法可用于了解卵巢功能、诊断早期妊娠、指导受孕或避孕、鉴别闭经原因等。

五、宫颈黏液检查

宫颈黏液受卵巢分泌激素的影响而产生周期性变化。在雌激素影响下，宫颈黏液含水量高、稀薄似蛋清样、拉丝长度可达 10cm；在孕激素的影响下，黏液变黏稠、质浑浊，拉丝长度仅为 1～2cm。于月经周期的第 7 天起，宫颈黏液中出现无机盐与黏蛋白形成的结晶，排卵期出现典型羊齿植物叶状结晶；排卵后或妊娠期，受孕激素影响，结晶断裂成小块，在月经周期第 22 天左右变为椭圆体。

1.检测方法　观察宫颈黏液的透明度，以棉球擦净宫颈外口及阴道穹隆部的分泌物，用干燥长钳伸入子宫颈管内 1cm 左右，取出黏液，缓慢分离开钳柄，观察其拉丝度。再将黏液置于玻片上，干燥后镜下观察宫颈黏液晶体。其分类为：

Ⅰ型：典型羊齿状结晶，主梗粗而直，分支长而密。

Ⅱ型：较典型羊齿状结晶，边缘较厚，色较暗，主梗弯曲较软，分支短而少。

Ⅲ型：不典型结晶，树枝形象模糊，分支稀疏量少，呈离散状。

Ⅳ型：主要为椭圆体或梭形体，顺同一方向排列成行，较白细胞狭长，不见羊齿状结晶。

2.临床意义

（1）预测排卵期：可根据结晶形态，指导避孕及受孕。

（2）诊断妊娠：月经过期，涂片持续 2 周以上呈现排列成行的椭圆体，不见羊齿状结晶，可能为妊娠。早孕时如呈不典型结晶，提示孕激素不足，可能发生先兆流产。

（3）诊断闭经原因：若闭经患者宫颈黏液有正常周期性变化，说明卵巢功能正常，闭经原因在子宫；若无周期性变化，闭经原因在卵巢或卵巢以上部位。

（4）了解是否排卵：功血患者未流血时应定期做宫颈黏液检查，若在流血前出现羊齿状结晶，提示无排卵。

六、常用激素测定

1.垂体促性腺激素测定　包括卵泡刺激素（FSH）与黄体生成激素（LH）。二者共同促进排卵，刺激雌、孕激素的合成。卵泡刺激素主要作用为刺激卵泡生长、发育及成熟，并促进雌激素分泌。黄体生成激素主要是促进排卵及黄体生成，刺激黄体分泌雌激素和孕激素。

临床上测定垂体促性腺激素主要应用于鉴别闭经原因、诊断多囊卵巢综合征、区别真性与假性早熟、指导不孕症的治疗及指导避孕药物的研究。

2. 催乳激素（PRL）测定 催乳激素主要是促进乳腺发育、泌乳及调节生殖功能。催乳素升高可见于垂体肿瘤、颅咽管瘤、性腺轴调节异常、性早熟、神经精神刺激、甲状腺功能低下、闭经 – 泌乳综合征、口服氯丙嗪及避孕药等。当垂体功能减退、单纯性催乳激素分泌缺乏时，催乳素水平降低。

3. 雌激素（E）测定 分为雌酮（E_1）、雌二醇（E_2）与雌三醇（E_3）三种。主要由卵巢、胎盘分泌，少量由肾上腺皮质产生。E_2 对维持女性生殖功能及第二性征有重要作用。测量雌二醇值可用于判断闭经原因、监测卵泡发育及排卵功能等。

4. 孕激素（p）测定 主要由卵巢和胎盘产生，少量来源于肾上腺皮质。检测体内孕酮水平，可用于判断卵巢有无排卵、了解黄体及胎盘功能，孕酮升高时，协助诊断肾上腺肿瘤或肾上腺皮质功能亢进。

5. 雄激素（T）测定 来源于肾上腺皮质和卵巢。雄激素水平升高时，可见于卵巢男性化肿瘤、多囊卵巢综合征、肾上腺皮质增生或肿瘤。监测雄激素水平，有助于鉴别两性性畸形、女性多毛症及雄激素类药物对机体的影响。

七、超声检查

超声检查快速而准确，损伤小，快捷、方便、无痛苦，可反复使用，为妇产科首选的影响学检查方法。常用经腹和经阴道两种检查方法。超声仪器包括 B 型超声诊断仪与彩色多普勒超声仪。B 型超声诊断仪可用于诊断妊娠、测量胎儿径线、明确胎体位置、鉴别胎儿存活与否、胎盘定位、判断胎儿是否畸形及胎儿性别、探测羊水量、胎儿数量及有无葡萄胎等。还可用于诊断子宫及盆腔肿块、肿块的定位与定性、监测卵泡发育及探查宫内节育器等。彩色多普勒超声仪有助于测定孕期母体与胎儿血流、胎儿心脏超声及判断盆腹腔肿物边界与血流分布。

八、宫颈活组织检查

可疑宫颈癌时，应在宫颈外口鳞状与柱状上皮交界处，选 3、6、9、12 点处取材。已确诊为宫颈浸润癌者，为明确浸润程度及病理类型可单点取材。于碘不着色区或阴道镜下取材，准确性更高。疑有宫颈管病变者，同时行宫颈管搔刮术。活检后用消毒纱布压迫止血，24 小时后取出，所取组织放入小瓶以 10% 甲醛溶液固定，送检。妊娠期和月经前1 周内不做活检。宫颈上皮内瘤样病变或重度宫颈糜烂、可疑浸润癌者，可行宫颈锥形切除术。

九、诊断性刮宫（诊刮）与分段刮宫

诊断性刮宫目的是刮取宫腔内容物做病理检查以协助诊断。如同时疑有宫颈管病变或了解癌灶累及颈管程度时，需先后刮取子宫颈管组织及子宫内膜组织，称"分段刮宫"。标本分别置于10%甲醛溶液中固定，送检。此诊法适用于子宫异常出血、不孕症、产后出血或排除子宫内膜癌者。诊刮时注意发生出血、感染及子宫出血并发症，避免反复刮宫造成子宫内膜炎或宫腔粘连。

十、输卵管通畅检查和输卵管造影

两项技术可明确输卵管是否通畅，并有一定的治疗作用，主要用于诊断输卵管性不孕症、检验输卵管手术后效果、防止及疏通输卵管粘连。手术多在月经干净后3～7天内进行。内、外生殖器急性炎症、经期及严重全身性疾病者禁止检查。

1. 输卵管通液术　外阴消毒后铺巾，检查子宫位置，置阴道窥器，使宫颈充分暴露，用宫颈钳夹住宫颈前唇使其固定，将宫颈通液管轻轻插入宫颈管内，使宫颈通液管与注射器相连，由注射器向内注入生理盐水约2mL（含大庆霉素8万U），或缓慢注入大庆霉素8万U、地塞米松5mg、透明质酸酶1500U及生理盐水的溶液共20mL。若注入时无明显阻力感、患者无不适，表明输卵管通畅；如有轻度阻力，但液体仍能缓慢注入，表明输卵管有狭窄；如阻力明显，且有液体回流，则表示输卵管阻塞不通。

2. 子宫输卵管造影术　如通液术已证实输卵管不通，多行造影术，以确定阻塞位置及能否手术。也用于协助诊断子宫内膜结核与息肉、输卵管结核、子宫粘连与畸形、较小的子宫黏膜下肌瘤等。造影术前须做碘过敏试验，阴性者方可进行。方法与通液术基本相同。用40%碘油缓缓注入子宫，在X线透视下观察碘油流经输卵管及宫腔情况并摄片。也可选用76%泛影葡胺液取代碘油，但子宫输卵管边缘显影不清，注药时有明显疼痛。

十一、阴道后穹隆穿刺

直肠子宫陷凹为体腔最低部位，腹腔与盆腔积液易于积聚于此。经阴道后穹隆向直肠子宫陷凹穿刺，抽取积液以了解积液性质，或后穹隆附近肿物的性质。通过穿刺液协助了解病变。超声介导下行后穹隆穿刺取卵，用于各种辅助生育技术。

穿刺方法：外阴常规消毒后铺巾，用宫颈钳夹住宫颈后唇并上提，以18号长针接10mL注射器，于宫颈后唇于阴道后壁之间，沿宫颈平行稍后的方向刺入2～3cm，有落空感后抽吸，根据有无液体抽出，可适当调整针刺方向和深浅度。

模 块 十 五

妇科常见疾病

项目一　功能失调性子宫出血

由于生殖内分泌轴功能失调所致的异常子宫出血，称"功能失调性子宫出血"，简称"功血"。功血分为无排卵性和有排卵性两类。其病因多精神紧张、营养不良、代谢紊乱、慢性疾病、环境及气候骤变、饮食紊乱、过度运动、酗酒以及其他药物等影响了大脑皮质和中枢神经系统，引起下丘脑 – 垂体 – 卵巢轴功能调节或靶细胞效应异常，从而导致功能失调性子宫出血。

一、无排卵性功能失调性子宫出血

无排卵性功能失调性子宫出血约占功血的 85%。多见于青春期和围绝经期的女性。属中医崩漏的范畴。

【病理生理】

1. 卵巢无排卵机制　当机体受到上述内部和外界因素的影响时，青春期下丘脑 – 垂体 – 卵巢轴激素间的反馈调节尚未成熟，大脑中枢对雌激素的正反馈作用存在缺陷，FSH 呈持续低水平，无 LH 高峰形成而不排卵；绝经过渡期，卵巢功能不断衰退，卵巢对垂体促性腺激素的反应性低下，卵泡发育受阻而不能排卵。

2. 异常子宫出血机制　正常月经的发生是雌、孕激素协同作用的结果。其周期、经期和经量有明显的规律性和自限性。各种原因引起的无排卵导致孕酮缺乏，使子宫内膜受单一雌激素刺激而无孕酮拮抗，以致出现雌激素突破性出血或撤退性出血。

雌激素突破性出血有两种类型：低水平雌激素维持在阈值水平，可发生间断性少量出血，内膜修复慢，出血时间延长；高水平雌激素维持在有效浓度，引起长时间闭经，因无孕激素参与，内膜增厚但不牢固，容易发生急性突破性出血，出血汹涌。

雌激素撤退性出血是子宫内膜在单一雌激素刺激下持续增生，当多数生长卵泡同时退化闭锁时，导致雌激素水平突然急剧下降，内膜失去激素支持而剥脱出血。

无排卵性功血患者的子宫内膜受雌激素持续作用而无孕激素拮抗，可发生不同程度的增生性改变，少数可呈萎缩性改变。

【临床表现】

无排卵性功血临床最常见的症状是子宫不规则出血，表现为月经周期紊乱，经期长短不一，经量不定或增多，甚至大量出血。出血期间一般无腹痛或其他不适，出血量多或时间长时常继发贫血，大量出血可导致休克。异常子宫出血包括：①周期不规则，经期延长（>7日）或经量过多（>80mL）。②周期不规则，经期延长，经量正常。③周期规则，经期延长而经量过多。④月经周期缩短，<21日，经期经量正常。

【诊断】

1. 病史 详细了解异常子宫出血的类型、发病时间、病程经过、出血前有无停经史及以往治疗经过。注意患者的年龄、月经史、全身与生殖系统有无相关疾病如肝病、血液病、婚育史、避孕措施、激素类药物使用史及糖尿病、甲状腺功能亢进症或减退症等。

2. 体格检查 包括妇科检查和全身检查，排除生殖器官及全身性器质性病变。

3. 辅助检查

（1）子宫内膜取样：①诊断性刮宫：为确定卵巢排卵和黄体功能，应在经前期或月经来潮6小时内刮宫。不规则阴道流血或大量出血时可随时刮宫。②子宫内膜活组织检查：目前国外推荐使用Karman套管或小刮匙等的内膜活检，创伤小。

（2）超声检查：可了解子宫大小、形状，子宫内膜厚度及宫腔内病变等。

（3）宫腔镜检查：在宫腔镜直视下，选择病变区进行活检可诊断各种宫腔内病变，如子宫内膜息肉、子宫黏膜下肌瘤、子宫内膜癌等。

（4）基础体温测定：基础体温呈单相型，提示无排卵（图15-1）。

（5）激素测定：于黄体期合适时间（第21日）测定血孕酮值，若升高提示近期有排卵。但常因出血频繁，难以选择测定孕激素的时间。测定血睾酮、催乳激素水平及甲状腺功能以排除其他内分泌疾病。

（6）血常规及血凝功能测定：包括血小板计数、出凝血时间、凝血酶原时间、活化部分凝血酶原时间等。

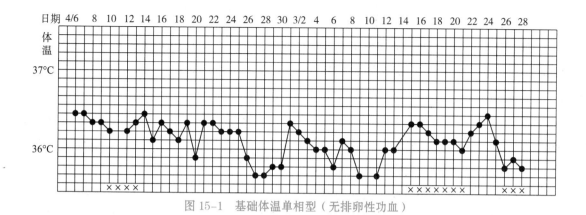

图 15-1 基础体温单相型（无排卵性功血）

【鉴别诊断】

在诊断功血前，必须排除生殖器官病变或全身性疾病所导致的生殖器官出血，需注意鉴别的有：

1. 妊娠有关的疾患 如流产、异位妊娠、葡萄胎、子宫复旧不良、胎盘残留、胎盘息肉等。

2. 生殖器官肿瘤 如子宫内膜癌、宫颈癌、子宫肌瘤、卵巢肿瘤等。

3. 生殖器官感染 如子宫内膜炎、子宫肌炎和生殖道淋病双球菌、支原体和衣原体感染等。

4. 全身性疾病 如血液病、肝肾衰竭、甲状腺功能亢进症或减退症等。

5. 其他 激素类药物使用不当及宫内节育器或异物引起的子宫不规则出血。

【治疗】

1. 一般性治疗 贫血者应补充铁剂、维生素 C 和蛋白质，严重贫血者需输血，若出血时间长者给予抗生素预防感染。出血期间应加强营养，避免过度劳累，保证充分休息。

2. 药物治疗 青春期及生育年龄无排卵性功血以止血、调整周期、促排卵为主；绝经过渡期功血以止血、调整周期、减少经量、防止子宫内膜病变为治疗原则。常采用性激素止血和调整月经周期。出血期可辅以促进凝血和抗纤溶药物，促进止血。

（1）止血：需根据出血量选择合适的制剂和使用方法。对少量出血患者，使用最低有效量激素，减少药物副反应。对大量出血患者，要求性激素治疗 8 小时内见效，24 ~ 48 小时内出血基本停止。96 小时以上仍不止血，应考虑更改功血诊断。

①联合用药：性激素联合用药的止血效果优于单一药物。口服避孕药在治疗青春期和生育年龄无排卵性功血时常常有效。急性大出血，病情稳定，可用复方单相口服避孕药，常用第三代短效口服避孕药去氧孕烯炔雌醇片，每次 1 ~ 2 片，每 8 ~ 12 小时 1 片，血

止后每 3 日递减 1/3 量直至维持量（每日 1 片）共 21 日后停药。

②雌激素：应用大剂量雌激素可迅速促使子宫内膜生长，短期内修复创面而止血，适用于急性大量出血时。口服结合雌激素 2.5mg，每 4 ~ 6 小时 1 次，血止后每 3 日递减 1/3 量直至维持量 1.25mg，每日 1 次；也可用苯甲酸雌二醇每日 3 ~ 4mg，分 2 ~ 3 次肌注，或戊酸雌二醇 2mg，血止后每 3 日递减 1/3 量，维持量每日 2mg。上述雌激素止血的最后 7 ~ 10 日均应加用孕激素，如醋酸甲羟孕酮 10mg，每日 1 次，使子宫内膜完整脱落。但对有血液高凝或血栓性疾病史的患者应禁用大剂量雌激素止血。

③孕激素：止血作用机制是使雌激素作用下持续增生的子宫内膜转化为分泌期，达到止血效果。停药后子宫内膜脱落较完全，起到药物性刮宫作用。适用于体内已有一定雌激素水平的功血患者。常用醋酸甲羟孕酮、甲地孕酮和炔诺酮等。出血较多者，首剂量 5mg，每 8 小时 1 次，血止后每隔 3 日递减 1/3 量，直至维持量每日 2.5 ~ 5.0mg，持续用至血止后 21 日停药，停药后 3 ~ 7 日发生撤药性出血，出血 1 周干净。

④雄激素：雄激素有拮抗雌激素、增强子宫平滑肌及子宫血管张力的作用，减轻盆腔充血而减少出血量。适用于绝经过渡期功血。大量出血时单独应用效果不佳。

⑤其他：非甾体类抗炎药和其他止血药有减少出血量的辅助作用，但不能赖以止血。

（2）调整月经周期

①雌、孕激素序贯法：即人工周期。模拟自然月经周期中卵巢的内分泌变化，序贯应用雌、孕激素，使子宫内膜发生相应变化，引起周期性脱落。适用于青春期及生育年龄功血内源性雌激素水平较低者。自周期撤药性月经第 5 日起用药，常用结合雌激素 1.25mg 或戊酸雌二醇 2mg，每晚 1 次，连服 21 日，服雌激素 12 日起加用醋酸甲羟孕酮，每日 10mg，连用 10 日。连续 3 个周期为一疗程。若正常月经仍未建立，应重复上述序贯疗法。

②雌、孕激素联合法：此法开始即用孕激素，限制雌激素的促内膜生长作用，使撤药性出血逐步减少，其中雌激素可预防治疗过程中孕激素突破性出血。适用于生育年龄功血内源性雌激素水平较高者或绝经过渡期功血。常用低剂量给药，如口服避孕药自血止周期撤药性出血第 5 日起每晚 1 片，连服 21 日，停药后发生撤药性出血，连续 3 个周期为 1 个疗程。对停药后仍未能建立正常月经周期者，可重复上述联合疗法。

③后半周期疗法：适用于青春期或活组织检查为增殖期内膜功血。可于月经周期后半期（撤药性出血的第 16 ~ 25 日）服用醋酸甲羟孕酮 10mg，每日 1 次或肌注黄体酮 20mg，每日 1 次，连用 10 日为 1 个周期，共 3 个周期为 1 疗程。

（3）促排卵：功血患者经上述调整周期药物治疗几个疗程后，通过雌、孕激素对中枢的反馈调节作用，部分患者可恢复自发排卵。青春期一般不提倡使用促排卵药物，对有生育要求的无排卵不孕患者，可针对病因采取促排卵。

3. 手术治疗

（1）刮宫术：适用于急性大出血且药物治疗无效而需立即止血者，或存在子宫内膜癌高危因素的功血患者。

（2）子宫内膜切除术：适用于经量多的绝经过渡期功血和经激素治疗无效且无生育要求的生育年龄功血。

（3）子宫切除术：适用于患者经各种治疗效果不佳者。

二、排卵性功能失调性子宫出血

排卵性功血多见于育龄期妇女，较无排卵性功血少见，因有周期性排卵，临床上仍有可辨认的月经周期，其分类包括黄体功能不足和子宫内膜不规则脱落。

（一）黄体功能不足

黄体功能不足属排卵性月经失调的一种常见类型。月经周期中有卵泡发育及排卵，有黄体形成，但黄体期孕激素分泌不足或黄体过早衰退导致子宫内膜分泌反应不良和黄体期缩短。

【病因病理】

1. 发病机制　足够水平的 FSH 和 LH 及卵巢对 LH 良好的反应，是黄体健全发育的必要前提。卵泡期 FSH 缺乏；排卵前 LH 脉冲峰值不高及排卵后 LH 低脉冲缺陷；卵巢本身发育不良；高催乳素血症；一些生理因素如初潮、分娩后、绝经过渡期、内分泌疾病、代谢异常等多种因素均可引起黄体功能不足。

2. 病理　子宫内膜形态一般表现为分泌期内膜腺体分泌不良，间质水肿不明显或腺体与间质发育不同步，内膜活检显示分泌反应落后 2 天。

【临床表现】

一般表现为月经周期缩短。有时月经周期虽在正常范围内，但卵泡期延长、黄体期缩短，以致患者不易受孕或在孕早期流产。

【诊断要点】

1. 病史　注意询问有无血热病史、情志内伤史、多产房劳史、脾胃损伤史、盆腔炎及甲亢病史。

2. 体格检查及妇科检查　注意检查甲状腺的大小、形态及有无盆腔炎的体征。

3. 辅助检查

（1）基础体温测量及诊断性刮宫：有助于了解黄体功能及子宫内膜的炎症（图 15-2）。诊刮应在月经来潮见红的 6 小时内进行。

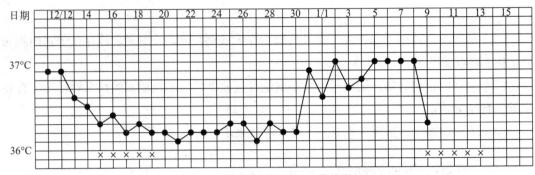

图 15-2　基础体温双相型（黄体期短）

（2）甲状腺功能测定：有助于了解甲状腺功能是否正常。

【治疗】

1. 促进卵泡发育　①低剂量雌激素：月经第 5 日起，每日口服结合雌激素 0.625mg 或戊酸雌二醇 1mg，连续 5～7 日，能协同 FSH 促进优势卵泡发育。②氯米芬：详见"闭经"。

2. 促进月经中期 LH 峰形成　在卵泡成熟时，用绒促性素 5000～10000U 一次或分两次肌注，可加强月经中期 LH 排卵峰，以免黄体过早衰退，并提高其分泌孕酮的功能。

3. 黄体功能刺激疗法　于基础体温上升后开始，隔日肌注 HCG1000～2000U，共 5 次，可使血浆孕酮明显上升，延长黄体期。

4. 黄体功能替代疗法　排卵后开始肌注黄体酮 10mg/d，共 10～14 日，补充孕酮之不足。

5. 黄体功能不足合并高催乳素血症的治疗　溴隐亭每日 2.5～5.0mg，可使催乳素水平下降，并促进垂体分泌促性腺激素及增加卵巢雌、孕激素分泌，从而改善黄体功能。

6. 口服避孕药　有避孕需求者可口服避孕药 3 个周期，反复者可延至 6 个周期。

（二）子宫内膜不规则脱落（黄体萎缩不全）

子宫内膜不规则脱落为月经周期有排卵，黄体发育良好，但萎缩过程延长，致子宫内膜不规则脱落，又称"黄体萎缩不全"。主要表现为经期延长。

【病因病理】

1. 发病机制　由于下丘脑－垂体－卵巢轴调节功能紊乱，或溶黄体机制失常，引起黄体萎缩不全，内膜持续受孕激素影响，以致不能如期完整脱落。

2. 病理　正常月经第 3～4 日时，分泌期子宫内膜已全部脱落。黄体萎缩不全时，月经第 5～6 日仍能见到呈分泌反应的子宫内膜。表现为混合型内膜（分泌期与新增生的内膜共存）。

【临床表现】

本病临床表现为月经周期正常，但经期延长，长达 9～10 日，且出血量多。

【诊断要点】

1.病史　了解患者有无子宫肌瘤、子宫内膜炎、结核、甲亢的疾病。

2.体格检查和妇科检查　排除生殖器官病变及全身性疾病。

3.辅助检查

（1）妇科检查、B 超检查、宫腔镜检查：观察子宫形态、大小、内膜厚度。

（2）子宫内膜病理检查：在月经来潮第 5～6 日诊刮。

（3）BBT 测定、激素测定：均有助于功能失调性子宫出血黄体萎缩不全的诊断（图 15-3）。

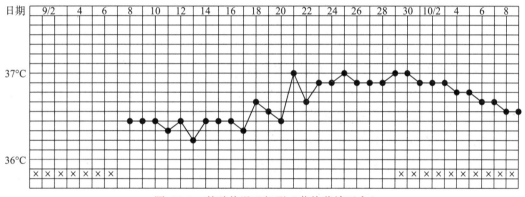

图 15-3　基础体温双相型（黄体萎缩不全）

【治疗】

1.孕激素　排卵后第 1～2 日，或下次经潮前 10～14 日开始，口服甲羟孕酮 10mg/d，连服 10 日。有生育要求者，肌肉注射黄体酮注射液，孕激素可调节下丘脑 - 垂体 - 卵巢轴的功能，使黄体及时萎缩，内膜按时完整脱落。

2.绒促性素　用法同黄体功能不足，有促进黄体功能的作用。

3.复方短效口服避孕药　无生育要求者，口服单相避孕药，可抑制排卵，控制经期。

项目二　多囊卵巢综合征

多囊卵巢综合征（PCOS）是常见的妇科内分泌疾病之一。临床上以雄激素过高、持续无排卵、卵巢多囊改变为特征，常伴有胰岛素抵抗和肥胖。其病因至今尚未阐明。

【内分泌特征】

内分泌特征有：①雄激素过多；②雌酮过多；③黄体生成激素 / 卵泡雌激素（LH/FSH）比值增大；④胰岛素过多。产生这些变化的可能机制与下丘脑 – 垂体 – 卵巢轴调节功能异常、胰岛素抵抗和高胰岛素血症及肾上腺内分泌功能异常有关。

【病理】

1. 卵巢变化　双侧卵巢均匀性增大，为正常妇女的 2 ～ 5 倍，呈灰白色，包膜增厚、坚韧。白膜下可见大小不等且 ≥ 12 个囊性卵泡，直径多 <1cm，无成熟卵泡生成及排卵迹象。

2. 子宫内膜变化　子宫内膜长期受雌激素刺激，呈现不同程度增殖性改变，长期如此可增加子宫内膜癌的发生几率。

【临床表现】

PCOS 多起病于青春期，常见的临床表现有：

1. 月经失调　为最主要症状，多表现为月经稀发或闭经。少数表现为不规则子宫出血，月经周期、经期或经量无规律性。

2. 不孕　生育期妇女因排卵障碍导致不孕。

3. 多毛、痤疮　是高雄激素血症最常见表现。

4. 肥胖　50% 以上患者肥胖，且常呈腹部肥胖型。

5. 黑棘皮症　阴唇、颈背部、腋下、乳房下和腹股沟等处皮肤皱褶部位出现灰褐色色素沉着，呈对称性，皮肤增厚，质地柔软。

【辅助检查】

1. 基础体温测定　表现为单相型基础体温曲线。

2. B 型超声检查　见卵巢增大，包膜回声增强，轮廓较光滑，间质增生回声增强；一侧或两侧卵巢各有 12 个以上直径为 2 ～ 9mm 无回声区，围绕卵巢边缘，呈车轮状排列，称为"项链征"（图 15-4）。连续监测未见主导卵泡发育及排卵迹象。

3. 诊断性刮宫　应选在月经前数日或月经来潮 6 小时内进行，刮出的子宫内膜呈不同程度增殖改变，

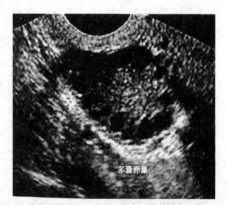

图 15-4　多囊卵巢超声图像

无分泌期变化。

4. 腹腔镜检查 见卵巢增大，包膜增厚，表面光滑，呈灰白色，有新生血管。包膜下显露多个卵泡，无排卵征象，无排卵孔、无血体、无黄体。镜下取卵巢活组织检查可确诊。

5. 内分泌测定

（1）检测血清雄激素：睾酮水平通常不超过正常范围上限 2 倍，脱氢表雄酮、硫酸脱氢表雄酮正常或轻度升高。

（2）检测血清 FSH、LH：血清 FSH 偏低，LH 升高，LH/FSH 比值 ≥ 2 ～ 3。无排卵前 LH 峰值出现。肥胖患者 LH/FSH 比值也可在正常范围。

（3）检测血清雌激素：雌酮（E_1）升高，雌二醇（E_2）正常或轻度升高，并恒定于早卵泡期水平，$E_1/E_2>1$，高于正常周期。

（4）检测尿 17- 酮类固醇：正常或轻度升高。正常时提示雄激素来源于卵巢，升高时提示肾上腺功能亢进。

（5）检测血清催乳激素（PRL）：部分患者血清 PRL 轻度增高。

（6）其他：腹部肥胖型患者，应检测空腹血糖及口服葡萄糖耐量试验（OGTT），还应检测空腹胰岛素（正常 < 20mU/L）及葡萄糖负荷后血清胰岛素（正常 <150mU/L）。肥胖型患者可有甘油三酯增高。

【诊断】

根据临床表现和辅助检查不难诊断。目前采用以下标准：①稀发排卵或无排卵；②高雄激素的临床表现和（或）高雄激素血症；③卵巢多囊改变：超声提示一侧或双侧卵巢直径 2 ～ 9mm 的卵泡 ≥ 12 个，和（或）卵巢体积 ≥ 10mL。④ 3 项中符合 2 项并排除其他高雄激素病因。血 LH 增高、LH/FSH 比值增高是非肥胖型多囊卵巢综合征特征。

【鉴别诊断】

1. 卵泡膜细胞增殖症 临床表现及内分泌检查与多囊卵巢综合征相仿但更严重，血睾酮高值，血硫酸脱氢表雄酮正常，LH/FSH 比值可正常。镜下见卵巢皮质黄素化的卵泡膜细胞群，但皮质下无类似多囊卵巢综合征的多个小卵泡。

2. 肾上腺皮质增生或肿瘤 当血清硫酸脱氢表雄酮值超过正常范围上限 2 倍时，应与肾上腺皮质增生或肿瘤相鉴别。

3. 卵巢分泌雄激素肿瘤 卵巢睾丸母细胞瘤、卵巢门细胞瘤等均可产生大量雄激素。B 型超声、CT 或 MRI 可协助定位。

4. 其他 催乳激素水平升高明显，应排除垂体催乳激素腺瘤。

【治疗】

1. 一般治疗 肥胖型多囊卵巢综合征患者，应控制饮食和增加运动以降低体重和腰围，可增加胰岛素敏感性，降低胰岛素、睾酮水平，从而恢复排卵及生育功能。

2. 药物治疗

（1）调节月经周期：定期合理应用药物，对抗雄激素作用并控制月经周期。

①口服避孕药：常用口服短效避孕药，周期性服用，疗程一般为 3 ~ 6 个月，能有效抑制毛发生长和治疗痤疮，可重复使用。

②孕激素后半周期疗法：对 LH 过高分泌同样有抑制作用。亦可达到恢复排卵效果。

（2）降低雄激素水平

①糖皮质类固醇：适用于多囊卵巢综合征的雄激素过多为肾上腺来源或肾上腺和卵巢混合来源者。常用药物为地塞米松，每晚 0.25mg 口服，剂量不宜超过每日 0.5mg，以免过度抑制垂体 – 肾上腺轴功能。

②环丙孕酮：具有很强的抗雄激素作用，与炔雌醇组成口服避孕药，对降低高雄激素血症和治疗高雄激素体征有效。

③螺内酯：抑制卵巢和肾上腺合成雄激素，增强雄激素分解，并有在毛囊竞争雄激素受体作用。抗雄激素剂量为每日 40 ~ 200mg，治疗多毛需用药 6 ~ 9 个月。若出现月经不规则，可与口服避孕药联合应用。

（3）改善胰岛素抵抗：对肥胖或有胰岛素抵抗患者常用胰岛素增敏剂。通过降低血胰岛素纠正患者高雄激素状态，改善卵巢排卵功能，提高促排卵治疗效果。常用二甲双胍，剂量为每次口服 500mg，每日 2 ~ 3 次。

（4）诱发排卵：对有生育要求的患者在生活方式调整、抗雄激素和改善胰岛素抵抗等基础治疗后，进行促排卵治疗。氯米芬为一线促排卵药物，氯米芬抵抗患者可给予二线促排卵药物。诱发排卵时易发生卵巢过度刺激综合征，需严密监测，加强预防措施。

3. 手术治疗

（1）腹腔镜下卵巢打孔术：对 LH 和游离睾酮升高者效果较好。在腹腔镜下对多囊卵巢应用电针或激光打孔，每侧卵巢打孔 4 个为宜，可获得 90% 排卵率和 70% 妊娠率。手术可能出现的问题有治疗无效、盆腔粘连及卵巢功能低下。

（2）卵巢楔形切除术：将双侧卵巢楔形各切除 1/3 可降低雄激素水平，减轻多毛症状，提高妊娠率。术后卵巢周围粘连发生率较高，临床已不常用。

项目三　子宫内膜异位性疾病

一、子宫内膜异位症

子宫内膜异位症（简称"内异症"）是指具有生长功能的子宫内膜组织出现在子宫腔被覆黏膜以外的身体其他部位所引起的一种疾病。异位内膜可侵犯身体任何部位，如脐、膀胱、肾、输尿管、肺、胸膜、乳腺，甚至手臂、大腿等处，但绝大多数位于盆腔内生殖器和邻近器官的腹膜面，而以卵巢和宫骶韧带最常见，其次为子宫及其他脏腹膜，故又称"盆腔子宫内膜异位症"。本病多发生在 25 ～ 45 岁的妇女，生育少、生育晚的妇女其发病率明显多于生育多、生育早者。

内异症是激素依赖性疾病，绝经或切除双侧卵巢后异位内膜可逐渐萎缩吸收；妊娠或使用性激素可抑制卵巢功能，暂时阻止疾病的发展。本病在病理上呈良性形态学表现，但具有类似恶性肿瘤的种植、侵蚀及远处转移能力。

【病因病理】

异位子宫内膜来源至今尚未阐明，目前主要学说有子宫内膜种植学说、淋巴及静脉播散学说、体腔上皮化生学说、免疫学说及遗传学说等，其中种植学说已被大多数学者接受。

本病的基本病理变化为异位子宫内膜随卵巢激素变化而发生周期性出血，导致周围纤维组织增生和囊肿、粘连形成，在病变区出现紫褐色斑点或小泡，最终发展为大小不等的紫褐色实质性结节或包块。异位子宫内膜最易侵犯卵巢，在这个部位形成大小不一的囊肿，内含暗褐色、似巧克力样糊状陈旧血性液体，临床常称为"卵巢巧克力囊肿"。

【诊断】

1. 临床表现　本病最典型的症状是继发性、进行性加剧的下腹部及腰骶部痛经，可放射至阴道、会阴、肛门或大腿内侧。常于月经来潮时出现，并持续整个经期。疼痛严重程度与病灶大小不一定成正比。有 27% ～ 40% 的患者无痛经。不孕率高达 40%，还可引起深部性交痛及月经异常。

2. 妇科检查　宫颈后上方、子宫后壁、宫骶韧带或子宫直肠窝处扪及一个或数个豆粒或米粒大小的触痛性结节，经前尤为明显，子宫多后倾固定，活动受限；病变累及卵巢者，可于子宫一侧或双侧触及包块，表面呈结节囊性感，位置固定且有压痛；病变位于宫颈及阴道者，可见宫颈表面有稍突出的紫蓝色小点或出血点，或阴道后穹隆有紫蓝色结节，质硬光滑而有触痛，有时呈息肉样突出。

【辅助检查】

1.腹腔镜 腹腔镜检查是目前诊断内异症的最佳方法。疑为内异症的不孕症患者，妇科检查及 B 型超声检查无阳性发现的慢性腹痛及痛经进行性加重者，有症状特别是血清 CA_{125} 浓度升高者应首选腹腔镜检查。

2.B 超 可确定异位囊肿位置、大小和形状，其诊断敏感性和特异性均在 96% 以上。

3.其他检查 内异症患者血清 CA_{125} 浓度可能增高，血清 CA_{125} 水平用于监测异位内膜病变活动情况；抗子宫内膜抗体是内异症的标志抗体，检测出该抗体表明有异位内膜刺激及免疫内环境改变。

【鉴别诊断】

1.卵巢恶性肿瘤 早期无症状，有症状时多呈持续性腹痛、腹胀，病情发展快，一般情况差。除有盆腔包块外，多伴腹水。B 型超声图像显示包块为混合性或实性，血清 CA_{125} 值多显著升高。腹腔镜检查或剖腹探查可鉴别。

2.盆腔炎性包块 多有急性或反复发作的盆腔感染史，疼痛无周期性，平时亦有下腹部隐痛，可伴发热和白细胞增高等，抗生素治疗有效。

3.子宫腺肌病 痛经症状与内异症相似，但多位于下腹正中且更剧烈。子宫多呈均匀性增大，质硬。经期检查时子宫触痛明显。此病常与内异症并存。

【治疗】

治疗内异症的根本目的是缩减和去除病灶，减除疼痛，促进生育，预防和减少复发。

1.期待疗法 适用于早期轻度、无生育要求的患者，一般可每数月随访 1 次。

2.药物治疗 由于妊娠和闭经可避免发生痛经和经血逆流，并能导致异位内膜萎缩退化，因此，性激素已成为临床上治疗内膜异位症的主要非手术疗法。目前临床上采用的性激素疗法有：

（1）假孕疗法：常用低剂量高效孕激素和炔雌醇组成的避孕药或单用高效孕激素长期连续服用，造成类似妊娠的人工闭经，称"假孕疗法"。避孕药每日 1 片，连续服用 6～9 个月；高效孕激素如甲羟孕酮每天 30mg 口服，连用 6 个月。

（2）假绝经疗法：常用孕三烯酮或达那唑，长期服用，可降低体内雌激素水平或使 FSH、LH 呈现低水平，使异位内膜萎缩，出现闭经，称"假绝经疗法"。孕三烯酮每周用药 2 次，每次 2.5mg，于月经第一日开始服药，6 个月为 1 疗程。达那唑于月经第一日开始口服 200mg，每日 2～3 次，持续用药 6 个月。

（3）药物性卵巢切除：常用促性腺激素释放激素激动剂抑制垂体分泌促性腺激素，导致卵巢激素水平明显下降，出现暂时性闭经，此疗法又称"药物性卵巢切除"。目前常用亮丙瑞林或戈舍瑞林两种药物，用药后一般第二个月开始闭经，停药后短期内排卵可恢复。

3. 手术治疗

药物治疗后症状不缓解、局部病变加剧或生育功能未恢复者，较大的卵巢内膜异位囊肿者可手术治疗。腹腔镜手术是首选的手术方法。目前认为腹腔镜确诊、手术加药物治疗为内异症的金标准治疗。手术方式有：

（1）保留生育功能手术：即去除异位病灶，分离粘连，保留子宫和一侧或双侧卵巢。此法适用于年轻有生育要求患者。

（2）保留卵巢功能手术：即切除盆腔病灶及子宫，保留至少一侧或部分卵巢。适用于症状明显且无生育要求的 45 岁以下患者。

（3）根治性手术：指切除和清除子宫、双附件及盆腔内所有异位内膜病灶。适用于45 岁以上重症患者。

4. 手术与药物联合治疗 术前药物治疗 3～6 个月使异位病灶缩小、软化，有利于缩小手术范围和手术操作。术后给予 3～6 个月的药物治疗降低复发率。

【预防与调摄】

1. 生活起居 月经期减少剧烈运动，经期严禁性生活。

2. 防止经血倒流 对宫颈管狭窄或闭锁、宫颈粘连、阴道横膈、子宫极度前后屈曲等可引起经行不畅者，及时纠正。月经期避免不必要的盆腔检查，如有必要，操作应轻柔，不可重力挤压子宫。

3. 手术注意 避免手术操作所引起的子宫内膜种植。经前禁止各种输卵管通畅试验，宫颈冷冻、电灼等均不宜在经前进行，否则有导致子宫内膜种植在手术创面的危险。人工流产吸宫时，不要突然降低宫内负压以防止碎片随宫腔血水倒流入腹腔。剖宫手术时，要注意保护手术术野和子宫切口，缝合子宫时缝针要避免穿过子宫内膜层，以防内膜异位于腹壁切口。

4. 适龄婚育和药物避孕 妊娠可以延缓此病的发生，对已属婚龄或婚后患痛经的妇女，宜及时婚育。已有子女者，长期服用避孕药物抑制排卵，可促使子宫内膜萎缩和经量减少，因而可减少经血及内膜碎屑逆流入腹腔的机会，从而避免子宫内膜异位症的发生。

二、子宫腺肌病

子宫内膜腺体及间质侵入子宫肌层时，称"子宫腺肌病"。多见于 30～50 岁经产妇，半数合并子宫肌瘤。本病属中医学"癥瘕""痛经""月经不调"等范畴。

【病因病理】

由于子宫内膜基底层缺乏黏膜下层，内膜直接与肌层接触，多次妊娠、分娩及慢性子宫内膜炎时损伤内膜基底层或高水平雌、孕激素刺激均可使子宫内膜侵入肌层形成本病。异位内膜在子宫肌层多呈弥漫性生长，子宫呈均匀性增大，一般不超过 12 周妊娠子宫大小。少数呈局限性生长，形成结节或团块，似肌壁间肌瘤，称"子宫腺肌瘤"。镜检特征为肌层内有呈岛状分布的异位内膜腺体及间质。

【临床表现】

本病主要症状是月经过多、经期延长和逐渐加重的痛经。妇科检查子宫呈均匀增大或有局限性结节隆起，质硬有压痛，经期压痛更甚。

【诊断】

依据上述典型症状和体征可做出初步诊断，B 超和 MRI 检查有一定帮助，确诊取决于术后的病理学检查。

【治疗】

症状较轻、有生育要求及近绝经期患者可试用达那唑、孕三烯酮或 GnRH-α 治疗，均可缓解症状，但停药后易复发；年轻或希望生育者，可试行病灶挖除术；症状严重而无生育要求或药物治疗无效者，应行全子宫切除术，是否保留卵巢，取决于卵巢有无病变及患者年龄。

项目四 阴道炎

一、滴虫阴道炎

滴虫阴道炎是由阴道毛滴虫引起的阴道炎症，也是常见的性传播疾病。

【病原体】

阴道毛滴虫适宜在温度为 25～40℃、pH 值为 5.5～6.6 的潮湿环境中生长，在 pH 值为 5 以下或 7.5 以上的环境则不生长。滴虫不仅寄生于阴道，还常侵入尿道或尿道旁腺，甚至膀胱、肾盂以及男性的包皮皱褶、尿道或前列腺中。滴虫能消耗氧，使阴道成为厌氧环境，易致厌氧菌繁殖。约 60% 患者合并细菌性阴道病。

【传播方式】

1. 直接传播 经性交直接传播是主要的传播方式。

2. 间接传播 经公共浴池、浴盆、浴巾、游泳池、坐式便器、衣物、污染的器械及敷料等传播。

【临床表现】

潜伏期为 4～28 日。25%～50% 患者感染初期无症状。主要症状是阴道分泌物增多及外阴瘙痒，间或有灼热、疼痛、性交痛等。分泌物典型特点为稀薄脓性、黄绿色、泡沫状、有臭味。瘙痒部位主要为阴道口及外阴。若合并尿道感染，可有尿频、尿痛，有时可见血尿。阴道毛滴虫能吞噬精子，并能阻碍乳酸生成，影响精子在阴道内存活，可致不孕。

检查见阴道黏膜充血，严重者有散在出血点，甚至宫颈有出血斑点，形成"草莓样"宫颈，后穹隆有多量白带，呈灰黄色、黄白色稀薄液体或黄绿色脓性分泌物，常呈泡沫状。

【诊断】

典型病例容易诊断，若在阴道分泌物中找到滴虫即可确诊。

【治疗】

因滴虫阴道炎可同时有尿道、尿道旁腺、前庭大腺滴虫感染，治愈此病，需全身用药。主要治疗药物为甲硝唑及替硝唑。

1. 全身用药 可选择甲硝唑 400mg，每日 2 次，连服 7 日；或替硝唑 2g，单次口服；哺乳期用药不宜哺乳。

2. 局部治疗

（1）增强阴道防御能力，用 0.5%～1% 乳酸或醋酸，或 1：5000 高锰酸钾溶液冲洗阴道，每日 1 次，10 次为 1 个疗程。

（2）甲硝唑 200mg 于阴道冲洗后塞入阴道，10 次为 1 个疗程。

3. 性伴侣的治疗 本病主要由性行为传播，性伴侣应同时进行治疗。

4. 妊娠合并滴虫阴道炎的治疗 娠期滴虫阴道炎可导致胎膜早破、早产及出生低体重儿，故应积极治疗。

5. 治疗中的注意事项 为避免重复感染，内裤及洗涤用的毛巾应煮沸 5～10 分钟，以消灭病原体。因本病可合并其他性传播疾病，应注意有无其他性传播疾病。由于滴虫阴道炎患者再感染率很高，可考虑对患有滴虫阴道炎的性活跃女性在最初感染 3 个月后重新进行筛查。

二、外阴阴道假丝酵母菌病

外阴阴道假丝酵母菌病（VVC）也称"外阴阴道念珠菌病"，是由假丝酵母菌引起的常见外阴阴道炎症。

【病原体及诱发因素】

80% ～ 90% 病原体为白假丝酵母菌。酸性环境适宜假丝酵母菌生长，有假丝酵母菌感染的阴道 pH 值多在 4.0 ～ 4.7，通常 <4.5。假丝酵母菌对热的抵抗力不强，加热至 60℃ 1 小时即死亡，但对干燥、日光、紫外线及化学制剂等抵抗力较强。

假丝酵母菌为条件致病菌，当机体抵抗力降低，阴道局部酸度增高时，假丝酵母菌可大量繁殖引起炎症。常见诱因有：长期应用广谱抗生素、妊娠、糖尿病、大量应用免疫抑制剂及接受大量雌激素治疗。

【传染途径】

主要为内源性传染，假丝酵母菌除作为条件致病菌除寄生阴道外，也可寄生于人的口腔、肠道，一旦条件适宜可引起感染。这 3 个部位的假丝酵母菌可互相传染；少部分患者可通过性交直接传染；极少通过接触感染的衣物间接传染。

【临床表现】

主要表现为外阴瘙痒、灼痛、性交痛以及尿痛，部分患者阴道分泌物增多。其分泌物特征为白色稠厚呈凝乳或豆腐渣样。妇科检查可见外阴红斑，阴道黏膜红肿、小阴唇内侧及阴道黏膜附有白色膜状物，擦除后露出红肿黏膜面。急性期还可能见到糜烂及浅表溃疡。

本病可分为单纯性外阴阴道假丝酵母菌病和复杂性外阴阴道假丝酵母菌病，见表 15-1。

表 15-1　VVC 临床分类

VVC	发生频率临床表现	真菌种类		宿主情况
单纯性	散发或非经常发作	轻到中度	白假丝酵母菌	免疫功能正常
复杂性	复发性	重度	非白假丝酵母菌	免疫功能低下或应用免疫抑制剂或未控制糖尿病、妊娠

【诊断】

对有阴道炎症状或体征的妇女，若在阴道分泌物中找到假丝酵母菌的芽生孢子或假菌丝即可确诊。

【治疗】

消除诱因，根据患者情况选择局部或全身应用抗真菌药物。

1. 消除诱因 若有糖尿病应给予积极治疗，及时停用广谱抗生素、雌激素及皮质类固醇激素。勤换内裤，用过的内裤、盆及毛巾均应用开水煮沸消毒。

2. 单纯性 VVC 的治疗 可局部用药，也可全身用药，主要以局部短疗程抗真菌药物为主。全身用药与局部用药的疗效相似，治愈率 80% ～ 90%；唑类药物的疗效高于制霉菌素。

（1）局部用药：用 2% ～ 4% 碳酸氢钠溶液坐浴或冲洗阴道，每日 1 次，连用 10 次，以抑制假丝酵母菌生长；同时选用下列药物放于阴道内：①咪康唑栓剂，每晚 1 粒（200mg），连用 7 日。②克霉唑栓剂，每晚 1 粒（150mg），连用 7 日。③制霉菌素栓剂，每晚 1 粒（10 万 U），连用 10 ～ 14 日。

（2）全身用药：对不能耐受局部用药者、未婚妇女及不愿采用局部用药者，可选用口服药物。常用药物：氟康唑 150mg，顿服。

3. 复杂性 VVC 的治疗

（1）严重 VVC：无论局部用药还是口服药物均应延长治疗时间。若为局部用药，延长为 14 日；若口服氟康唑 150mg，则 72 小时后加服 1 次。症状严重者，局部应用低浓度糖皮质激素软膏或唑类霜剂。

（2）复发性外阴阴道假丝酵母菌病（RVVC）的治疗：一年内有症状并经真菌学证实的 VVC 发作 4 次或以上，称为"RVVC"，发生率约 5%。抗真菌治疗分为初始治疗及巩固治疗，即根据培养和药物敏感试验选择药物，在初始治疗达到真菌学治愈后，给予巩固治疗至半年。

（3）妊娠合并外阴阴道假丝酵母菌病的治疗：局部治疗为主，以 7 日疗法效果为佳，禁用口服唑类药物。

三、细菌性阴道病

细菌性阴道病（BV）为阴道内正常菌群失调所致的一种混合感染，但临床及病理特征无炎症改变。

【病因】

正常阴道内乳杆菌占优势。细菌性阴道病时，阴道内乳杆菌减少，导致厌氧菌、加德纳菌及人型支原体等其他微生物大量繁殖，引起内源性混合感染，其中以厌氧菌居多。阴道菌群发生变化的原因可能与频繁性交、多个性伴侣或阴道灌洗使阴道碱化有关。

【临床表现】

10%～40%患者无临床症状，有症状者主要表现为阴道分泌物增多，有鱼腥臭味，尤其性交后加重，可伴有轻度外阴瘙痒或烧灼感。检查见阴道黏膜无充血的炎症表现，分泌物特点为灰白色，均匀一致，稀薄，常黏附于阴道壁，但黏度很低，容易将分泌物从阴道壁拭去。

【诊断】

以下4项中有3项阳性，即可临床诊断为细菌性阴道病：①匀质、稀薄、黏度低、白色阴道分泌物，常粘附于阴道壁；②线索细胞阳性；③阴道分泌物 pH 值 >4.5；④胺臭味试验阳性（取阴道分泌物少许放在玻片上，加入10%氢氧化钾溶液1～2滴，产生烂鱼肉样腥臭气味者为阳性）。

除上述诊断标准外，还可用阴道分泌物涂片的 Nugent 革兰染色评分，根据各种细菌的相对浓度进行诊断。本病应与其他阴道炎相鉴别，见表15-2。

表15-2　四种阴道炎的鉴别

疾病	病因	pH	传染途径	分泌物	瘙痒	黏膜	实验室	治疗
滴虫性阴道炎	阴道毛滴虫	5.2～6.6	性交传播间接传播医源性	稀薄灰黄黄白泡沫状臭味	有	充血散在出血点	滴虫，大量白细胞	口服及局部应用甲硝唑，月经后易复发
阴道假丝酵母菌病	白假丝酵母菌	4.0～4.7	自身传染性交传播间接传播	白色稠厚凝乳状豆渣样	明显	白色膜状物擦后露出红肿面	芽孢念假丝菌少量白细胞	去诱因，经前复发局部用药：克霉唑；全身用药氟康唑
细菌性阴道病	菌群失调厌氧菌繁殖	5.0～5.5		灰白色匀质稀薄鱼腥臭味	轻度	无充血等炎症表现	胺臭味实验线索细胞	口服及局部应用甲硝唑
萎缩性阴道炎	雌激素水平降低致病菌侵入	增高		稀薄淡黄或血样脓性	有	老年性改变充血等炎症改变	大量基底层细胞白细胞	增加阴道抵抗力；口服或局部用雌激素；抑制细菌生长

【治疗】

治疗原则为选用抗厌氧菌药物，主要有甲硝唑、替硝唑、克林霉素。甲硝唑抑制厌氧菌生长，不影响乳杆菌生长，是较理想的治疗药物。

1. 口服药物　首选甲硝唑 400mg，每日 2 次，口服，共 7 日；或克林霉素 300mg，每日 2 次，连服 7 日。

2. 局部药物治疗　含甲硝唑栓剂 200mg，每晚 1 次，连用 7 日；或 2% 克林霉素软膏涂阴道，每晚 1 次，连用 7 日。

3. 妊娠期细菌性阴道病的治疗　本病与绒毛膜羊膜炎、胎膜早破、早发宫缩、早产、产后子宫内膜炎等有一定关系，故孕妇均需筛查及治疗。用药方案为甲硝唑 400mg，口服，每日 2 次，连用 7 日；或克林霉素 300mg，口服，每日 2 次，连用 7 日。

四、萎缩性阴道炎

萎缩性阴道炎常见于自然绝经或人工绝经后妇女，也可见于产后闭经或药物假绝经治疗的妇女。

【病因】

绝经后妇女因卵巢功能衰退，雌激素水平降低，阴道壁萎缩，黏膜变薄，上皮细胞内糖原减少，阴道内 pH 值增高，多为 5.0 ～ 7.0，局部抵抗力下降，致病菌过度繁殖引起炎症。

【临床表现】

主要症状为外阴灼热不适、瘙痒及阴道分泌物增多。阴道分泌物稀薄，呈淡黄色，严重者呈脓血性白带。由于阴道黏膜萎缩，可伴有性交痛。检查见阴道呈萎缩性改变，上皮皱襞消失、萎缩、菲薄。阴道黏膜充血，有散在小出血点或点状出血斑，有时见浅表溃疡，溃疡面可与对侧粘连，严重时造成狭窄甚至闭锁，炎症分泌物引流不畅形成阴道积脓或宫腔积脓。

【诊断】

阴道分泌物检查，见大量基底层细胞及白细胞，而无滴虫及假丝酵母菌。对有血性白带者，应与子宫恶性肿瘤鉴别。

【治疗】

治疗原则为补充雌激素增加阴道抵抗力、应用抗生素抑制细菌生长。

1. 增加阴道抵抗力　针对病因，补充雌激素是萎缩性阴道炎的主要治疗方法。雌激素制剂可局部给药，也可全身给药。可用雌三醇软膏局部涂抹，每日 1～2 次，连用 14 日。为防止阴道炎复发，亦可全身用药，可给予口服替勃龙 2.5 mg，每日 1 次；或口服尼尔雌醇，首次 4mg，以后每 2～4 周 1 次，每次 2mg，维持 2～3 个月。

2. 抑制细菌生长　阴道局部用 0.5%～1% 乳酸或醋酸，或 1：5000 高锰酸钾溶液冲洗，每日 1 次，冲洗后用抗生素如甲硝唑 200mg 或诺氟沙星 100mg，放于阴道深部，每日 1 次，7～10 日为 1 个疗程。也可选用中药如保妇康栓等放入阴道。对阴道局部干涩明显者，可应用润滑剂。

模块十六
计划生育

计划生育是我国的一项基本国策。旨在科学地控制人口数量，提高人口素质，其具体工作包括晚婚、晚育、节育。本模块讨论与节育有关的避孕和人工流产。

项目一　避　孕

避孕是指采用科学手段使妇女暂时不受孕，主要控制生殖过程中 3 个关键环节：①抑制精子、卵子产生。②阻止精子与卵子结合。③使子宫环境不利于精子获能、生存，或不适宜受精卵着床和发育。目前常用的女性避孕方法有宫内节育器、药物避孕及外用避孕等。男性避孕在我国主要是阴茎套。

一、宫内节育器

宫内节育器（IUD）是一种安全、有效、简便、经济、可逆的避孕工具，为我国育龄妇女的主要避孕措施。

（一）种类

大致分为两大类。

1. 惰性宫内节育器（第一代 IUD）　由惰性材料如金属、硅胶、塑料等制成。由于金属单环脱落率及带器妊娠率高，1993 年已停止生产使用。

2. 活性宫内节育器（第二代 IUD）　其内含有活性物质如铜离子（Cu^{2+}）、激素及药物等，这些物质能提高避孕效果，减少副反应。又分为含铜 IUD 和含药 IUD 两大类（图16-1）。

（1）含铜宫内节育器：是目前我国应用最广泛的 IUD。在宫内持续释放具有生物活性、有较强抗生育能力的铜离子。避孕有效率均在 90% 以上。

（2）含药宫内节育器：将药物储存在节育器内，通过每日微量释放提高避孕效果，降低副反应。目前我国临床主要应用含孕激素 IUD 和含吲哚美辛 IUD。

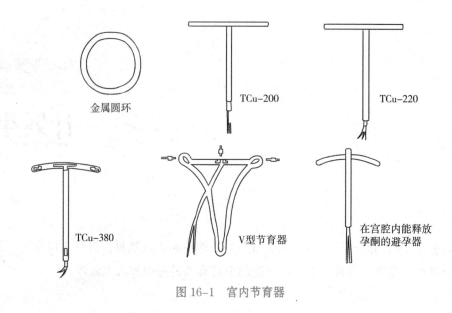

金属圆环   TCu-200   TCu-220

TCu-380   V型节育器   在宫腔内能释放
孕酮的避孕器

图 16-1　宫内节育器

（二）作用机制

大量研究表明，IUD 的抗生育作用主要是局部组织对异物的组织反应而影响受精卵着床。活性 IUD 的避孕机制还与活性物质有关。

1. 杀精毒胚作用　IUD 由于压迫局部产生炎症反应，分泌的炎性细胞有毒害胚胎的作用。

2. 干扰着床　长期异物刺激导致子宫内膜损伤及慢性炎症反应，产生前列腺素，改变输卵管蠕动，使受精卵运行速度与子宫内膜发育不同步，受精卵着床受阻。

3. 左炔诺孕酮 IUD 的避孕作用　可使少部分妇女抑制排卵。

（三）宫内节育器放置术

1. 适应证　凡健康育龄妇女无禁忌证，要求放置 IUD 者。

2. 禁忌证　①妊娠或妊娠可疑。②生殖道急性炎症。③人工流产出血多，怀疑有妊娠组织物残留或有感染；中期妊娠引产、分娩或剖宫产胎盘娩出后子宫收缩不良，有出血或潜在感染可能。④生殖器官肿瘤。⑤生殖器官畸形，如子宫纵隔、双子宫等。⑥宫颈内口过松、重度陈旧性宫颈裂伤或子宫脱垂。⑦严重的全身性疾患。⑧宫腔 <5.5cm 或 >9.0cm。⑨近 3 月内有月经失调、阴道不规则流血。⑩有铜过敏史。

3. 放置时间　①月经干净后 3 ～ 7 日无性交；②人工流产后立即放置；③产后 42 日恶露已净，会阴伤口已愈合，子宫恢复正常；④剖宫产后半年放置；⑤含孕激素 IUD 在月经第 3 日放置；⑥自然流产于转经后放置，药物流产 2 次正常月经后；⑦哺乳期放置应先排除早孕。

4. 放置方法（图 16-2）　双合诊检查子宫大小、位置及附件情况。外阴阴道部常规消毒铺巾，阴道窥器暴露宫颈后消毒宫颈与宫颈管，以宫颈钳夹持宫颈前唇，用子宫探针顺子宫位置探测宫腔深度。用放置器将节育器推送入宫腔，IUD 上缘必须抵达宫底部，带有尾丝者在距宫口 2cm 处剪断尾丝。观察无出血即可取出宫颈钳和阴道窥器。

5. 术后注意事项及随访　①术后休息 3 日，1 周内忌重体力劳动，2 周内忌性交及盆浴，保持外阴清洁。②术后第一年 1、3、6、12 月进行随访，以后每年随访 1 次直至停用。特殊情况随时就诊。

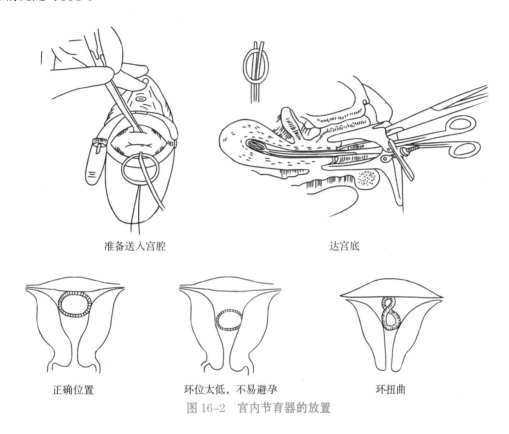

准备送入宫腔　　　　　　　　　　　达宫底

正确位置　　　　环位太低，不易避孕　　　　环扭曲

图 16-2　宫内节育器的放置

（四）宫内节育器取出术

1. 适应证

（1）生理情况：①计划再生育或不需避孕；②放置期限已满需更换；③绝经过渡期停经 1 年内；④拟改用其他避孕措施或绝育。

（2）病理情况：①有并发症及副反应，经治疗无效；②带器妊娠。

2. 禁忌证

（1）并发生殖道炎症时先给予抗感染治疗，治愈后再取出 IUD。

（2）全身情况不良或在疾病的急性期，应待病情好转后再取出。

3. 取器时间

（1）月经干净后 3～7 日。

（2）带器早期妊娠行人工流产时取器。

（3）带器异位妊娠术前行诊断性刮宫时，或在术后出院前取出 IUD。

（4）因子宫不规则出血，随时可取，取 IUD 同时需行诊断性刮宫，刮出组织送病理检查，排除内膜病变。

4.注意事项

（1）取器前应做 B 型超声检查或 X 线检查确定节育器是否在宫腔内，同时了解 IUD 的类型。

（2）不能盲目钩取，更应避免向宫壁钩取，以免损伤子宫壁。

（3）取出后应落实其他避孕措施。

（五）宫内节育器的副反应

不规则阴道流血是放置 IUD 常见的副反应，主要表现为经量增多、经期延长或少量点滴出血，一般不需处理，3～6 个月后逐渐恢复。少数患者放置 IUD 可出现白带增多或伴有下腹胀痛，应根据具体情况明确诊断后对症处理。

（六）放置宫内节育器的并发症

1.节育器异位。

2.节育器嵌顿或断裂。

3.节育器下移或脱落。

4.带器妊娠。

二、激素避孕

激素避孕是指用女性甾体激素避孕，是一种高效避孕方法。甾体避孕药的激素成分是雌激素和孕激素。

（一）甾体激素避孕药的作用机制

1.抑制排卵。

2.改变宫颈黏液性状。

3.改变子宫内膜形态与功能。

4.改变输卵管的功能。

（二）甾体激素避孕药的种类

1.口服避孕药 包括复方短效口服避孕药、复方长效口服避孕药。

（1）复方短效口服避孕药：是雌、孕激素组成的复合制剂。复方短效口服避孕药的主要作用为抑制排卵，正确使用避孕药的有效率接近 100%。

（2）复方长效口服避孕药：由长效雌激素和人工合成孕激素配伍制成，服药 1 次可避孕 1 个月。复方长效口服避孕药激素含量大，副反应较多，如类早孕反应、月经失调等。

2.长效避孕针 目前的长效避孕针有单孕激素制剂和雌、孕激素复合制剂两种，有效率达 98% 以上。尤其适用于对口服避孕药有明显胃肠道反应者。

3. 探亲避孕药 探亲避孕药除双炔失碳酯外均为孕激素类制剂或雌、孕激素复合制剂。服用时间不受经期限制，适用于短期探亲夫妇。探亲避孕药的避孕效果可靠，达 98% 以上。

4. 缓释避孕药 又称"缓释避孕系统"。主要是孕激素，达到长效避孕目的。目前常用的有皮下埋置剂、阴道药环、避孕贴片及含药的宫内节育器。

（三）甾体激素避孕药的禁忌证

1. 严重心血管疾病、血栓性疾病不宜应用，如原发性高血压、冠心病、静脉栓塞等。

2. 急、慢性肝炎或肾炎。

3. 恶性肿瘤，癌前病变。

4. 内分泌疾病，如糖尿病、甲状腺功能亢进症。

5. 哺乳期。因雌激素可抑制乳汁分泌。

6. 年龄 >35 岁的吸烟妇女，服用避孕药会增加心血管疾病的发病率，不宜长期服用。

7. 精神病患者。

8. 有严重偏头痛，反复发作者。

（四）甾体激素避孕药的副反应及处理

1. 类早孕反应 服药初期约 10% 的妇女出现食欲缺乏、恶心、呕吐、乏力、头晕等类似妊娠早期的反应，一般不需特殊处理，坚持服药数个周期后副反应自然消失。

2. 阴道不规则流血 服药期间阴道流血又称"突破性出血"。多数发生在漏服避孕药后，少数未漏服避孕药也能发生。轻者点滴出血，不用处理；流血偏多者，加服雌激素，直至停药。

3. 闭经 1%～27% 妇女发生闭经，常发生于月经不规则妇女。

4. 体重变化 也可能由于雌激素使体内水钠潴留引起体重增加。

5. 皮肤问题 极少数妇女面部出现淡褐色色素沉着，停药后多数妇女能逐步恢复。

6. 其他 个别妇女服药后出现头痛、复视、乳房胀痛等。

三、其他避孕

（一）紧急避孕

1. 定义 无保护性生活后或避孕失败后几小时或几日内，妇女为防止非意愿性妊娠的发生而采用的补救避孕法，称为"紧急避孕"。其包括放置宫内节育器和口服紧急避孕药。

2. 适应证

（1）避孕失败，包括阴茎套破裂、滑脱，未能做到体外排精，错误计算安全期，漏服短效避孕药，宫内节育器脱落。

（2）性生活未采用任何避孕方法。

（3）遭到性暴力。

3.方法

（1）宫内节育器：带铜宫内节育器可用于紧急避孕，特别适合希望长期避孕而且符合放置节育器者及对激素应用有禁忌证者。在无保护性生活后 5 日之内放入，有效率达 95% 以上。

（2）紧急避孕药种类及用法：主要有雌、孕激素复方制剂，单孕激素制剂及抗孕激素制剂 3 大类。常用有复方左炔诺孕酮片、左炔诺孕酮片及米非司酮。

4.副反应 可能出现恶心、呕吐、不规则阴道流血及月经紊乱，一般不需处理。

（二）外用避孕

1.阴茎套 也称"避孕套"，为男性避孕工具。作为屏障阻止精子进入阴道而达到避孕目的。

2.外用杀精剂 外用杀精剂是性交前置入女性阴道，具有灭活精子作用的一类化学避孕制剂。

3.安全期避孕 又称"自然避孕"。是根据女性生殖生理的知识推测排卵日期，判断周期中的易受孕期，在此期禁欲而达到避孕目的。该法并不十分可靠，不宜推广。

项目二 避孕失败的补救措施

因避孕失败所致的意外妊娠，可在妊娠早期人为地采取措施终止妊娠。作为避孕失败的补救措施，人工流产包括药物流产和手术流产。

一、药物流产

药物流产是指在妊娠早期用非手术措施终止早孕的一种方法。其优点是方法安全、高效、简便，不需宫内操作，故无创伤性，痛苦小。适用于停经 49 天内，确诊宫内妊娠的孕妇。目前最佳方案是米非司酮与米索前列醇配伍终止早孕，完全流产率达 90%～95%。

用药方法：米非司酮 25mg，每日口服 2 次，连续 3 日，于第 4 日上午配伍米索前列醇 0.6mg，一次服完。用药后应严密随访，若药物流产失败，宜及时手术终止；有时引起不全流产，出血量多者需急诊刮宫。

二、手术流产

手术流产是指采用手术方法终止妊娠，包括负压吸引术和钳刮术。

1.适应证

（1）因避孕失败要求终止妊娠者。

（2）因各种疾病不宜继续妊娠者。

2. 禁忌证

（1）各种疾病的急性期或严重的全身性疾患，需待治疗好转后住院手术。

（2）生殖器官急性炎症。

（3）妊娠剧吐酸中毒尚未纠正。

（4）术前两次体温 ≥ 37.5℃。

3. 操作步骤

（1）负压吸引术：适用于妊娠 10 周以内者。

①术者穿清洁工作衣，戴帽及口罩，戴无菌手套。受术者排空膀胱，取膀胱截石位。用碘伏或 1% 苯扎溴胺液消毒外阴、阴道，铺盖消毒洞巾。做双合诊复查子宫位置、大小及附件情况。用阴道窥器暴露宫颈，消毒宫颈及宫颈管。

②探测宫腔：宫颈钳夹持宫颈前唇后，用子宫探针探测子宫屈向和深度。

③扩张宫颈：宫颈扩张器以执笔式顺子宫位置方向扩张宫颈管，一般自 5 号开始，扩张至大于准备用的吸管半号或 1 号。

④吸管吸引：连接好吸引管，按孕周选择吸管粗细及负压大小，负压不宜超过 600mmHg。一般按顺时针方向吸引宫腔 1～2 周，即可将妊娠物吸引干净。当感觉宫腔缩小、宫壁粗糙、吸头紧贴宫壁、上下移动受阻时，慢慢取出吸管，仅见少量血性泡沫而无出血，表示已吸净，此时折叠并捏住橡皮管，取出吸管。

⑤检查宫腔是否吸净：用小号刮匙轻刮宫腔一周，尤其宫底及两侧宫角部，检查是否吸刮干净。全部吸出物用纱布过滤，检查有无绒毛及胚胎或胎儿组织，有无水泡状物。肉眼观察发现异常者，即送病理检查。

（2）钳刮术：适用于妊娠 11～14 周，因胎儿较大，需作钳刮及吸宫终止妊娠。为保证钳刮术顺利进行，应先做扩张宫颈准备。术前 3～4 小时将前列腺素制剂塞入阴道或肌注，以软化或扩张宫颈；也可在术前 12 小时将 16 号或 18 号导尿管慢慢插入宫颈，直至宫腔深度的 1/2 以上，而露在阴道内的一段导尿管则用消毒纱布包裹，置于后穹隆，次日行钳刮术时取出导尿管。

4. 近期并发症

（1）子宫穿孔：当器械进入宫腔突然出现"无底"感觉，或其深度明显超过检查时子宫大小，即可诊断为子宫穿孔，应停止手术，给予缩宫素和抗生素，严密观察患者的生命体征，有无腹痛、阴道流血及腹腔内出血征象。

（2）人工流产综合反应：指受术者在人工流产术中或手术结束时出现心动过缓、心律紊乱、血压下降、面色苍白、出汗、头晕、胸闷，甚至发生昏厥和抽搐。因此，术前应予精神安慰，操作力求轻柔，吸宫时掌握适当负压，吸净后勿反复吸刮宫壁。一旦出现心率减慢，静脉注射阿托品 0.5～1mg。

（3）吸宫不全：术后流血超过 10 日，血量过多，或流血停止后又有多量流血，应考虑为吸宫不全，B 型超声检查有助于诊断。

（4）漏吸：当吸出物过少，尤其未见胚囊时，应复查子宫位置、大小及形状，并重新探查宫腔，及时发现问题而重新吸宫。还应排除宫外孕可能。

（5）术中出血：主要为组织不能迅速排出，影响子宫收缩。

（6）术后感染：主要表现为体温升高、下腹疼痛、白带混浊或不规则流血，双合诊时子宫或附件区有压痛。治疗为卧床休息、支持疗法、及时应用抗生素。

（7）栓塞：羊水栓塞偶可发生在人工流产钳刮术，宫颈损伤、胎盘剥离使血窦开放，为羊水进入创造了条件，此时应用缩宫素更可促使发生。

项目三　绝　育

绝育是通过切断、结扎、电凝、钳夹、环套输卵管或用药物填堵、栓堵输卵管管腔，使精子与卵子不能相遇而达到目的，是一种安全、永久性节育措施，可逆性高，要求复孕妇女行输卵管吻合术的成功率达 80% 以上。手术操作可经腹壁或经阴道穹隆进入盆腔，也可直接经宫腔进行。

一、开腹输卵管结扎术

1. 适应证

（1）自愿接受绝育手术且无禁忌证者。

（2）患有严重全身疾病不宜生育行治疗性绝育术。

2. 禁忌证

（1）各种疾病急性期。

（2）全身情况不良不能胜任手术者，如心力衰竭、血液病等。

（3）腹部皮肤有感染灶或患急、慢性盆腔炎者。

（4）患严重的神经官能症者。

（5）24 小时内两次体温在 37.5℃或以上者。

3. 术前准备

（1）解除受术者思想顾虑，做好解释和咨询。

（2）手术时间选择：非孕妇女绝育时间最好选择在月经干净后 3～4 日；人工流产或分娩后宜在 48 小时内施术；哺乳期或闭经妇女则应排除早孕后再行绝育术。

（3）详细询问病史，进行全身体格检查及妇科检查，检验血常规、出凝血时间、肝功能及白带常规。

（4）按妇科腹部手术前常规准备。

4. 麻醉　采用局部浸润麻醉。

5. 手术步骤

（1）排空膀胱，取仰卧臀高位，手术野按常规消毒、铺巾。

（2）切口：下腹正中耻骨联合上 4cm 处做 7cm 长纵切口。孕妇则在宫底下 2cm 做纵切口。

（3）提取输卵管：术者左手食指伸入腹腔，沿宫底后方滑向一侧，到达卵巢或输卵管后，右手持卵圆钳将输卵管夹住，轻轻提至切口外。亦可用指扳法或吊钩法提取输卵管。

（4）辨认输卵管：用鼠齿钳夹持输卵管，再以两把无齿镊交替使用依次夹取输卵管直至暴露出伞端，证实为输卵管无误，并检查卵巢。

（5）结扎输卵管：我国目前多采用抽心包埋法。在输卵管峡部背侧浆膜下注入 0.5% 利多卡因 1mL 使浆膜膨胀，用尖刀切开膨胀的浆膜层，再用弯蚊钳轻轻游离出该段输卵管，相距 1cm 处以 4 号丝线各做一道结扎，剪除其间的输卵管，最后用 1 号丝线连续缝合浆膜层，将近端包埋于输卵管系膜内，远端留于系膜外。同法处理对侧输卵管。

6. 术后并发症

（1）出血、血肿：过度牵拉、钳夹而损伤输卵管或其系膜造成，或因创面血管结扎不紧引起腹腔内积血或血肿。

（2）感染：体内原有感染灶未行处理，如牙龈、鼻咽、盆腔器官等，致术后创面发生内源性感染；手术器械、敷料消毒不严或手术操作无菌观念不强。

（3）脏器损伤：膀胱、肠管损伤，多因解剖关系辨认不清或操作粗暴。

（4）绝育失败：绝育措施本身缺陷，施术时技术误差引起。其结果多发生宫内妊娠，尚需警惕可能形成输卵管妊娠。

二、腹腔镜输卵管绝育术

1. 禁忌证 主要为腹腔粘连、心肺功能不全、膈疝等，余同经腹输卵管结扎。

2. 术前准备 同经腹输卵管结扎术，受术者应取头低仰卧位。

3. 手术步骤 局麻、硬膜外麻醉或静脉全身麻醉。脐孔下缘做一 15mm 横弧形切口。将气腹针插入腹腔，充气（CO_2）2～3L，然后换置腹腔镜。在腹腔镜直视下将弹簧夹钳夹或硅胶环环套于输卵管峡部，以阻断输卵管通道。也可采用双极电凝烧灼输卵管峡部 1～2cm 长。有学者统计比较各种方法的绝育失败率，以电凝术最低为 1.9‰，硅胶环为 3.0‰，弹簧夹高达 27‰，但机械性绝育术与电凝术相比，因毁损组织少，可能提供更高的复孕几率。

4. 术后处理 ①术后静卧数小时后可下床活动；②术后观察有无体温升高、腹痛、腹腔内出血或脏器损伤征象。

主要参考书目

［1］谢幸，苟文丽.妇产科学.8版.北京：人民卫生出版社，2016.

［2］盛红.中医妇科学.3版.北京：人民卫生出版社，2014.

［3］张玉珍.中医妇科学.7版.北京：中国中医药出版社，2004.

［4］谈勇.中医妇科学.4版.北京：中国中医药出版社，2016.

［5］马宝璋.中医妇科学.上海：上海科学技术出版社，1997.

［6］马宝璋，齐聪.中医妇科学.3版.北京：中国中医药出版社，2012.

［7］杜惠兰.中西医结合妇产科学.北京：中国中医药出版社，2006.

［8］傅淑清.中医妇科学.2版.北京：人民卫生出版社，2010.

［9］陈景华.中医妇科学.北京：中国中医药出版社，2015.

［10］罗元恺.中医妇科学（高等中医药院校教学参考丛书）.北京：人民卫生出版社，1988.

［11］张景岳.景岳全书·妇人规.太原：山西科学技术出版社，2006.

［12］张锡纯.医学衷中参西录.2版.石家庄：河北人民出版社，1974.

［13］唐昝音.经效产宝.北京：人民卫生出版社.2007.

［14］中国中医研究院西苑医院.钱伯煊妇科医案.北京：人民卫生出版，2005.

［15］朱南孙.朱小南妇科经验选.北京：人民卫生出版社：2005.

［16］韩百灵.百灵妇科.哈尔滨：黑龙江人民出版社.1980.

［17］刘奉五.刘奉五妇科经验选.北京：人民卫生出版社.1982.

［18］哈荔田.哈荔田妇科医案医选话.天津：天津科学技术出版社，1982.

［19］王渭川.王渭川妇科治疗经验.成都：四川人民出版社，1981.

［20］罗元恺.罗元恺论医集.北京：人民卫生出版社，1990.

［21］张仲景.金匮要略.北京：人民卫生出版社，2007.

［22］陈自明.妇人大全良方.北京：人民卫生出版社，2007.

［23］傅山.傅青主女科.北京：人民卫生出版社，2007.

［24］武之望.济阴纲目.北京：人民卫生出版社，2007.